全国中医药行业高等教育"十三五"创新教材

中医药科研思路与方法

（供中医、中药、中西医结合各专业研究生用）

主　编　李　江

副主编　（以姓氏笔画为序）

龙奉玺

刘　文

杨　静

张敬杰

主　审　邱德文

中国中医药出版社

·北　京·

图书在版编目（CIP）数据

中医药科研思路与方法 / 李江主编 . —北京：中国中医药出版社，2017.9（2019.10重印）

全国中医药行业高等教育"十三五"创新教材

ISBN 978-7-5132-4420-6

Ⅰ . ①中…　Ⅱ . ①李…　Ⅲ . ①中国医药学—科学研究—研究方法—中医学院—教材　Ⅳ . ① R2-3

中国版本图书馆 CIP 数据核字（2017）第 219658 号

中国中医药出版社出版

北京经济技术开发区科创十三街 31 号院二区 8 号楼
邮政编码　100176
传真　010 – 64405750
赵县文教彩印厂印刷
各地新华书店经销

开本 787×1092　1/16　印张 18.25　字数 411 千字
2017 年 9 月第 1 版　2019 年 10 月第 2 次印刷
书号　ISBN 978 – 7 – 5132 – 4420 – 6

定价　69.00 元
网址　www.cptcm.com

社 长 热 线　010-64405720
购 书 热 线　010-89535836
维 权 打 假　010-64405753

微信服务号　zgzyycbs
微商城网址　https://kdt.im/LIdUGr
官 方 微 博　http://e.weibo.com/cptcm
天猫旗舰店网址　https://zgzyycbs.tmall.com

如有印装质量问题请与本社出版部联系（010-64405510）

全国中医药行业高等教育"十三五"创新教材

《中医药科研思路与方法》编委会

主　　编　李　江
副 主 编（以姓氏笔画为序）
　　　　　龙奉玺
　　　　　刘　文
　　　　　杨　静
　　　　　张敬杰
编　　委（以姓氏笔画为序）
　　　　　马武开
　　　　　刘亚华
　　　　　李煦照
　　　　　杨孝芳
　　　　　何前松
　　　　　余江维
　　　　　周　涛
　　　　　唐东昕
主　　审　邱德文
学术秘书　邓　伶
编写单位　贵阳中医学院
　　　　　贵阳中医学院第一附属医院
　　　　　贵阳中医学院第二附属医院

编写说明

"中医药科研思路与方法"是贵阳中医学院研究生教学课程中开设的一门必修课，由全国老中医药专家、贵阳中医学院原副院长邱德文教授在1990年开创，至今已经有27年的历史了，深受广大研究生的欢迎，参与授课的教师都是优秀的科研工作者。该课程的自编教材有若干版本，但正式教材是2004年由中医古籍出版社出版的，已经使用了13年。中医药科学研究的思路与方法必须与时俱进，因此新教材的再编写工作也就变得迫切，面对这样的需求，我们集合贵阳中医学院的一线教师和科研人员组成编委会，再次编写并出版了《中医药科研思路与方法》这一教材。

科研是科学技术研究的简称，思路即思维路线，方法则是处理和解决问题的办法、路径、手段等。简言之，科研思路与方法就是沿着正确的思维路线探索、研究科学与技术真理规律的一门学问。

科学上的每一次重大进展都是克服矛盾、战胜困难的结果，都会给我们带来理论的突破，给社会带来进步，同时又可能在新的高度上发现新的问题，展露出新的、更为深刻的矛盾和困难。我们的科学研究就是以生产和科学实践为基础，对未知的自然和社会中存在的矛盾、困难，以及如何用这些自然、社会规律能动地改造世界进行探索的过程。在这一过程中，后人继承了前人积累的正确经验理论，通过深入思考、反复实践，不断加以修改、补充、提炼、升华，得出新的科学理论，促进科技的发展，使人类不断提高主宰自身，适应与把握自然及社会发展的水平。

然而，如何才能提高科研的效率呢？这就要求我们科技工作者掌握有效的科研思路与方法。

正确的思想方法论是马克思主义哲学的重要组成部分。没有正确的方法论，在研究工作中就会常常碰壁，对于到手的成果也可能视而不见、置若罔闻，如恩格斯所说的："……从歪曲的、片面的、错误的前提出发，循着错误的、弯曲的、不可靠的途径行进，往往当真理碰到鼻尖上的时候还是没有得到真理。"

在国外高校，"科研思路与方法"早已被列入教学内容，并被设立为必修课程，学时在140～200小时。我国直到20世纪80年代才开始起步。"科研思路与方法"是科研工作者在扎实地掌握了基础理论、基本知识和基本实验技能的基础上探索有形世界的无限未来时所运用正确的方法，它是一门让我们知道如何更好地进行科学研究、怎样才能使科学研究成为科技进步巨大动力的新兴学科，旨在指导科研工作者掌握正确的思想方法和工作方法，促进科学技术的进步和发展。

中医药学是一门具有悠久历史的科学，经过千百年的历史洗礼，早已形成流派众多的科研思路与方法，我们要以马克思主义哲学为指导，坚持中医研究的正确方向，努力用人类科学的最新成果来贯穿中医药学的研究，努力让中医药学这株中华民族的奇葩屹立于世界民族之林，并放射出更加绚丽的光华。

本书由贵阳中医学院发起，组织了全院一直从事该课程教学的教师和在中医药科研中出类拔萃的一线科研人员共同编写。全书总计十三章，其中第一章导论由李江编写；第二章中医药文献的查阅、积累和利用由余江维编写；第三章科研课题的设计由何前松编写；第四章科研课题选题与申报由张敬杰编写；第五章开题报告及科技论文的撰写、答辩与发表由李煦照编写；第六章科技成果的申报由刘亚华编写；第七章中医药科研中常用的统计方法由刘文编写；第八章中医肿瘤领域研究——以国家自然科学基金申报为例由唐东昕编写；第九章科研项目举例——风湿病研究由马武开编写；第十章科研项目举例——针灸研究由杨孝芳编写；第十一章科研项目举例——中医文献研究由龙奉玺编写；第十二章中药药性理论的继承与创新性研究思路由周涛编写；第十三章临床问题的循证医学实践由杨静编写。另外，我们在本书最后收录了澳大利亚科学家威廉·伊恩·比德穆尔·贝弗里奇编写的《科学之路》，方便研究生学习、参考其精彩的科研思路与方法。全书由邱德文教授审定。

本教材主要供全国高等中医药院校中医、中药和中西医结合各专业的研究生使用，高年级的本科生或其他研究人员也可以参考使用。

目前医学研究的思路与方法推陈出新，相关技术日新月异，鉴于编者水平有限，加之时间仓促，书中存在疏漏之处，恳请使用该书的读者提出宝贵意见，以便再版时修订提高。

编委会

2017 年 2 月

目 录

第一章 导论 ▷▷▷▷

进入 21 世纪，以信息电子技术为驱动力的科学技术迅猛发展，深入到人们生活中的点点滴滴，科学和技术紧密联系，整体化趋势日益明显。现代技术完全建立在科学理论的基础上，现代科学也装备了复杂的技术设施。科学技术化和技术科学化是现代科学技术的鲜明特征。高新技术就是包含密集科学知识的技术。由于现代技术的融合趋势，各种高新技术都具有组合技术的性质，于是，技术不断向大型化、复杂化方向发展，而大型、复杂技术成功的关键就在于机械技术向"智能技术"的升华。新技术革命的浪潮冲击着各学科领域，并广泛渗透、相互影响……这种整体化趋势大大拓展了人脑的思维，从而促进了现代科技发展的"链式反应"。现代科技的社会地位日益强化。根据有关数据表明，某些发达国家将每年国民收入的 2%~3% 用于科学事业，世界各工业国用于科研的经费平均每 5 年增加一倍。"硅谷""科学城"等大规模科研中心竞相建立，跨国跨地区的科研机构日渐活跃，科学出版物日渐剧增。现代科技的多元竞争也日趋激烈。科技的进步正改变着世界的经济结构和社会生活。各个国家都在重新部署自己的科技力量，通过科技进步使之在未来的国际竞争中取得优势。现代科技的产业化步伐日渐加快。"科学→技术→生产"相对"生产→技术→科学"的转变是一种进步。当今这三者的关系更是现代科技的世纪性发展标志，体现了科学技术是第一生产力，科技工作者就是新的生产力的重要开拓者。现代科技发展的广博性、多重结构性、跨学科性和高度深入性是国际合作的新起点，有效的国际合作使其在发展速度、规模、方向和科研开发效率上都进入一个新的阶段。

一、当前自然科学的发展趋势

（一）生产和科技的关系

在人类社会刚踏入 20 世纪 90 年代的时候，理论物理学家、中国科学院院士、前中国科学院院长周光召就说过："可以预见 21 世纪，科学技术以及由于科学技术所引起的生产力的变化，由于生产力的变化所引起的生产关系的变化，将以很快的速度进行。"

生产力是人类征服自然、改造自然的能力，它由劳动力、劳动资料和劳动对象三要素构成。远在茹毛饮血的时代，人类为了提高生存的能力，在漫长的进化发展过程中学会了自给自足的生产活动。然而，正是由于这种求生的本能导致生产经验的总结，并逐步形成技术和科学。就像我们在学习马克思主义哲学时知道的：事物的发展具有前进性和上升性的特点。到了 19 世纪中叶，尤其是 20 世纪后，由于不断发展的生产技术经验逐步积累和上升，得到的理论知识和科学技术也就形成了放之四海而皆准的真理，并反作用于生产，使其更快、更好、更高效地服务于人类，成功地实现了从"生产→技术→科学"到"科学→技术→生产"的转变。马克思说过："生产力中也包括科学""社会劳动生产力首先是科学的力量。"他强调科学是生产力中一个相对独立的因素，它对生产力的发展具有巨大的促进和变化作用。邓小平总书记在 1978 年全国科学大会上重申"科学技术是生产力""科学技术是第一生产力"，它推动着生产力的发展，而生产力的不断发展又反过来不断引发与推动着科学和技术的新发展。

（二）21 世纪自然科学发展的三大趋势

1. 信息技术的发展和信息社会的到来　人类认识世界、改造世界都离不开信息。信息科学技术在 21 世纪的世界新技术革命中，正以前所未有的速度在社会、经济、科技、生活等所有领域，以不可阻挡之势飞速发展和广泛应用。这一切告诉我们，以 IT 为核心的数字化生存时代已经到来，人类知识爆炸的时代已经到来。芯片技术、移动通讯技术、因特网技术将以难以预计之势迅猛发展。

所谓信息：泛指消息、情报、指令、数据、信号等有关周围环境的知识。信息的本质有以下观点：①信息是精神实体的特征；②信息是与物质、精神并存的第三种存在；③信息是物质的普通属性；④信息是物质载体与意识成分的特殊结合。

从信息的角度来研究病因、病机及诊治方法已取得一系列成果。现代分子遗传学已将生物遗传机制抽象为生物遗传信息的传递过程。人类的许多疾病与生命信息传递失常有关，有些疾病的实质就是生命信息或信息传递失常。因此，用信息疗法即用信息的方法研究疾病的病因病机和诊断治疗，目前已为医学研究的发展打开了新的突破口。

21 世纪，信息的收集、储存、传输和处理技术都有巨大的发展。医学诊断方面，将出现很多新的 CT 技术，如 X 线 CT、磁共振 CT、正电子 CT，它们可以帮助人类发现机体内早期尚只有毫米大小的肿瘤，真正做到癌症的早期诊断；微型手术用机器人进入人体血管内清除血管内的胆固醇、栓塞等。电子计算机的发展，大大增强了信息的储存和处理能力。超级信息公路和光纤电缆的开发利用，更有利于信息的传递。

信息社会的到来所引起的变化超过了以往历史上任何一次的工业革命。

2. 生命的奥秘和生命的起源　如果说 20 世纪的领头科学是物理科学的话，那么 21 世纪则是生命科学。"生命起源"的研究对人类的健康和农业环境都显得十分关键。机器代替人的体力劳动产生了第一次工业革命，那么机器代替人的智力劳动必将会对生产力起到突飞猛进的推动作用。

2000 年，人类基因图谱的破译对未来 15 年医药科学的发展产生了积极、有利的影响。首先让我们来看看细胞的组成吧，它包括了细胞质、细胞核、细胞膜。细胞核中有染色体，它由脱氧核糖核酸（DNA）组成。DNA 带有生命的传递信息，它由 2 条很长的以螺旋形式相互结合的"链"构成。"链"上有密码，人的遗传性状由密码来传递。密码是由 4 个不同顺序排列的核苷酸分子组成，不同的排列就构成不同的密码。每个人有 10 万个基因，每个基因由密码来决定，而基因中有相同和不同的部分，不同的部分就决定了人的区别，即人的多样性。人的 DNA 中有 30 亿个分子密码，排列组成 10 万个基因。那么，人的基因即 30 亿个分子密码是如何排列的呢？人又是如何从 1 个细胞（受精卵）产生出来的呢？人类可以快速识别图像，智力的起源又是怎样一回事呢？人的回光返照又如何解释呢？这些问题都可以通过对生命科学的研究得到答复。

3. 实现人类社会与自然界的持续、协调发展　人类社会进入 20 世纪以来，人口由 10 亿剧增至 50 多亿，生产量增加了 20 多倍，能源消耗增加了 15 倍以上。人类活动对自然界诸如空气、水资源等产生了负面影响。有专家预言，高速信息公路等先进技术与巨大工程也会对生态环境造成破坏性影响，并提醒人们予以关注。

21 世纪的科技进步对全球的生态环境保护与改良提出了日益严峻的课题。一方面，人类以空前的速度在不断提高着自己的生活质量；而同时在另一方面，又以空前的速度消耗着人类赖以生存的地球村上有限的能源、空气、淡水、矿物等资源（其中有不少是不可再生的资源），日益危及自己的生存环境。因此，客观现实要求我们，在科学技术飞速发展的同时，必须解决在能源、材料、空气、水等方面日益短缺的紧迫问题。这就要求我们迅速实现科技、能源、资源、环境、生态的协调持续发展。

二、医学科学发展的趋势

21 世纪医学科学发展存在两大趋势。

1. 分子生物学推动了现代医学的发展　近年来，分子生物学的研究方法已广泛应用于基础医学的各个领域，产生了诸如分子细胞生物学、分子病理学、分子免疫学及分子药理学等新的专业，从而对生命现象有了更深入的了解。将这些新方法、新发现、新概念及新理论用于研究某些组织、器官和疾病，又出现了分子血液学、分子心脏病学等新的科目。总的趋势是：对疾病表现和药物作用的解释，过去是基于生理学、病理生理学和药理学，现在则可追到更深层，在分子水平上去求得说明；过去知其然而不知其所以然的现象，现在可以得到澄清。明确了一些生物大分子与疾病发生发展的关系之后，就可以用分子生物学的手段建立新的诊断和检测方法，也能促进新的有效药物的发现。在过去 20 年里，已经证明了分子生物学对医学的重要推动作用。

一般认为，分子生物学时代起始于 DNA 双螺旋结构被阐明的 1953 年。DNA 双螺旋结构的阐明之所以成为生命科学中最辉煌的里程碑，不仅仅是因为它开辟了分子生物学这门新的分支学科，更重要的是它赋予了分子生物学以科学含义——探讨生命的遗传本质和表现真谛。围绕这一科学命题，半个世纪以来，在解读遗传密码和遗传信息流向，基因的克隆、重组、表达和调控，大分子结构与功能、信号传递、疾病和重要生命现象发生的分子机制等方面的研究中，取得了很大的进展。这些了不起的成就，均反映了新兴学科旺盛的生命力和创造力。

在新的世纪里，医学分子生物学将继续围绕它的主要目标进行深入研究，并以更新的观念和更贴近社会需求的角度去发展本学科的内涵。

2. 医学模式的转变　医学模式是人们观察、解决健康和疾病问题的观念。随着工业、农业的发展，科学技术水平的提高，人类对健康和疾病的思考逐步加深。

当代，科学飞速发展，医学研究日渐深入，威胁人类健康的已不仅仅是生物因素所致的疾病，还包括与心理、社会环境因素密切相关的疾病，传统的生物医学模式忽视人的社会属性，造成肉体与精神的背离，所以在显示其合理性的同时，局限性和片面性也日益显露出来，不可避免地带来医学战略的失误。1977年，美国医师恩格尔首次提出"生物—心理—社会"医学模式，客观地阐释了医学发展规律。这不仅是医学理论的一次变革，对医疗保健的实践也有着深远的影响。当前心身疾病已日益严重地威胁着人类的健康，由生活方式和行为及环境因素、社会因素所造成的疾病发病率高达70%。西格里斯提出："医学的目的是社会的。它的目的不仅是治疗疾病，使某个机体康复。它的目的是使人调整以适应环境，作为一个有用的社会成员。"所以，冲破生物医学模式的消极影响，应拓宽医学实践领域的生物 – 心理 – 社会医学模式，进一步促进医学发展和提高，使之更具有科学性和深远意义。

三、中医药学的发展趋势

中医药的前途在于继承传统基础上的现代化。中医是古代传统医学，它的理论体系是建立在古代朴素的辩证法基础上，特别到了近代，又受封建礼教的束缚和国民党消灭中医的社会因素影响，使中医得不到应有的发展。新中国成立后，党的中医政策挽救了中医，在发掘、继承和发扬、振兴中医学及中西医结合方面做了大量工作，大大促进了中医事业的发展。不少中医界的有识之士已看到了中医的短处，随着现代科学技术的发展，中医必须与现代科学技术相结合，吸收科学技术的最新成果，加强对中医的研究。因为科学的生命力在于发展，中医如果闭关自守，它的生命力也就停止了。

什么是中医药现代化？

"现代化"一词的含义是"使之达到先进的科学技术水平"。它有两个核心："现代"是一个时间概念，针对"落后"而言；"化"是一个空间概念，指多方位或全方位。也就是说，站在相对落后的起跑线上，看到与先进者的诸多差距，以此为目标从多方位赶上先进水平，这就是现代化的真正内容。

中医药现代化就是指中医药发展到现代化水平的过程和目标。首先是一个过程，在中医实现古代、近代阶段发展的基础上，推进和达到现代阶段的发展。其次是一个目标，吸收利用现代科学知识技术手段，使之达到现代科学技术水平，这也是中医药四个现代化的重要组成部分。中医药现代化的基本要求主要有以下几点。

1.中医基础理论现代化。
2.中医诊治技术现代化。
3.中医方药理论与应用现代化。
4.中医药产业与市场现代化。

作为中华民族优秀文化的重要组成部分，中医药学以其系统的理论和丰富的治疗方法，千百年来一直指导着中国人民认识疾病和治疗疾病，为中华民族的繁衍昌盛做出了不可磨灭的贡献。

近200年来，随着西方现代医学的出现及发展，建立在解剖学基础上的西方医学对建立在观察、推理、思辨基础上的中医药学产生了极大的冲击。扬西医抑中医的现象对中医药的发展起了极大的制约作用。总的说来，由于传统的阻力和历史的局限，中医理论的发展几乎处在一种停滞不前的状态。从当代自然科学的发展趋势看，任何一门科学的发展和进步，已不再局限于有限的、历史的、单纯的经验性总结和对已有文献的整理，而必须进行系统的综合研究。作为自然科学的中医学科，当然也不能例外。中医现代化的根基是有几千年历史的传统中医，其主要杠杆是现代科学知识和科技手段，根本方向是坚持相对独立的发展，发扬特色和优势，提高发展水平，使之成为现代科学体系的组成部分。

中医理论包括基础理论、临床理论。前者以古代道家的哲学思想——道、气，以及与气相结合的《易经》为杠杆，以儒家哲学思想中的阴阳、五行为说理工具。临床理论将思辨医学与实验医学相结合，客观辨证与微观辨证相结合，并把研究重点逐步由症状、证，调整到病上来。

中医临床诊治不再简单维系以往的"三个指头、一个枕头"的模式，要借助一切现代科技的理论和方法开发适应中医特殊诊疗方式的仪器和手段，如脉诊、舌诊、腹诊与高科技手段的结合，以提高诊治水平。

几十年来，中药现代化虽然取得了一些成绩，但仍存在着许多问题，诸如中药在药效与安全性评价、生产工艺、质量标准、制剂技术、临床研究等方面的发展滞后；高效、速效、体积小、单剂量小，以及贮存、携带方便的优势大品种不多；产业化过程中对现代工程技术研究应用不够。所谓中药现代化就是要从中药理论的伟大宝库中通过机制的研究，研制出有科学根据的、疗效好、副作用小的中药制剂，力求在防病治病上具有特色和创新；在药材的质量、标准、炮制、储存、栽培上和中成药的新制剂、新工艺、质量标准、给药途径上都有重要的突破。

中药多按照中医理论组方用药，复方是中医药的精髓，最能体现中医用药特色。中药复方研究是针对组方科学性、方药药理、药化研究、临床应用展开。深入中药复方研究有利于阐明中药复方治疗作用的物质基础及作用原理，发扬中医中药。

中医药学确实是一个伟大宝库，是世界人类文化的重要遗产，也是中国人民对世界人类文明做出的巨大贡献。但由于历史发展的局限性，同时也限于当时的科学水平，许多内容还停留在"知其然，不知其所以然"的地步。这些都影响着中医中药进一步发扬光大，走向世界。我们所处的时代，是一个危机四伏又孕育着希望的时代，一个需要迅速做出抉择和拿出对策的时代，只有面对挑战而不断进取的民族，才能永远屹立于世界强族之林。相信经过几代人的努力，通过中医与现代科技的结合，探寻现代条件下中医自身发展的途径和方法，处理好继承和创新、传统认识与现代科技、学科的分化与综合等关系，采用科学的态度，用现代科学的方法去做出科学的解释和阐明，取其精华，弃其糟粕，必将使中医迅速发展提高，成为一门世界性科学。

第一节　科学与科学研究

一、科学的基本概念

科学是"科学学"研究的基本概念，它是关于自然、社会和思维的知识体系，是社会实践的总结，并在社会实践中得到检验和发展。科学的力量在于它能够进行分析、概括和发展客观规律，成为人们认识和改造世界的指南。离开了科学就不可能有生产现代化、社会现代化。科学发展的动力是来源于生产发展的需要、社会发展的需要。

科学与技术是两个完全不同的概念，通常所说的科技是科学、技术的简称。两者关系密切，但又有明确区别。"科学"是人们对未知世界的探索，其任务主要是对客观世界中的种种现象或存在回答"是什么""为什么"，活动的本质是一个"知"。认识客观世界主要靠"科学"，"技术"是人们在改造客观世界中的一种行为手段。技术是在既有知识的基础上主要解决"做什么""怎么做"的问题，改造客观世界主要靠技术。有人指出，研究自然系统者统称"科学"，研究人造系统者统称"技术"。当然，科学可以促进技术的发展，并使之不断转化为新的生产力；反过来，技术的发展推动科学进步。

科学提供物化的可能，技术提供物化的现实；科学是发现，技术是发明；科学是创造知识的研究，技术是综合利用知识与需要的研究。科学、技术虽是两个不同概念，但有关技术方面的研究、开发、创造等，通常都称为科学研究。医学研究工作中，许多课题实际上属于技术研究。因此，人们日常所说的科学研究，实际上包括科学和技术两个方面的研究。如 1831 年发现电机原理，1832 年生产出发电机；1862 年发现内燃机原理，1876 年生产出内燃机；1925 年发现雷达原理，1935 年制造出雷达；1928 年发现青霉素，1943 年生产出青霉素；1938 年发现核裂变，1945 年制造出原子弹；1948 年发现半导体，1954 年生产出半导体收音机。

二、科学认识的基础、要素、形式

1. 科学认识的基础　科学认识形式的发展，都是以科学实践为基础。

科学实践是科学认识的来源，又是科学认识真理性的检验标准；是科学认识发展的动力，也是科学认识的目的。

2. 科学认识的要素　主体、客体、工具。

主体——进行科学研究的工作人员。

客体——科学工作者进行科学实践和认识的对象，是科学认识的客观前提。离开了科学客体，科学认识活动就无法进行，科学客体的发展变化，对科学实践、认识有极大的影响。

工具——科学实践手段和科学方法。

3. 科学认识的形式　一般表现为经验和理论两种基本形式。

经验——是科学认识的低级形式，是科学工作者在实践中得到的感觉、知觉、表象，是对科学客体表面的、粗浅的、零散的认识，是科学理论的思想材料。

科学理论是科学认识的高级形式，是科学工作者对科学客体的本质和规律认识的逻辑体系，是科学认识的主要部分，是它的骨干和精华。

三、科学认识的过程

科学认识的产生和发展，是一个不断深化、主客观逐步统一的复杂过程。

1. 科学认识的四个阶段

（1）感性阶段：感性阶段的认识属于经验认识层次。主体在实践的基础上反映客体，先获得感性认识，它是认识的初级阶段，是人们在实践中进一步把客观事物转化为主观观念。它有三种相互关联的形式，即感觉、知觉和表象。感性认识的特点是直接性和具体性。一切感性认识都是人的感官对外界事物的直接感知。

（2）抽象阶段：从感性向理性过渡阶段。由于感性认识只反映事物的表面现象，并未反映事物的内在本质，故存在本质的局限性。随着实践的继续，当人们对外界事物的感性材料积累到一定程度时，就会从感性认识上升到理性认识。

（3）理性阶段：形成科学理论，是科学认识的最高阶段。理性认识是在感性认识的基础上做出概括和抽象，从而形成理论认识，这是认识过程的第一次飞跃。理性认识是事物的本质。事物的全体及其内部联系的认识来源于对感性材料的抽象和概括，是认识的高级阶段，也是认识的深化。理性认识也有三种相互联系的形式，即概念、判断和推理。理性认识的特点是间接性和抽象性。

（4）检验阶段：指导实践，进一步修改科学理论、完善科学理论。在实践的基础上，认识由感性阶段能动地飞跃到理性阶段，并不意味着认识过程的结束。作为一个完整的主体反映客体的认识过程，还必须使第一次飞跃所产生的理性认识重新回到实践中去，以实现认识过程的第二次飞跃，使理性认识变为现实，使精神力量转化为物质力量，从而实现主体改造客体的目的，并检验理性认识的正确与否。

2. 科学认识过程的特点

（1）阶段性：古代自然科学从属于哲学，科学认识方法是感性直观和哲学思辨，对自然某现象的认识是整体的、笼统的、粗浅的。

15世纪下半叶至19世纪中叶，由于实验科学的产生，有了真正的自然科学，这一时期的认识方法是静态分析法，建立了光学、力学、地质学，使科学认识深入到自然现象的内部。

19世纪中叶至今，辩证自然观、动态综合系统方法，替代形而上学自然观、静态分析法。科学认识在高度分化基础上向高度综合发展，呈现整体化、数字化的趋势。系统方法、信息方法、控制论方法等综合方法和数字方法相应形成和发展，科学认识和科学方法正在发生新的变革，科学发展进入新的阶段。

（2）继承性：科学认识过程是一个连续积累、前后继承的过程。由于科学发展的本质是创新，所以科学认识是继承和创新统一的过程。

（3）相对独立性：是一个有渐进和飞跃、有克服和保留、有连续和中断、充满矛盾的辨证过程。

按"问题→假说→实验→理论→新问题……"的道路发展。科学认识是创造知识和整理、修改知识，以及开拓知识新用途的探索工作。创造知识是创新发明发现，是探索未知的问题；整理知识是对已产生的知识进行分类整理。可以说，科学研究有两个组成部分，既有整理继承知识的部分，也有创新发展知识的部分。

四、科学研究

1. 科学研究的概念　所谓科学研究是人们认识客观世界的行为，所谓研究是探求事物的性质、发展规律等。总的来看，科学研究是扩充、修改和整理知识的探索工作。国内外习惯把它分为基础、应用、发展研究三类。

就自然科学而言，科学研究是人类思维活动的一种体现形式。科学研究是指探索自然界未知领域中物质运动及其发展规律的认识活动，使人们由不知变知之、知少变知多、知其然到知其所以然，以及技术上的无有变有之、不能变能之，从而不断发现新的事实、获得新的知识等，不断推进科学技术的进步和发展。因此，科学研究的本质及基本任务就是：探索未知，创造新知识或创造新技术。

2. 科学研究的主要形式　提出问题、解决问题。提出问题是一项科学研究工作的起点，通过实验解决这一问题为其终点。按照一定程序，由始至终完成其全部过程，即为一项合乎要求的科研工作所必需。

提出问题，并通过何种程序、手段回答所提出的问题，最终又如何解决问题，探讨这一系列问题的学问称为"科研方法学"。

五、科学方法与科研方法

科研方法指正确反映研究对象的主观手段，是科学认识的有效工具。在科学认识过程中所需要的方法，包括哲学方法、科学方法、特殊的科研方法，构成上、中、下三个层次：①哲学方法为人们认识一切事物提供最普遍、具有指导意义的最一般方法。②科学方法则是为各个学科领域提供普遍运用的一般方法。③特殊科研方法是各个学科领域所专门使用的研究方法。

科学方法中为获得感性认识的方法有观察法、实验法。获得理性认识的方法有假说法、抽象思维法、数字法。科学认识的综合方法有系统法、控制法。

科学方法是人类创造性思维的具体表现，也是广大人才不断成长的具体表现。

科研方法学是 20 世纪 50 年代建立起来的一门新兴学科。其主要内容是探讨如何更加有效地进行科学研究，怎样才能使科技研究成为推动科技进步的更大动力。

科研方法所涉及的内容广泛，从实际应用出发，从科学研究的具体过程与管理来展开，主要包括以下内容。

科研的基本知识。

科研课题的产生、选择、确定。

科技资料的收集及应用。

科研设计的原则与方法。

科研设计的实验。

实验资料收集、整理和统计分析。

科研论文形成、答辩、发表。

科研管理的层次、程序。

科技成果鉴定、奖励。

科研成果的专利申请与推广应用。

第二节　医学科学研究

医学是研究人体及其疾病的科学，在这一领域内主要是探索生命和疾病的现象，阐明健康与疾病的关系，建立有效的防病治病方法，这就是医学科学研究。

一、医学科学研究的特点

1.研究对象特殊　医学的研究对象是人。人既有生物性，又有社会性；既有生理活动，还有复杂的精神活动。在医学研究中，除生物学因素外，还要研究心理学、自然环境、社会等因素对人体所产生的影响。由于人具有差异性，因而与其他科学研究对象的一致性不同。

2.研究方法困难　其他学科几乎可以直接利用和处理其所研究的对象，医学研究往往只能择取间接方法，用某些动物进行模拟实验。由于动物与人是有差别的，故研究结果只能作为参考。

3.研究内容复杂　人体是由各个脏腑、经络、骨骼、肌肉和精、气、血、津液等组成复杂的有机整体，并受到复杂的外界环境的影响，使得医学研究的内容十分广博、复杂。在纵的方面，包括人体生、老、病、死的每一个阶段；在横的方面包括自然环境、社会环境对人体的影响，纵横交错，使得医学科学研究的内容十分复杂。

医学科学研究的主要内容有以下几点：①如何防止健康向疾病转化。②如何促进疾病向健康转化。③认识生命现象，以及健康与疾病相互转化的规律。

二、医学科学研究的类型

科研分类原则主要是根据科研任务性质而定的。我国目前有三种分类法：

1.基础研究　主要阐明人体内在运动的基础规律，以及健康与疾病相互转化的规律等。所研究的多着重于知识深度、特异性、针对性等这些在短期内效果不明显，但从根本上影响科学进步的课题。

2.应用研究　指防病治病中有待解决的各种实际问题或具体问题的研究。研究课题着重于应用的广度、针对性及特异性强、研究周期短、效益明显等内容。往往以基础研究成果为指导。

3.开发性研究　指对应用研究成果的进一步扩大或转化。有一定的创造性，有很强的实用性。

基础研究、应用研究、开发性研究三者有区别，又有联系。例如对本质及其结构的探索是一种基础理论研究，在此基础上进一步探索基因重组、基因调控、基因移植等的可能性，从而达到改变遗传性状的目的，属应用研究。当把上述基因工程技术引入不同的学科领域，分别应用于动物品种或植物品种的改良时，后者的工作就是开发性研究。

另外，就时间方面而言，还可把医学科学的研究分为回顾性研究和前瞻性研究；就方式而言，可分为实验研究、临床研究和调查研究。

第三节　中医药学科学研究

一、中医药学科研的含义

遵循中医药理论知识，应用现代的和传统的科学方法和手段，揭示中医药学的本质，探索人体健康与疾病相互转化的规律，找到保持人体健康、防治疾病的方法手段，从而得出新理论、新发现、新发明、新创造，这种从未知到已知的实践过程，称为中医药学科学研究。

二、中医药学科研的内容

1. 中医药临床研究　中医药临床研究是中医药学科研起点之一。很多中医科研项目都是先从临床入手，在临床研究基础上进一步深化和提高，具体包括以下几点。

（1）临床各科疾病防治研究。

（2）名老中医经验整理研究。

（3）民间秘方、秘法、单验方的整理研究。

（4）各种治法研究（包括外治、针灸、推拿、气功）。

（5）中医生物医学工程研究（中医诊治仪器研制）、现代科技手段（如电子计算机）在中医领域中的应用。

（6）中药新药的临床观察与验证研究。

（7）中西医结合防治疾病的临床及实验研究。

（8）中医养生及康复研究。

2. 方药研究　中医辨证施治最终落实到方、药。如何发挥中药天然药材毒副作用小、疗效好、不易产生耐药性等优势，使中药更好地为人们所利用，并造福于人类，是方药研究的宗旨。归纳起来有以下几个方面。

（1）中药新药的开发性研究。

（2）道地、名贵中药材生产技术研究。

（3）中药资源再生、保护研究。

（4）中药新剂型研究。

（5）中药实验药理及中医实验动物模型研究。

（6）中药复方研究（组方原理——即辨证论治的机制。辨证论治的量化研究刻不容缓，因此也包含证、方的相关研究）。

3. 中医药基础研究　对中医的脏腑经络、病因病机、气血津液、药物的性味归经、功效主治等理论深入研究，使其更具有系统性和科学性，对于更好地指导临床实践具有重要而深刻的意义。主要包括以下几点。

（1）中医药基础理论实验研究。

（2）中医"证"的实质研究（统一度量衡）。

（3）中医文献学研究。

（4）中医医史的研究。

（5）中医的比较医学研究。

（6）针刺镇痛原理的研究。

（7）经络实质研究。

三、中医药学科研的特点

1. 基础理论与临床实践密切结合　如研究中医的藏象、病因、病机、辨证与治则等都离不开临床实践，如果没有临床实践，这些理论、治则的正确与否就无法证实。同样，如果临床实践离开了中医基础理论的指导，也会变成盲目的实践，毫无规律可寻。

2. 中医研究与中药研究密切结合　把中医、中药理论和临床实践密切结合起来，积极地采用传统和现代科研方法对中医药进行研究，才能促进中医药科技的迅速发展。

3. 继承与发扬、创新的密切结合　中医药有悠久的历史，丰富的医籍文献资料。各地名中医、民族民间的经验这些传统的学术经验首先要继承好。继承的目的是发扬和创新；创新是民族的灵魂，只有不断创新，中医药学才能不断发展。

4. 多学科协作与多种方法应用　科学的认识过程有时并不是某个单一学科研究就能完成的。这就需要多种学科的知识和技术交叉与联系，如生物技术、电子技术、航天技术、纳米技术等，只有各学科密切配合、相互协作、共同攻关，才能使一个个难题得以解决，把科学技术推向一个更高水平。中医学研究亦是如此。积极应用多学科的知识、方法，把多学科优势引入中医药学，中医药发展才能更快实现现代化。

第四节　方法学研究与中医学的发展

一、科学发展与科学方法密切相关

1. 从科学史角度证实学科发展以方法更新为先导　科学的发展与科学方法是密切相关的，从科学史的角度来看，无论是具有划时代意义的科学革命，还是一个学科内新规律的发现、新理论的形成，几乎没有不是以方法的更新为先导的，自然科学是这样，社会科学亦不例外。许多有成就的哲学家、科学家都非常重视科学方法的研究。法国大生理学家贝尔纳说："良好的方法能使我们更好地发挥运用天赋的才能，而拙劣的方法则可能阻难才能的发挥。因此，科学中难能可贵的创造性才华，由于方法拙劣可能被削弱，甚至被扼杀；而良好的方法则会增长、促进这种才华。……"在生物学科中，由于现象复杂，谬误的来源又极多，因此方法的作用较之其他学科甚至更为重要。苏联著名科学家巴甫洛夫说："对自然科学家来说，一切在于方法，在于有求得坚定不移的真理的机会。"又说："科学是随着研究方法所获得的成就而前进的。研究法每进一步，我们就更提高一步，随之在我们面前也就开拓了一个充满种种新鲜事物的、更辽阔的远景。"达尔文进化论的创立，得益于科学观察方法、历史比较方法；爱因斯坦相对论的产生，理想实验方法起了重要的作用。总之，科学方法对科学的发展至关重要。

2. 方法论与方法学的概念　方法论主要指有关哲学方法的理论，方法学主要指有关自然科学研究方法的理论。

方法是科学方法论的一个基本概念，对于方法的含义，据不完全统计，至少有以下七种：①认为方法是一种规则标准；②认为方法是一种道路和途径；③认为方法是一种工具和手段；④认为方法是一种程序和结构；⑤认为方法是一种技巧和艺术；⑥认为方法是一种理论知识的实际应用；⑦认为方法是一种理论知识的自我认识。

有人认为"方法是一种行为方式，是用来达到某种目的的手段。"有人给"方法"下了综合性的定义，认为"方法是完成某项任务所必须遵循或使用的程序、技术、途径、手段、操作、观点或规则。"毛泽东对方法则讲得更为明白，他说："我们不但要提出任务，而且要解决完成任务的方法问题。我们的任务是过河，但是没有桥和没有船就不能过。不解决桥或船的问题，过河就是一句空话，不解决方法问题，任务也只是瞎说一顿。"方法有正确的和不正确的，有科学和不科学的。科学的、正确的方法能保证任务完成，能促进科学的发展。反之不科学的、不正确的方法则不能完成任务，阻碍科学的发展。英国著名哲学家培根有一句名言："跛足而不迷路，能超过虽健步如飞但误入歧途的人。"科学的方法是从实践中产生和逐步完善的，它是用来正确反映客观实际的主观手段。专门以科学方法为研究对象，关于所有科学方法的理论，称之为科学方法论。

二、中医方法学的内容

1. 中医方法学是专门研究中医方法的理论、规律的学科，它主要研究中医方法的性质、地位、作用，揭示中医方法特有的内容和形式，阐明其发展规律。

中医学和西医学都是关于人体及其疾病的科学，它们都以人体为研究对象。人体是世界上最复杂的生命体，不但具有生物性，还具有社会性；不但有生理活动，还有心理活动；不但有个体差异，还有种族、区域之间的差异。人体的生命现象和疾病表现是最高级、最复杂的物质运动形式。在长期与疾病作斗争过程中逐步产生和完善的中医方法，以其行之有效和独有性的特点，形成了中医特色。如八纲辨证、六经辨证、阴阳辨证、脏腑辨证、卫气营血辨证、三焦辨证等，治疗疾病的方药、针灸、推拿、按摩、气功等方法，以及作为诊治疾病的基础理论等，上述这些中医方法的产生、形成和中医学对人体的认识是分不开的，这些方法是以其为基础的。刘长林指出的中医学必须坚持的特色，大体归纳为以下几个方面："①从自然和社会的整体环境观察人体；②侧重从动态功能和整体结构研讨生理、病理与病因；③注重人体内部，以及人体与外界环境的信息联系，重视和利用人体系统的反馈调节。所谓坚持中医特色，集中到一点，就是坚持着重研究作为系统整体的人体规律。"中医方法对中医理论和中医特色的形成是有重要作用的。

2. 中医方法学的层次

（1）哲学层次：辩证唯物主义、历史唯物主义。

（2）自然科学一般方法：观察、实验类比、分析、综合、归纳、演绎、逻辑、假说等。

（3）中医特殊方法：中医基础理论、中医临床、中医文献、中医史学、中西医结合等。

（4）中医方法学与现代科学方法比较：中医学与数学、中医学与计算机、中医学与控制论、中医学与信息论、中医学与环境科学、中医学与时间生物学（生物物理学、生物化学、生物热力学、生物电子学、生物电磁学等）、中医学与科学学等。

中医方法学是专门研究中医方法的理论、规律的学科，它主要研究中医方法的性质、地位、作用，指示中医学方法特有的内容和组成，阐明其发展规律。通过对中医方法学的研究，进一步探索中医学内在规律，以促进中医学自身的发展。中医学和西医学同属医学学科范畴，医学研究的最高层次是哲学层次，它是医学研究各种方法的概括和总结，同时对医学研究各种方法的运用起着指导作用，是医学研究各种方法的理论依据，是医学研究的向导。能对医学研究起到重要作用的，就是马克思主义哲学——辨证唯物主义和历史唯物主义。

中医学和西医学同属自然科学的范畴，自然科学的一般方法，如观察法、类比法、模型法、分析法、综合法、归纳法、演绎法、逻辑法、假说法等亦是中医方法学必须研究的内容。

中医学有自身专业的特殊方法，如中医基础理论、中医科研、中医康复、中医临床、中医文献、中医史学、中西医结合方法等。

另外中医方法学与现代科学方法有紧密相关性，如中医学与数学、中医学与计算机、中医学与系统论、中医学与控制论、中医学与信息论、中医学与环境科学、中医学与时间生物学、中医学与科学学等，以上这些不同方面、不同层次内容，都是中医方法学所应讨论涉及的。

三、中医方法学的意义

有利于中医学继承；有利于中医学创新；有利于中医人才培养。

当前，加强中医方法学的研究具有特别重要的意义。首先有利于中医学的继承。中医学有悠久的历史、丰富的文献，继承是发展中医学重要的手段，没有继承就谈不上发扬。《黄帝内经》《难经》《伤寒论》《金匮要略》等经典著作，以及历代医学著述中，本身就有丰富的方法学内容，是中医学的重要组成部分，需要认真加以研究。另外，加强方法学研究，可以更好地提供手段和工具，以有利于进一步作好继承工作。其次有利于中医理论的发展。理论与方法存在着辨证关系。理论的发展，要以方法更新为先导；也只有采用新的方法才能创造新的理论，发现新的规律。因此中医理论要实现在现代条件下的新发展，在继承传统方法的同时，发展原有方法，创立新方法，是一条重要的措施。

黑格尔认为，人类的认识史由许许多多螺旋式的循环圈组成。中医学发展亦呈螺旋式上升的趋势。首先在哲学方法上，从朴素的唯物论上升到唯物辩证法的层次；以当代先进的哲学思想——马克思主义哲学指导中医学发展。在坚持中医特色方面，要把朴素的人体整体规律的知识系统，转变为建立在当今水平的微观认识和分析性考察基础上的、现代关于人体整体的系统论医学体系。在具体中医专业方法上，则进一步充分利用现代科学技术的手段，以提高中医诊病、辨病、治病，以及养生康复的水平。进一步把中医学天人相应的观点发展到人与自然环境、人与社会系统、人的生理与心理的系统观念之中。总之，中医学的发展，一方面向微观领域深入，另一方面着重向宏观世界拓展。从方法学上，在深入进行人体整体间相互联系的各层次分析研究的同时，更重视在深入分析基础上的人体整体、人与环境、人体与社会的综合研究，不断将分析综合研究的成果纳入到现代中医学体系中来。综上所述，中医学的发展、中医特色的坚持，必须依赖于科学中医方法的不断发展。

另外，在人才培养方面，科学方法的训练已提上重要的日程，掌握科学方法是培养出色科技人才的重要环节。中医事业发展急待造就一批既能系统继承又有创新能力的人才，加强中医方法学的学习和研究则有利于大批优秀中医人才的培养。

中医方法学是一门新兴学科。中医学正孕育理论的突破，历史也把方法学问题尖锐地提出来，这就需要我们不懈地去开拓、完善、创新。我们确信经过广大中医工作者、西医工作者、方法学工作者及其他学科研究人员的共同努力，中医方法学的研究一定会结出丰硕之果。

第二章 中医药文献的查阅、积累和利用 ▷▷▷

历代中医药文献浩如烟海，当今世界中医药图书、期刊等资料也迅猛增多，要在这广阔的文献海洋中，科学地驾驶学习之舟，必须正确地掌握查阅文献的方法、积累文献的程序、利用文献的技能。检索是阅读之始，阅读是积累之基，积累是利用之本。

第一节 中医药文献的查阅

文献一词，最早见于《论语·八佾》，子曰："夏礼吾能言之，杞不足征也；殷礼吾能言之，宋不足征也。文献不足故也。足，则吾能征之矣。"朱熹在《四书章句集注》中说："文，典籍也。献，贤也。"综合古人注义，文献之"文"指文章典籍，"献"指能传述典章制度的贤士的言论。发展至今，文献一词已不再分释，统指用文字、图像、符号、声频、视频等手段记录下来的一切知识的载体。按文献形成时间，可分为古代中医药文献和现代中医药文献。

一、古代中医药文献的查阅

古代中医药文献通常称为中医药古籍，其成书年代截止于 1911 年，即清代以前（含清代）。古代中医药文献的主要载体是图书。

（一）中医药古籍的历史源流

中医药古籍有双重含义：一是泛指 1911 年以前撰写的中医药图书，一是专指 1911 年以前刻印或抄录的中医药图书。这两种概念，因使用场合不同而异。一般来说，前者侧重内容检索，后者侧重版本检索。

中医药古籍图书的类型大体可分为四类：一是经书、专著和对经书、专著进行注释析疑的书籍；二是据经书、专著生成的临床各科的文献；三是史志中所载的医药纪事；四是散见于历代诸子著作中的单篇论文。

中医药古籍刊行历史悠久，数量庞大，种类繁多，版本复杂。在长期流传过程中存在许多复杂现象，如散佚、伪托、讹误，以及内容增删、书名变化等。要想全面、迅速、准确地查阅中医药古籍，必须掌握一定的检索规律和方法。查阅中医药古籍图书主要利用工具书。

（二）查阅中医药古籍的工具书

工具书是阅读和检索古代中医药文献的良师益友。学会使用工具书，是查阅中医古籍的重要条件。

1. 字词（辞）典类　解释文字的形、音、义及其用法的参考工具书称字典，如《简明中医字典》《中医难字字典》《古汉语常用字典》《康熙字典》《中华大字典》等；解释词语的含义及用法的参考工具书称词（辞）典，如《中医大辞典》《中药大辞典》《中华大辞典》《简明中医辞典》，新旧《辞海》《辞源》等。

2. 人名、地名及年代类　如《中医大辞典》（医史文献分册）《中国医学人名志》《中国人名大词典》《中国古今地名大辞典》《中国历史年代简表》等。

3. 目录、索引类　《十三经索引》《二十五史人名索引》《中国丛书综录》。以上是索引工具书，它摘录了图书、资料的各种项目或内容，并注明出处或页数，一般按字顺笔画加以排列，从中可以找到图书的线索。《汉书·艺文志》《中国医籍考》《宋以前医籍考》《中国分省医籍考》《中国医籍通考》《中国医籍大辞典》《四库全书总目提要》《全国中医图书联合书目》《医籍三百种》等也是较为重要的图书目录，它们记有各种图书的名称、性质、出版时间、著者、注家、版本等情况，还概括了书中的主要内容，甚至加以简要的评论，这对于读者选择书籍很有帮助。

使用任何一种工具书，首先要看它的序言、凡例，并注意书后的补遗、附录、勘误等，掌握其使用方法。正确使用工具书，对查阅中医药古籍有很大帮助。

（三）中医药古籍的阅读方法

1.《黄帝内经》的阅读方法　《素问·著至教论》提出阅读古代中医学文献的方法——"诵、解、别、明、彰"。所谓"诵"，就是诵读，通过诵读对古籍内容有一个大概的了解，对其中重要部分记忆背诵。所谓"解"，就是理解，对文中的疑点、难点要能理解，并能够解析清楚。所谓"别"，就是对文章内容加以归类辨别，提出要点。所谓"明"，就是在诵、解、别的基础上对文中的内容能够系统掌握，透彻分析，找出规律性的东西。所谓"彰"就是发扬光大，就是将文中的医理、经验融会贯通，指导实践，再在实践中发展提高。

2. 古医籍的一般阅读方法　历代医家对古代中医药文献的学习，大体包括精读、博览、背诵三个方面。

（1）**精读**：精读是以理解为基础，以熟读为前提，以明白晓畅为目的。所谓理解就是阅读时要深思，即古人说的"三到"——"口到""眼到""心到"。任应秋先生加上"手到"，谓之"四到"。"眼到"是看，"口到"是读，"心到"是理解，"手到"是作读书笔记。苏东坡说："故书不厌百回读，熟读深思子自知。"古人还说："读书以熟为贵""熟则利病自明""古文法度隐而难喻，能熟读古文，当自得之""熟读唐诗三百首，不会吟诗也会吟。"总之熟则巧、巧则明。初读要慢、细、深，不要放过一字一句，字、词、句都要逐个搞清。"每句先逐字训之，然后通解一句之意，又通解一章之意，相接续做去，明理演义，一举两得。"

文章意思基本清楚之后，就要仔细研究文章的内容，找出其中心论点，以及规律性的东西，并把文中的理论经验用于指导实践，进一步提高对论文资料的认识，要潜心领会文章的内容，要把熟读与深思结合起来。

（2）博览：博览是"广泛多读，涉猎成趣，毋须一字字去啃。"就中医而论，历代医家著作、名医医案医话、各科治疗经验、方药气功等，都是博览的范围。博览群书是历代医家成功的经验之一。张仲景指出："勤求古训，博采众方。"陆以湉在《冷庐医话》中说："习医者，当博览群书，不得拘守一家之言，谓已尽能事也。"喻昌在《医门法律》中说："医之为道，非精不能明其理，非博不能至于约。"鲁迅更说得清楚，他说："必须如蜜蜂一样，采过许多花，这才酿出蜜来。倘若叮在一处，所得就非常有限、枯燥了。"

阅读古籍时，应该精读与博览结合起来。有专无博，形如竹篙，立而不稳；有博无专，形如薄纸，广而不厚；有专有博，形如金塔，稳固高深。总之，精读应以博览为基础，博览应以精读为梁柱，相辅相成，互为补充。博览的内容，首先是与本学科有关的文献，如内科医生，首先应阅读泛览历代内科的有关文献，其次是阅读其他学科如外科、儿科、方药、医史等各科的有关文献，以扩大视野。另外对于非中医学文献亦应多所涉猎，这对于开拓思路是大有益处的，历代名中医，大多在文、史、哲及自然科学等方面都有精深的研究。博学亦是历代名中医成功要素之一。

（3）背诵：背诵以理解为基础，反过来背诵又能促进对文章内容的理解深化，以更好地指导临床实践。背诵还有利于丰富词汇，熟悉句式和掌握篇章结构。中医学文献中的歌、赋、口诀就是专为便于背诵而编写的。如经穴歌、药性赋、汤头歌诀、脉诀等。这些书一旦能背诵下来，加以正确理解，临证使用就会得心应手。诚如《医宗金鉴·凡例》所说："医者，书不熟则理不明，理不明则识不清，临证游移，漫无定见，药证不合，难以奏效。"所以该书编写大量的歌诀内容，为的就是方便学医者熟读背诵。

背诵是文献资料在人头脑中的积累，只有多记多背、多积累，才有可能由量变到质变，在认识上实现一个飞跃。

二、现代中医药文献的查阅

现代中医药文献，是指 1911 年起，国内外出版的各类中医药文献，包括各种纸质文献、机读文献、视听文献和电子出版物等。

（一）现代中医药文献的类型

现代中医药文献根据其不同的划分标准可区分为不同类型。不同出版类型的文献，在中医药知识信息记载与传递中发挥着不同的作用。

1. 按文献的级别划分

（1）一次文献：是作者以本人的研究成果为依据而撰写的原始文献。如医学期刊论文、实验报告、学术会议文献、学位论文、专利说明书等。一次文献是情报的基础，故又叫情报源。

（2）二次文献：是对一次文献进行压缩，将分散的、无组织的一次文献进行组织、加工、整理而成的文献。二次文献是情报工作的对象和主体，包括目录、索引、文摘等。由于二次文献提供了查找一次文献的线索，故又可称为"报道一次文献的文献"，它是进行检索的主要工具和手段。

（3）三次文献：是在充分利用一、二次文献基础上，对一、二次文献做出系统整理和概括论述，并加以分析和综合而编写出来的文献。如综述、论评、述评、年鉴、手册、进展、指南、百科全书等。三次文献是有条理、有定评的情报，故称之为情报研究成果。

（4）四次文献：指机读文献及其产生的磁带、磁盘形式的书目、索引，是电子计算机应用到图书馆，编制出书目索引方法的产物。

（5）零次文献：指除一到四次文献外，那些不需要通过文献载体而直接作用于人的感官、未形成文字的知识。这是一种特殊类型的文献，它所提供的情报是其他方式无法代替的。如某些专门技术、工具和仪器使用中的窍门，一些在机器使用中出现的信号、口头交流的经验等，其中有些可能永远不会在载体文献中出现。

2. 按文献的载体形式划分　可分为手写型文献、印刷型文献、缩微型文献、声像型文献、电子型文献。

3. 按文献的出版形式划分　可分为图书、期刊、报纸、会议文献、学位论文、专利文献、产品样本、标准文献、政府出版物、病案资料。

（二）计算机检索的主要工具

随着时代的发展，计算机检索的作用越来越大。计算机检索具有速度快、途径多、资源丰富、组配灵活、便于存储等优点，是手工检索不可比拟的。计算机检索主要是通过检索各种数据库来实现。检索方式包括单机检索和网络检索，单机检索主要是光盘检索；网络检索主要是互联网检索。从当前来看，国际互联网检索是主要方式。目前，国内外检索刊物也大多从印刷版改成电子版（光盘版、网络版）。

1. 国内数据库

（1）中国中医药数据库检索系统（TCMLARS）（http://www.cintcm.ac.cn 或 http://www.cintcm.com/）：输入网址，点击"中医药多库融合平台"，即可进入 TCMLARS 系统。TCMLARS 系统由中国中医科学院中医药信息研究所研发，是国内外存贮量最大、内容最全面的中医药学文献数据库。目前数据库总数 40 余个，包括中国中医药期刊文献数据库、疾病诊疗数据库、各类中药数据库、方剂数据库、民族医药数据库、药品企业数据库、各类国家标准数据库（中医证候、治则、疾病、药物、方剂）等相关数据库。

其中，《中国中医药期刊文献数据库》子库收录了自 1949 年至今，国内公开出版发行的 1000 多种生物医学期刊中有关中医、中药、中西医结合、各种民族医药、针灸、气功、按摩、养生等方面的文献题录近 100 余万篇，其中 50% ~ 70% 附有文摘。该子库拥有两个英文版分库，即英文版针灸文献数据库和英文版中药文献数据库。该子库与世界权威医学数据库 MEDLARS 有很好的兼容性。收录文献按《医学主题词字顺表》《中国中医药学主题词表》进行主题标引，按《中国图书馆图书分类法》进行分类标引。该子库目前提供有 18 个专题数据库。

（2）中国生物医学文献服务系统（SinoMed）（http://www.imicams.ac.cn）：SinoMed是由中国医学科学院医学信息研究所开发研制的综合性生物医学文献网络数据库系统。它涵盖资源丰富，中西文兼有。在全面涵盖中国生物医学文献数据库（CBM）的基础上，新增西文生物医学文献数据库（WBM）、日文生物医学文献数据库、俄文生物医学文献数据库、英文文集汇编文摘数据库、英文会议文摘数据库、北京协和医学院博硕学位论文数据库、中国医学科普文献数据库 7 种资源。

其中，中国生物医学文献数据库（CBM）子库涵盖《中文科技资料目录》（医药卫生）、中文生物医学期刊目次数据库（CMCC）中收录的所有文献题录，并将陆续增收引文数据，全部题录均进行主题和分类标引。内容涉及基础医学、临床医学、预防医学、药学、中医学及中药学，以及医院管理等生物医学的各个领域。该库收录 1978 年以来 1800 余种中国生物医学期刊，以及汇编、会议论文的文献题录和文摘总计约 800余万篇。收录文献按《医学主题词字顺表》《中国中医药学主题词表》进行简单的主题标引，按《中国图书馆图书分类法》进行分类标引。

（3）维普中文科技期刊数据库（VIP）（http://www.cqvip.com）：该《中文科技期刊数据库》源于重庆维普资讯有限公司 1989 年创建的《中文科技期刊篇名数据库》，收录中文期刊 12 000 余种，全文 2300 余万篇，引文 3000 余万条，分 3 个版本（全文版、文摘版、引文版）和 8 个专辑（社会科学、自然科学、工程技术、农业科学、医药卫生、经济管理、教育科学、图书情报）定期出版，是国内各高校文献保障系统的重要组成部分。数据按照《中国图书馆分类法》进行分类，检索入口多，辅助手段丰富，是国内应用最广泛的文献检索工具之一。

（4）中国知网数据库（CNKI）（http://www.cnki.net）：国家知识基础设施（China National Knowledge Infrastructure，CNKI）工程是以实现全社会知识资源传播共享与增值利用为目标的信息化建设项目，由清华大学、清华同方发起，始建于 1999 年 6 月。CNKI 提供按学科浏览或检索、刊名导航浏览或检索、初级检索、高级检索及专业检索。支持逻辑算符"与、或、非"；支持模糊匹配、精确匹配。可在检索结果中进行二次检索。CNKI 主要文献数据库：中国学术期刊网络出版总库、中国期刊全文数据库、中国博士学位论文全文数据库、中国优秀硕士学位论文全文数据库、中国重要会议论文全文数据库、中国重要报纸全文数据库、中国图书全文数据库、中国年鉴全文数据库、中国工具书网络出版总库、中国引文数据库。

（5）万方数据知识服务平台（http://www.wanfangdata.com.cn）：包括数字化期刊全文数据库、中国学位论文文摘数据库、中国会议论文文摘数据库、中国科技成果数据库、专利技术数据库、政策法规数据库。万方数字化期刊以核心期刊收录为主，辅以大学学报等。独家收录中华医学会、中国医师协会等权威机构主办的 220 余种中外文医学期刊。目前总集纳 6000 余种期刊，按理、工、农、医、人文排列，交叉入类，按刊名查询。采用国际流行的 HTML 格式和 PDF 格式制作上网，以整刊为单位上网，保持原刊风貌。

（6）中国科技论文在线（http://www.paper.edu.cn）：中国科技论文在线是经教育部批准，由教育部科技发展中心主办的科技论文网站。中国科技论文在线打破了传统出版物的概念，免去传统的评审、修改、编辑、印刷等程序，给科研人员提供一个方便、快捷的交流平台，提供及时发表成果和新观点的有效渠道，从而使新成果得到及时推广，科研创新思想得到及时交流。

（7）中国专利数据库（http://www.patent.com.cn）：中国专利数据库集中了我国自 1985 年实施专利制度以来的全部发明专利和实用新型专利，记录内容包括专利的完整题录信息和文摘。

（8）国家中药保护品种数据库（http://www.zybh.gov.cn/）：由国家中药保护品种审评委员会研制。该数据库收录了自我国实施中药品种保护以来所批准的所有中药保护品种。

（9）中国科学引文数据库（http://sciencechina.cn/index.jsp）：中国科学引文数据库（Chinese Science Citation Database，简称 CSCD）创建于 1989 年，收录我国数学、物理、化学、天文学、地学、生物学、农林科学、医药卫生、工程技术、环境科学和管理科学等领域出版的中英文科技核心期刊和优秀期刊，目前已积累从 1989 年到现在的论文记录 423 万多条，引文记录近 4841 万多条。CSCD 是我国自行开发的第一个引文数据库。1996 年印刷版《中国科学引文索引》出版，1998 年出版 CSCD 的光盘版，2004 年推出网络版，2007 年 CSCD 融入了 ISI　Web of Science 平台。

（10）中文社会科学引文索引（http://219.219.114.10/）：中文社会科学引文索引（Chinese Social Sciences Citation Index，简称 CSSCI）是由南京大学中国社会科学研究评价中心开发研制的引文数据库，用来检索中文人文社会科学领域的论文收录和被引用情况。CSSCI 遵循文献计量学规律，采取定量与定性相结合的方法，从全国 2700 余种中文人文社会科学学术性期刊中，精选出学术性强、编辑规范的期刊作为来源期刊。目前收录包括法学、管理学、经济学、历史学、政治学等在内的 25 大类的 500 多种学术期刊。

2. 国外数据库

（1）Pub Med/MEDLINE 检索系统（http://www.nlm.nih.gov/）：美国国立医学图书馆于 1963 年建成世界上第一个医学文献计算机检索系统 MEDLARS。1971 年 MEDLARS 发展成为联机检索系统 Medline，1997 年提供 Internet 免费检索 Medline-PubMed。另外 PubMed Central（PMC）尚提供免费的论著全文。MEDLARS 系统（IM 与 MeSH、Medline 的统称）是当今世界上最有权威性的医学文献数据库检索系统，收录自 1965 年以来全世界范围内发表的生物医学文献，含有书目、题录、文摘及声像资料，涉及医学、药学、卫生学、毒理学、化学数据、癌症治疗方案等方面的信息。

（2）OVID 数据库检索平台（http://www.ovid.com）：Ovid Technologies 是全球著名

的数据库提供商，在国外医学界被广泛应用。其 Databases@Ovid 包括 300 多种数据库，其中包括 4 种循证医学数据库，并可直接链接全文期刊和馆藏。Journals@Ovid 包括 60 多个出版商所出版的超过 1000 种科技及医学期刊的全文（仅限于订购者）。

（3）Cochrane Library（http://www.thecochranelibrary.com/）：Cochrane Library 是国际 Cochrane Collaboration 的主要产品，目前由 John Wiley & Sons 国际出版社出版，简称考克兰图书馆。收录年限从 1996 年至今。由 Cochrane 系统评价数据库（CDSR）、疗效评价文摘库（DARE）、Cochrane 临床对照试验中心注册库（CENTRAL）、Cochrane 协作网方法学文献注册数据库（CDM）、卫生技术评估数据库（HTA）、英国国家卫生服务部卫生经济评价数据库（NHS EED）共 6 个数据库组成。它可以帮助参与卫生保健决策的人员及时了解最新数据，为他们提供有关现有治疗方法和新治疗方法的最高质量的研究数据。

（4）High Wire（http://highwire.stanford.edu 或 http://home.highwire.org/）：High Wire 是世界上提供免费全文的最大网站之一，由美国斯坦福大学图书馆于 1995 年创立。它收集了医学、生物学、物理学、社会科学领域的期刊，可通过主题、刊名、出版社等途径检索。值得注意的是，High Wire 收录的期刊并不都是免费的。其主页左侧的说明 "N free trial" 即表示有 N 种期刊在限定的时间内免费试用。

（5）Science Direct（http://www.sciencedirect.com/）：Science Direct 是一个综合型全文数据库，涉及 23 个学科领域，包含 2500 多种期刊和 26 000 多种图书，且全部数字化，并通过网络提供服务。提供期刊的全文检索、浏览、下载；免费提供科学、技术及医学等全科技领域文献题录检索；提供期刊预印本的检索与浏览；提供印本期刊中附带影像资料、Excel 表格、Word 文档的在线获取；提供个性化定制服务。

（6）Scirus（http://www.scirus.com）：Scirus 是目前互联网上最全面、综合性最强的科技文献门户网站之一。文献类型包括论文、专利、技术报告、新闻等（文摘、全文）。学科领域涉及农业与生物学、天文学、生物科学、医学、神经系统科学、药理学、物理学、心理学、社会与行为科学、社会学等学科。可免费浏览所有检索到的互联网主页的信息。Scirus 提供的期刊资源可以免费查看题录和文摘。

（7）Lancet（http://www.thelancet.com）：Lancet 历史悠久，是被医学界重视的综合性理论医学刊物，刊载论文、札记、短评、临床报告、书评、简讯等。在 Lancet 网站，最近一期的多数文章可免费阅读。

（8）USPTO Web Patent Databases 系统（https://www.cas.org/）：由美国专利与商标办公室研制，该系统含有 3 个数据库，即美国专利文献全文数据库、美国专利文献数据库和艾滋病专利数据库，分别收录了 1976 年以来的相关专利。其中艾滋病专利数据库包括美国、欧洲和日本的相关专利。

（9）Free Medical Journals（http://www.freemedicaljournals.com）：该网站是一个免费的全文数据库网上检索系统，其目的是方便用户获取期刊全文，促进网上全文医学期刊的获取与利用。该网站将所收录的期刊分别按学科专业名称和刊名字母顺序排列，给用户提供了从分类和刊名检索刊物的途径。用户点击主页左栏的 "Journals sorted by specialty" 和 "English by alphabetical order" 两个超链接即可分别进入分类检索和刊名检索。在每种期刊前均列出了该刊的影响因子，点击刊名，即显示该刊的目次。同时，在各篇文献的题录下列有 "Abstract" 和 "Full text" 超链接，可进一步浏览文摘与全文。

（10）Embase 数据库（http://www.elsevier.com/solutions/embase/ 或 http://china.elsevier.com/ElsevierDNN/Default.aspx？alias=china.elsevier.com/elsevierdnn/ch）：Embase 数据库是检索生命科学领域文献的重要数据库之一，为摘要索引型数据库，该库是由早期 Elsevier 公司出版的印刷型检索工具——荷兰《医学文摘》（Excerpta Medical，EM）开发而来。2003 年，Elsevier 公司推出 embase 数据库网络检索平台 Embase.com。Embase.com 整合 Embase 与 Medline 的内容，形成全球最大、最具权威性的生物医学与药理学文献数据库。Embase 拥有来自 7000 多种权威、活跃期刊的超过 2000 万条索引记录，涵盖 Medline 中所有的收录记录，以及 Medline 中没有提供的 1800 种高质量生物医学期刊。该平台不提供免费检索，需单位购买或通过账号方可访问。

（11）Web of science 数据库（http://ip-science.thomsonreuters.com/ ）：Web of Science 是美国科学情报研究所（ISI）基于因特网环境的网络数据库新产品。科技信息检索工具《科学引文索引》（Science Citation Index，简称 SCI）即是 ISI 的产品。SCI 通过独特的引文索引法揭示科技文献之间的内在逻辑与联系，反映文献之间引用与被引用的关系，体现了科学技术的发展过程，同时帮助研究人员了解自己著作的被引用率和持续时间，从而估计其影响力。多年来，SCI 在科学界得到了广泛的应用，发表的学术论文被 SCI 收录或引用的数量已被世界上许多大学作为评价学术水平的一个重要标准，大大促进了科学研究的发展。SCI 主要发行三个版本：书本式、光盘版及 Internet Web 版，Web of Science 即是 SCI 的 Web 版。需单位购买方可访问。

3. 数字图书馆

（1）中国国家数字图书馆（网址：http://www.nlc.gov.cn/ ）：中国国家图书馆是国家总书库，国家书目中心，国家古籍保护中心，国家典籍博物馆。国家图书馆前身是筹建于 1909 年 9 月 9 日的京师图书馆。2004 年 12 月 28 日，国家图书馆二期工程暨国家数字图书馆工程奠基，2008 年 9 月 9 日接待读者。

（2）中国数字图书馆（http://www.cdlc.cn/ 或 http://www.d-library.com.cn）：中国数字图书馆隶属于中国国家图书馆，2000 年 6 月正式开通。充分依托中国国家图书馆的馆藏资源，借助遍布全国的知识组织与服务网络，利用自己技术和运营方面的经验和领先优势，为各类图书馆、档案馆、博物馆，以及政府机关、社会团体、商业机构、社会公众提供专业、系统、主动的技术支持和数字内容服务。

（3）超星数字图书馆（http://www.ssreader.com/ ）：超星数字图书馆成立于 1993 年，是国家 "863" 计划中国数字图书馆示范工程项目，2000 年 1 月，在互联网上正式开通，为目前世界最大的中文在线数字图书馆。提供大量的电子图书资源以供阅读，其中包括文学、经济、计算机等五十余大类、数百万册电子图书，500 万篇论文，超 16 万集的学术视频。

（4）世界数字图书馆（http://www.worlddigitallibrary.org/ ）：世界数字图书馆 2009 年 4 月在联合国教科文组织总部所在地巴黎正式启用，由全球规模最大的美国国会图书馆主导开发。该图书馆在互联网上以多种语言形式，向全球读者免费提供源于世界各地的图书、地图、手抄本、影片与照片等重要原始资料。

4. 医学搜索引擎

（1）Medical Matrix（http://www.medmatrix.org）：是一种由概念驱动的智能网络检索工具，由美国医学信息学会主办，是目前最重要的医学专业搜索引擎。提供有关键词搜索和分类目录搜索，最适合临床医师使用。按各种医学信息分为专业（Specialties）、疾病种类（Diseases）、临床应用（Clinical Practice）等 8 大类，是一个巨大的 Internet 临床医学信息资源数据库，也是检索网上医学资源的首选检索工具。

（2）Medical World Search（http://www.mwsearch.com/）：采用美国国立医学图书馆发展建立的统一医学语言系统（Unified Medical Language System，UMLS），该词表融合了 30 余种生物医学词表和分类法，几乎能提供每个医学术语的信息。Medical World Search 检索时可根据词表扩大或缩小检索范围，从而能获得最理想的检索结果。

（3）Medscape（http://www.medscape.com/）：该网址收录了 20 个临床专业学科的文献，为临床医师所常用，是网上最大的免费提供临床医学文献全文和医学教育资源的网点。

（4）Doctor's Guide to Internet（http://www.docguide.com）：简称 DGI，是一个优秀的医学检索工具，它除了为医生提供医学专业信息外，还为患者提供有关疾病诊断方面的信息。其主页分为三大部分：医学专业人员部分、患者部分和综合部分。

（三）手工检索的主要工具

手工检索是指用传统的手工方法，利用书目、索引、文摘等检索工具，查找自己感兴趣和所需要的文献资料的过程。简述如下。

1. 国内手工检索工具书

（1）目录类

①《全国新书目》：反映国内最新图书出版信息的刊物，半月刊，由中国版本图书馆编辑。医药卫生方面的新书，可通过目次中的医药卫生类目从正文中获悉。

②《全国总书目》：年鉴性质的全国综合性图书目录，为《全国新书目》的年度积累本。年度出版的医学书籍，可利用当年的《全国总书目》分类目录中的医药卫生类目，从正文中找到。

③《中国国家书目》：反映我国在一定历史时期科学文化发展的状况，由北京图书馆《中国国家书目》编委会主编。1985 年起，先以手工方式编印年累积本。自 1990 年 9 月开始以计算机为手段编制每月两期的速报本。收录中国大陆、台湾、香港、澳门出版的文献和中国与其他国家共同出版的文献。包括图书、连续出版物、地图、技术标准、博士论文、书刊索引、少数民族语言文献、盲文文献等，是目前我国收录文献最全的书目。

（2）索引类

①《中文科技资料目录》（医药卫生）：由中国医学科学院医学情报研究所编辑、出版、发行。收录的文献范围包括国内医学及医学相关的期刊、汇编和学术会议资料，以

题录形式报道。编排方法以学科分类为主，主题索引为铺。检索途径一是主题索引，二是分类目次。现已被中国生物医学文献数据库（CBM）收录。

②《中文科技资料目录》（中草药）：由国家食品药品监督管理局中草药情报中心站、天津药物研究院编辑出版。收录的文献范围包括国内公开和内部发行的期刊、汇编、学术会议资料等，以题录的形式报道。2008年转为一次文献刊物，并更名。

③《全国报刊索引》（科技版）：由上海图书馆编辑出版。内容包括自然科学和社会科学的各个领域，以题录形式报道国内公开和内部发行的中文期刊及报纸文献。编排结构主要为编辑说明、分类目录和分类题录。检索方法是从分类途径入手，在分类目录中找到所查课题的所属类目，根据类目后的页码到正文中筛选题录，然后再从题录中指示的出处获取原始文献。

《医学论文累积索引（1949～1979）》：由南京医学院图书馆、中国医学科学院情报研究所编辑出版，简称《30年索引》。该索引收集了1949～1979年国内公开及内部出版的医学期刊，以及自然科学期刊中有关医药卫生的主要中文医学文献，共21万多篇。属题录式的索引，分为卫生、基础医学、诊断学、护理学、中医学、儿科学、外科学、妇产科学、肿瘤学、五官科学、皮肤病学、药学及总索引等分册，各分册仅以主题途径提供检索，在总索引中增加分类辅助索引。

⑤《国外科技资料目录》（医药卫生）：由中国医学科学院医学情报研究所编辑出版，是《国外科技资料目录》刊物34个分册中的一个分册，是我国出版的用中文查出国外医学文献主要的题录性检索工具。收录英、法、德、日、俄文医学期刊，每年的第一期附有供稿单位名单和收录的国外期刊目录，每年的最后一期为主题年度累积索引。检索途径有分类和主题2种。已转为一次文献刊物，并更名。

（3）文摘类

①《中国医学文摘》：是由中华人民共和国卫生部医学情报管理委员会主管的医学文摘系列刊物，包括18个分册，检索时，选择相应分册，再按分类、主题、著者途径检索。随着网络及数据库的广泛使用，目前大部分刊物已转为一次文献刊物，并更名。

②《中国药学文摘》：由中药资料电脑检索中心、国家食品药品监督管理局科学技术情报所编辑出版，是以中药为主的国内药学文摘的检索性刊物。检索途径有分类、主题、英文药名。2011年转为一次文献刊物，并更名。

③《国外医学》:《国外医学》系列以综述、译文、文摘"三合一"的形式报道英、日、俄、法、德等文种医学系列的新动态、新技术和新进展，现已出版中医中药、心血管疾病、分子生物学、药学等44个分册。可由分类途径、主题途径检索文献。

（4）专利类：主要是用文摘型《专利分报》。此外还可用《中国专利索引》分类年度累积索引和《中国专利索引》申请人、专利权人累积索引。

2. 国外手工检索工具书

（1）索引类

①美国《医学索引》：美国《医学索引》（INDEX MEDICUS），简称IM。由美国国立医学图书馆（NLM，http://www.nlm.nih.gov/）编辑出版，为世界上最常用的一种

综合性医学文献检索工具。该刊于 1964 年编成以电子计算机处理的《医学索引》——《医学文献分析和检索系统》（Medical Literature Analysis and Retrieval System，简称 MEDLARS）。检索途径主要有著者索引、主题索引。网络版见 Pub Med/MEDLINE 或 OVID 数据库检索平台的 Ovid MEDLINE® 数据库。

②美国《科学引文索引》：美国《科学引文索引》（Science Citation Index），简称 SCI。1961 年创刊，由美国科学情报研究所（ISI，http://ip-science.thomsonreuters.com/）出版。该索引可用于了解某一研究课题的发展过程，如通过其中的专利引文索引了解某一专利新的应用和改进；通过机构索引了解某科研机构最新研究动向。该索引是以一条文献为线索，检索所有引用过该文献的文献，通过文章被引用的频率可看出该论文的学术价值，进而推广，可反映一个学者的学术成就与学术地位。检索途径上，有引文索引（著者引文索引、匿名引文索引、专利引文索引）、来源索引（来源出版物、团体索引）、轮排主题索引。网络版见 Web of science 数据库。

（2）文摘类

①荷兰《医学文摘》：荷兰《医学文摘》（Excerpta Medical），简称 EM，由荷兰的医学文献基金会于 1947 年创刊，现由荷兰阿姆斯特丹的爱思唯尔（Elsevier，http://www.elsevier.com/）科学出版社编辑出版，有 40 多个分册，成为国际上使用最广泛的权威性医学文献检索工具之一。检索系统由分类目次、主题索引、著者索引 3 部分组成。网络版见 Embase 数据库。

②美国《生物学文摘》：美国《生物学文摘》（Biological Abstracts），简称 BA。1926 年由《细菌学文摘》与《植物学文摘》合并而成，现由设在费城的美国生物学情报服务社（BIOSIS，http://www.biosis.org）出版。收摘范围遍及生命科学的各个领域，为查阅生命科学文献的全球性、权威性检索工具刊，设有著者索引、生物分类索引、属类索引和主题索引。网络版见 BIOSIS Previews® 数据库。

③美国《化学文摘》：美国《化学文摘》（Chemical Abstracts），简称 CA。是由美国化学会所属的化学文摘社（CAS，http://www.cas.org/）编辑出版的一种用英文发表的文摘性刊物，它收录文献量大而广，报道快速及时，索引体系完备，成为当今世界用途最广泛的权威性检索工具。CA 具有分类途径、著者途径、主题途径、分子式途径、专利号途径等多种检索途径。网络版见 SciFinder Scholar 数据库。

④其他：俄文医学文摘检索工具，如《医学文摘杂志》《生物学文摘杂志》；日本医学文献检索工具，如《医学中央杂志》《科学技术文献速报》《杂志记事索引》。

（3）专利类：一是英国德温特公司的出版物:《世界专利索引》（World Patents index，简称 WPI）、《世界专利文摘》（World Patents Abstracts Journal，简称 WPA）、《化学专利索引》（Chemical Patents index，简称 CPI）、《电气专利索引》（Electrical Patents index，简称 EPI）；二是美国《化学文摘》（Chemical Abstracts，简称 CA），通过专利索引查 CA。

（四）现代中医药文献的检索程序

检索程序指开展文献检索的基本要求与步骤，具体包括确定检索途径、筛选检索方法、制订检索策略、完成检索步骤等四个方面。

1. 确定检索途径 文献检索的途径有两类：一是根据文献的外部特征而形成的检索途径，如篇名途径、作者途径、序号途径等，这一类比较容易掌握；另一类根据文献的内容特征而形成的检索途径，如主题词途径、分类途径、关键词（或自由词）途径等。

（1）主题词途径：主题词途径是根据标引人员按照规范词表标引出的主题词进行检索；其优点是能满足特性检索要求、专指性强；能适应新兴学科及多学科文献检索，只要根据新学科的出现、发展及多学科的需要，随时增加主题词，就能快速检出所需文献。其缺点是主题词选择必须准确，否则无法进行查找。由于主题词的规范性，输入的主题词必须完全正确，因此每次使用需要查找主题词表较费时间。目前与医学相关的主题词规范表有美国国立医学图书馆编制的 Medical Subject Headings（简称 MeSH），中国中医科学院情报研究所编制的《中医药学主题词表》。

（2）分类途径：分类途径是根据文献主题内容所属的分类体系来检索文献的途径，检索标识为分类号。利用分类途径关键在于了解分类表。其优点是能满足族性检索的要求，便于查全某一学科或其一专业的文献；易于扩大或缩小检索范围，扩大时可取上位数，缩小时可取下位数。目前我国高校和公共图书馆统一采用《中国图书馆分类法》（简称《中图法》）进行分类管理。

（3）关键词（或自由词）途径：关键词（或自由词）途径的最大优点是词语不必规范化，用户可根据自己的需要，选择熟悉的词语进行检索，不用特意记忆或事先查找词汇，比较方便。其缺点是容易漏检，因而使用这种途径进行检索时，必须同时考虑多个同义同、近义词，以减少漏检。

（4）其他途径：许多医学的分支学科根据自身的不同需求编制了一些特殊的索引，为用户提供独特的检索途径。如化学数据库的分子式索引、生物学数据库的属种索引等。其优点是方便了专业用户的检索。其缺点是掌握起来比较困难。

2. 筛选检索方法

（1）计算机检索的主要方法

①截词检索法：截词检索法，是为了在检索中避免西文单、复数的区别，以及名词、形容词的区别，保证检索的查全率，保持词的部分一致所采用的方法。有前方一致、后方一致、中间一致、中间不一致等形式。截词符号有"*""？""#"等，各种检索系统采用不同符号。最常用为前方一致，即保持检索词的前面一部分一致。如：幽门螺*，可检出幽门螺杆菌、幽门螺旋杆菌等。

②组配检索法：所谓组配即两个以上概念的组合。组配检索法即将表示提问的检索词用布尔逻辑连接成一个检索问式进行计算机检索的一种方法。一般用 and 表示"和"的关系，如"高血压 and 中药疗法"；用 or 表示"或"的关系，如"针灸 or 推拿"，指检索含有针灸或者推拿的文献，以及在一条记录中同时包含针灸和推拿的文献；用 not（and not）表示"否"的关系，如"老年性疾病 not 糖尿病"表示检出的老年疾病中不包含糖尿病方面的文献。

③限制检索法：在数据库中，还有一些缩小和限定检索结果的方法，常用的有特定

字段的限定检索，用符号"in"和"="表示。用这种方法可将检索词限制在特定字段中，如年份、语种、文献类型等。如"综述 in PT"，指检索综述类的文献，PT 指文献类型。

④加权检索法：即检索者（用户）根据检索词的重要关系，分别给每一个检索词赋予一个值，经过特定的加权运算后，输入一个规定值，以此值的大小决定收取文献。

⑤扩展检索法：扩展检索法，是为节省时间并保证查全率所采用的应用上位概念扩展查找有关文献的方法。

（2）手工检索的主要方法

①常用法：此法通常称为工具法，即充分利用各种检索工具查找文献的方法。具体又分三种。

顺查法：自课题研究的起始年代，由远而近查找。只要知道某一专题是从何年何时开始研究，某一药品、方法或技术是在某年被发现或发明，就可从该年度开始查找线索。缺点是费时、费力、工作量大。

倒查法：与顺查法相反，由近而远、逆时间顺序的检索方法。一般由当年开始，倒查 1～2 年或 5 年、10 年。查到的文献虽不如顺查法系统，但灵活、节省时间、效率高。

抽查法：是在掌握专题文献年代分布的前提下，重点检索文献高峰期内文献的方法。根据文献计量学的研究，由于学科发展和科学研究都存在起伏变化，因而其发展的高峰阶段必然伴随着文献发表数量的增加，而相对又可能存在文献的低峰现象。因此，抽查法的正确使用，能在较短时间内查得有关文献发表高峰期内的课题文献。但此法依赖于对课题历史状况和文献年代分布的了解，因而容易出现漏检和误检。

②追溯法：追溯法是利用现有文献资料后面所附的参考文献进行追溯查检，而所查到的原始文献的参考文献常常又成为被追溯的对象，也称为滚雪球法、引文法。一般多利用述评、综述或专著进行追踪查找。查到这些文献有助于对论文的背景和立论依据进行深入理解，但缺点是漏检、误检的可能性较大。

③综合法：也叫循环法、交替法、分段法，是交替使用"常用法"和"追溯法"进行查找的综合性文献检索方法。这种检索方法多在医学科研人员选定了课题、制订了科研计划后才使用，或在检索工具不全时使用。

④浏览法：由于原始文献的发表和检索工具的出版之间存在时差（一般在 3～6 个月），如何获取最新的文献信息成为文献检索需要解决的一个重要问题。就此，有人提出通过对最近出版的原始期刊目录进行浏览，查找与所检课题有关的最新文献的方法，并将此称为浏览法。显然，应用此法是为了弥补暂时性的空档，目的不在全而在于新，故可作为上述检索方法的补充。

3. 制订检索策略　检索策略指针对某一检索课题的具体要求而制订的检索方案。手工检索和计算机检索相比，计算机检索特别是联机检索，对检索策略的制订显得尤为重要。它包括以下几个内容。

（1）检索工具的确定：根据课题选择合适的检索工具（或检索系统），它必须包括检索者检索需求的学科范围和熟悉的检索途径。在计算机检索中还需要确定检索所需要的文档名称或代码。

（2）检索途径和方法的确定：各检索工具一般都具有许多索引体系（即检索途径），应根据课题需要选择自己熟悉的检索途径。可多途径配合使用。检索方法可根据课题特点选用顺查法、倒查法和分段法等。

（3）检索词的选定：各种检索途径均须有相应检索词（亦称入口词）方可进行检索。如分类途径以分类号作为检索词，主题途径以主题词、关键词等作为检索词等等。计算机检索还须把选定的检索词编制成布尔逻辑提问式。

（4）检索过程中的方案调整：根据检索过程中出现的各种问题及时调整方案，扩大或缩小检索范围。

4. 完成检索流程　文献的检索流程，主要是指在完成文献检索过程中的时间顺序。检索者因需求和习惯的不同，检索方法和途径也多不同，但检索的基本流程是一样的，一般包括以下几点。

（1）分析研究检索课题，明确文献检索要求。

（2）编制检索策略。

（3）使用检索工具，查找文献线索。

（4）了解馆藏情况，索取原始文献，满足课题需要。

（五）现代中医药文献的阅读方法

怎样阅读医学文献？特别是怎样克服阅读时间有限同与日俱增的文献数量之间的矛盾，从而紧紧跟上医学科学的发展？如今这也是医学科研工作者所面临的问题。面对浩如烟海的文献，只有讲究阅读技巧，才能有效地获取自己所需的知识和信息，摄取有价值的经验，而不为错误所迷惑。正确、有效地阅读医学文献是研究者必须掌握的基本功。

1. 阅读医学文献的基本原则

（1）先内后外：即先查阅国内文献，而后再查阅国外文献。因为国内文献易懂易找，查阅速度快，先搞清国内情况，才能找出国内外的差距；同时国内文献本身也引证了大量国外资料目录，可为进一步查阅国外文献提供线索。

（2）先近后远：即先查阅最近代的文献，然后追溯到既往的文献。一方面能迅速了解当代的水平和最先进的理论观点及方法手段；另一方面，近代文献也常附有既往文献目录，可供选择和扩大文献线索。

（3）先专业后广泛：即先查阅本专业或与本专业密切相关的书刊，后查阅其他综合性刊物、其他边缘学科的刊物。因为专业资料较熟悉，能迅速收集到所需文献，同时在专业刊物上也很可能引证其他有关学科期刊上的文献，可为进一步广泛查阅提供线索。

（4）先综述后单篇：即先查阅与题目有关的综述文章，可迅速了解有关问题的历史和现状，以及存在的问题与争论。同时，综述之后多列有大量文献目录，也是扩大文献资料来源的捷径。将有关综述查阅完毕，对所研究的问题就有比较全面而深刻的认识。在此基础上，可根据需要，有目的地查阅有关单篇论文。

2. 阅读医学文献的一般方法　阅读文献应有计划、有目的、有重点地进行，并要持之以恒。阅读的范围可视研究领域、个人兴趣、阅读能力及时间而定。不同领域、不同知识应采用不同的阅读方式，才能提高阅读效率。

（1）泛读：泛读又称浏览或概览，是一种花费较少时间博览群书并了解其大概内容的阅读方法。

泛读，对于期刊中文章主要是看文章的标题、提要、结论或个别的数据，对于参考书主要是看内容提要、前言、序跋和目录，以了解其大概内容和有关章节安排，对该文（书）的全貌有个初步的认识。泛读的目的有二：一是了解学科的进展，掌握国内外的最新动态，扩大视野；二是以最快的速度找到自己最需要的部分，以便进一步阅读。泛读是精读的基础，为以后的精读作准备。

（2）精读：精读是在泛读的基础上，再逐字逐句认真细读其关键精要部分，力求做到理解、消化与吸收的一种阅读方法。对与自己的研究课题直接有关且有一定价值的论文，应予精读。通过精读要弄清文中哪些是对前人工作的验证，哪些属于创新，有什么独到的见解，在此基础上记住论文的研究方法、主要结论及其依据，最好作出上述问题的文献摘录，以免遗忘且增加积累。对一些经典医著的精要之处，还必须熟读背诵。

在精读中，可以把若干同类的著作中与自己研究课题有关的内容集中起来对照阅读，相互比较，取其精华部分，删其重复部分，这样就能对某一方面的知识得到一个比较准确的全面的认识，对开展课题研究大有帮助。

（3）通读：通读就是根据需要对全书或整篇文章进行阅读。对于图书，首先要细读一下目次，认真地读一读"内容提要""序言"或"前言"，从而了解全书的大概内容。其次才翻开正文，浏览一下大小标题，了解叙述的顺序，再根据自己的需要，计划阅读的步骤和时间分配，开始阅读正文。在阅读的过程中，对于精读的部分要细细咀嚼，多多思考，尽可能多联系自己原有的知识经验，并在自己的书刊留下阅读痕迹，或圈点、或眉批尾注，必要时作读书笔记。

对于科研论文，可先读摘要，了解全文基本内容，需要时再细读原文的前言、材料与结果、讨论与结论。根据自己的不同目的要求，对文中各部分可分别对待。例如，要了解解决问题的方法，对描述方法的这一部分要特别注意，并可做笔记、卡片等。

3. 高效率阅读医学文献的步骤和方法　据统计，每年有 200 多万篇生物医学文献，发表在 2 万多种生物医学期刊上。面对海量的信息，必须要学会科学高效的阅读方法，才能跟上日新月异的医学发展。如何在较短时间内阅读一篇科研论文，这里介绍一种结合阅读目的与文献价值的快速选择性阅读方法。

（1）明确阅读文献的目的：提高阅读文献的效率必须首先明确阅读文献的目的，明确希望从文献中获得什么样的信息，以指导选择目标期刊、数据库和文献的类型。如要了解 β 受体阻断药在心力衰竭患者中的应用价值，应先查寻有无相关的系统评价或高质量文献综述，因为这类文献浓缩了大量原始文献的信息，特别是系统评价，其严格的方法学使文献结论具有很高的真实性和可信度，可节省读者逐篇阅读和评价原始文献的时间和精力，快速和有效地获取有价值的信息资源。若无相关系统评价或综述，再查寻和阅读原始文献。

（2）**熟悉文献的基本结构**：快速阅读文献，必须了解文献的基本结构和组成及每一部分重点阐述的问题，根据自己的目的，有针对性地查阅文献相关部分，做到事半功倍。大多数原始论著均包括摘要、前言、材料和方法（或对象和方法）、结果、讨论（包括结论）和参考文献6部分，想了解某篇文献的结论是否适合自己的课题或患者，可直接阅读方法学部分，了解其设计方案、病例选择标准等，以判断其结论的应用范围，无需从头读到尾。

（3）**选择性地阅读文献**：掌握选择性阅读目标期刊中的医学文献以获得丰富信息的技巧十分重要。

①阅读感兴趣和有临床应用价值的文献：根据文献题目和摘要，结合自己的科研课题，选择自己感兴趣或对临床实践有价值的文献精读。否则无须浪费宝贵时间。

②快速浏览文献：快速了解文章的基本结构和内容，放弃阅读一些貌似有临床价值，但其实是有关高度专业化的实验室工作或复杂数字合成的文献，以便节省阅读时间。

③集中阅读文献的方法学部分：通过前面两步骤后，读者可以决定是否有必要精读这篇文献。如何精读呢？多数读者喜欢仔细阅读摘要、结果和讨论部分；有的读者甚至只读讨论部分，认为节省时间而不丢失信息；而用小字体印刷的方法学部分常常被忽略。实践证明，正确的阅读方法应首先阅读方法学部分。若一篇文献的设计、实施和统计分析都错误或不当，无论其结果多么诱人或作者的讨论多么深刻，其结论均不真实、不可靠。方法学有严重缺陷的文献不值得花时间精读全文。

④严格评价，去粗取精：在科研工作中，不但要结合自己的科研课题选择性地阅读相关文献，而且要对阅读文献的真实性、可靠性和临床价值，用临床流行病学／循证医学的原则和标准进行严格评价，去粗取精，去伪存真。决不能盲目遵从文献作者的结果和结论。

选择性阅读文献的基本步骤见图2-1。

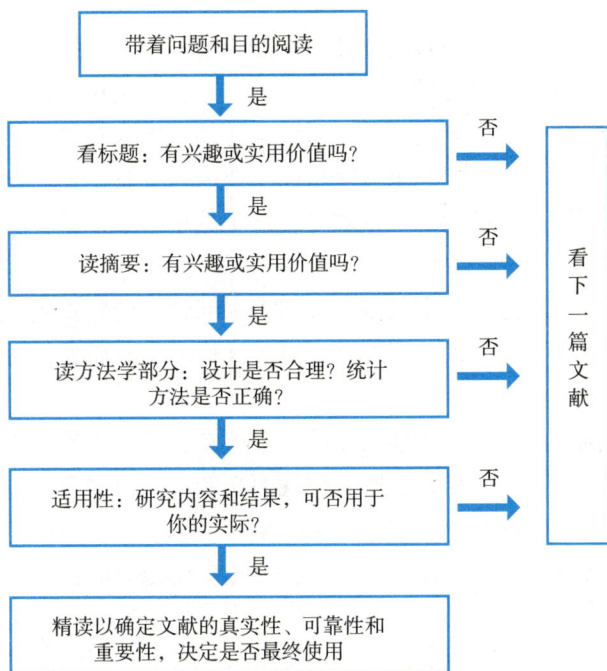

图 2-1 选择性阅读文献的基本步骤

第二节 中医药文献的积累

一、文献积累的重要性

文献积累就是继承前人与他人的研究成果，把零散、杂乱的中医学文献资料，点点滴滴逐渐积累起来，由少到多、由残渐全、由散乱逐渐系统，这是研究学术、发展学术的最基本途径。一项科研工作，积累资料往往占一半以上的时间，积累得越多，掌握的资料就越丰富，而丰富的资料又为研究和利用提供了条件。当积累达到了一定的程度，必然会产生新的发明和创造。鲁迅先生曾经指出："无论什么事，如果不断收集材料，积之十年，总可成一学者。"大量地积累资料，并对其进行科学的分析与研究，这是人们创新的基础，也是成才的必要条件。

二、文献积累的方法

积累和整理文献资料是一项技术性很强的工作，贵在一个"勤"字，要有目的、有重点、有计划地进行，长年累月持之以恒。具体来说有以下方法。

（一）记读书笔记

记读书笔记是提高阅读能力、帮助领会和记忆文献内容、积累科学研究资料或教学参考资料的重要方法。此外，它还能锻炼思维，培养揭示问题本质、准确表达自己思想的能力。读书笔记最适用于精读的文献，而形式可以多样。

1. 提纲式笔记　提纲是书刊内容的要点。一般论著基本上是按作者预先拟定的写作大纲编撰的，读者在阅读时把已经被融于文章中的这部分大纲重新抽提出来，就成为提纲式笔记。这种笔记通常是按文献内容的先后或问题的主次来写的。往往要依照原文的次序进行简明扼要的复述，体现出全书或全篇的主要内容及其论述的逻辑性。我们把一本书的提纲掌握了，对这本书的内容、论题等就能了然于心了，就会对全书内容有条有理地掌握。

2. 论题式笔记　论题就是根据文献内容提出若干问题。论题式笔记就是将扼要回答这些问题的内容摘录下来。它有助于我们掌握有关著作的中心思想，也可以帮助我们记住重要的定义、概念和方法等。

3. 摘要式笔记　摘要式笔记是所读文献的一个缩影，它是在理解原文精神实质的基础上，通过综合归纳而概括出来的，它既要体现原文的主要内容，又要主次分明，重点突出。其内容包括：原文的论点、论据、实验结果与结论，有时还可包括一些概括性的资料，或使资料系统化的图表等。摘要的一般特点是要用很少的篇幅来表达尽可能全的内容，因此要求它最大限度地精练。一方面需要正确清楚地反映出原文所表达的思想内容；另一方面又不能过于简略，以致读起来不知所云。根据不同的需要，写摘要可采取下列几种形式。

一是概述性摘要。读者将原文的中心思想、基本论点、论据和结论全部融会贯通后，用自己的语言进行简练扼要的复述。文摘期刊上刊载的文摘与附于单篇论文前面或后面的摘要均属此类。

二是引语式摘要。引语式摘要除了对原著的内容进行扼要复述之外，还要把原文的重点语句摘录下来，并在行文时将二者结合在一起，形成一份独立完整的资料。其中的引语部分，必须原文照录，一句话引完之后要加用引号，并注明出处。

三是节录式摘要。读书时把对自己有用的资料，逐字逐句地节录出来，这是写摘要最基本的方法。节录的内容应是原著的语言，不能改动一个字，甚至连标点符号也不能改。有时从大段文章中抽提出自己所需的内容，中间可能有些无需抄出者，可加省略号，但应注意内容的一致性，不可断章取义。

四是综合性摘要。综合性摘要就是把许多同类资料搜集到一处，进行比较分析，并将每篇中具有特色的内容分别摘录，通过综合归纳互相联接起来，使其围绕一个主题，按照一定的顺序或层次形成一定的逻辑系统，在写作过程中要有取舍，去其重复，突出特点，千万不要堆砌资料。写综合性摘要本身就是对所据资料的加工整理过程，要有自己的观点，以自己的语言为主，可穿插相应的引语。

4. 心得笔记　将读书时所得到的启发、感想、体会与收获笔录出来就是心得笔记。写读书心得的最主要目的是抓住受作者启发而产生的新思想、新方法和新构思。这些往往是在脑子里一闪而过，然而却常常是很宝贵的，有时可以导致新的发明和发现，因此必须及时将它记录下来。亦有一些久思而不得其解的疑难问题，突然在字里行间得到启发或解答，就更应马上记下。有人把心得笔记称之为"随笔"，这是十分形象的。清代医家尤怡在《医学读书记》的"自序"中写道："予自弱冠，即喜博涉医学，自轩岐以迄近代诸书，搜览之下，凡有所得，或言或疑，辄笔诸简，虽所见未广，而日月既多，卷帙遂成。"所以，写读书心得是训练自己表达思想及培养创造性阅读能力的最好的一种方式，也是最常用的一种积累资料的方法。

（二）使用文献摘录卡片

文献摘录片卡是积累知识资料的最常使用的工具。它具有很多优点，最主要的可以概括为三个字：小、快、灵。

小即形体小。因其体小，故便于随身携带，以备随时摘抄、选用或编排整理。一般而言，它的质地都较硬，所以极耐翻检，利于长期保留使用。

快即在积累起来的文献资料中查找所需资料快。平常所记笔记，彼此之间不联系，混杂在笔记本上，不可能有科学的分类，使用时很不方便。反之，卡片则利于科学编排，亦可根据需要重新组合排列，一旦需要就可极为快捷地将有关资料提取出来。

灵即使用灵活方便。用卡片做笔记，若时间允许可将所需内容记完，没有时间则可只记题目、作者、出处，待以后有时间再抄录。它还可以无限累积而不受篇幅之限。

使用文献摘录卡片的唯一缺点是价格贵些，但这并不能妨碍更多的人去使用它。书写文献卡片时应当注意下述几个问题。

1.著录项目要记全 有些初学者往往忙于阅读与摘录文献的内容，而将其他著录项目有所遗漏。诸如作者、题目、发表期刊名称（或书名）、卷（期）、页码、年月日等，有一项记录不全，虽然暂时对阅读和理解文章内容无妨，但当需要再次使用原始资料时，往往造成极大的困难。有的文献摘录卡片已将需要的著录项目印刷出来，兹如图2-1，以供参考。为了避免漏项，读者应养成除编号、类别外逐一填写的习惯。

图 2-1 文献摘录卡片的基本格式

文献摘录卡片							
编号：				类别			
著（译）者：							
题目：							
期刊或书名：							
			卷	期	页	年	月 日
摘录内容：							

2.内容详略要得当 文献摘录卡片主要起到提供资料的作用，所记内容又有限，因此必须摘记实质内容，同时还要处理好详略的关系。文献中的许多基础知识及基本方法可以不记，而自己学习或工作所需的那部分内容（诸如某些重要的概念、定义、临床或

实验观察的数据和结论等）则当详细记录，甚至要毫无遗漏地照抄。记卡片最宜采用摘要式笔记（不包括综合性摘要）与提纲式笔记。另外，卡片所记应是文献固有的内容，其中不应当夹杂个人的体会和认识，否则将来分不清哪些是原文所述，哪些是个人体会，不仅使卡片失去价值，而且也容易带来不必要的混乱。

3. 每张卡片勿滥记　每张卡片只能记一篇文章中的一个内容，有时甚至是一句话也得占用一张卡片，这样便于取舍编排。最好不要在一张卡片上同时摘录两篇或两篇以上文章的内容。以免造成分类困难和使用不便，反之就失去了使用卡片的意义。写卡片时还要注意在两旁留下一定空白处，以备日后添加旁注。若所记内容较多，一张卡片容纳不下，可以使用副卡。所谓副卡就是无著录项目标记的空白卡片，用几张不限。凡带副卡的卡片，当写完卡片后必须在主卡上标明该文献共记几张卡片，并在特定的位置上连同副卡一并标明序号，以防日后主副卡分离带来诸多麻烦。随着读者掌握文献资料的不断增多，卡片中摘记的内容也会越来越少，越来越精。应当明确：记卡片也是一种学习思维，是知识的系统累积，绝不是机械的抄录。

4. 科学分类要跟上　初做卡片时，往往是见一条摘一条，摘一条就积累一条，并不分类整理，用时则凭记忆去查找。这在卡片少的时候还行，多了同样会遇到记笔记本的麻烦。好在卡片是"活"的，因此必须要有科学的分类。通常，卡片是按所研究的问题或学科的科学系统进行分类。具体分法可参考《中国图书馆分类法》进行。

（三）复制文献资料

这是一种近代的文献积累方法。可用于某些对自己工作非常重要但属稀有的文献，或需要原文全文的文献积累。可分为照相和静电复印（或誊印）两种，前者即用照相机把文献照下来，俗称"翻拍"；若不印成相片，可用阅读机直接阅读底片，也可放大成相片保存；后者即用复印机（或誊印机）把文献原样复制下来，所得文献与原文献一样。图书馆和情报资料室复印机的普及，给复制和积累文献带来了很大的方便，特别是到异地用信件索取文献，而被索取文献单位只有一份，不能外寄或外借时，就可用复制法，请被索取文献单位复制一份寄来。

（四）利用软件收集

利用文献收集与管理软件收集、整理各种文献，可起到事半功倍的效果。常用软件有以下几种。

1.Reference Manager　软件提供自行输入书目资料方式，还可利用系统所提供的capture功能，转入各种资料库检索系统的检索结果。Capture功能支持50种不同的资料库检索系统，包括MEDLARS、Dialog、OVID、silver platter及全球信息网上的资料库服务等。此外，通过Capture Definition Editor可编制新的capture格式。Reference Manager提供23种系统事先定义好的期刊格式，可直接输出参考文献目录，为撰写综述、论著等各种科研论文提供强大的支持。

2.Thomson endnote　endnote是一款参考书目管理工具，能方便地扩展任何语言参考书目，允许创建任意大小的文献库。通过 endnote 可搜索在线书目数据库、组织参考书及图片、快速创建参考书目。它兼容 MS Word、Word Perfect、Open Office 等文档格式。

3.Biblioscape　软件提供了直接将 endnote 的格式导入数据库的功能。对于国内数据库的题录信息，需要编写专门的 Filter。Biblioscape 按照文件夹分类管理，并且同一篇文献可以放在不同的文件夹中，便于分类。Biblioscape 提供了多种搜索方式，其 Attachment 功能能够很方便地管理文献的电子版全文，当数据库移动位置时，也能够保证连接的有效性。Biblioscape 提供了定制自己的参考文献格式的功能，能够根据自己的需要定制各种格式。

4.Note Express　该软件具备文献信息检索与下载功能，可以用来管理参考文献的题录，以附件方式管理参考文献全文或者任何格式的文件、文档。数据挖掘的功能可以帮助用户快速了解某研究方向的最新进展、各方观点等。除了管理以上显性的知识外，日记、科研心得、论文草稿等瞬间产生的隐性知识也可以通过 Note Express 的笔记功能记录，并且可以与参考文献的题录联系起来。在编辑器（比如 MS Word）中，Note Express 可以按照各种期刊的要求自动完成参考文献引用的格式化。

5. 医学文献王　医学文献王是北京金叶天翔科技有限公司开发的一款软件。医学文献王可直接检索 Pub Med，还可自动把 Pub Med 数据库最新收录的相关文献下载到指定的存储目录中。安装医学文献王之后，程序自动在 Word 中嵌入医学文献王工具条，可自动在 Word 中生成引用编号和参考文献。医学文献王采用目录树，分类管理文献记录，可以根据标题、期刊名称、作者、创建日期和修改日期等字段检索；可以应用作者、期刊名称、出版年等进行排序。文献记录中可以插入或链接文献的全文，如 PDF、CAJ 文件。

6.Zotero　Zotero 是一个免费的内嵌在 Firefox 的插件，用于收集、管理及引用研究资源，包括期刊、书籍等各类文献和网页、图片等。随着互联网的发展，获取文献资源大都是通过浏览器，而 Zotero 与浏览器的密切结合使文献收集工作更加方便。Zotero 的最大优点是能够对在线文献数据库网页中的文献题录直接抓取。

（五）定期资料整理

定期将积累的文献资料进行整理，可以帮助研究者了解已有资料的情况。整理时可根据论题进行分类，还可以把同大类的资料又分为若干类，有了一定文献作基础，就可以写"文献综述"了。撰写综述是将积累、理解的资料加以传播，使同行了解有关问题的历史及发展现况。撰写综述能培养自己组织资料进行写作和表达的能力，是积累文献资料的一种特殊形式。

第三节　中医药文献的利用

在利用文献的过程中，一是要科学地判断文献资料的价值；二是在撰写科学论文时，对别人的科研成果做到恰如其分地引用；三是对收集的文献资料进行定性与定量分析。撰写文献综述，是对阅读过的文献进行归纳、整理与信息筛选的过程，是一种定性的文献分析方法。Meta 分析是一种定量的文献分析方法，主要采用统计合并的方式对先前研究结果进行定量合并，得出新的统计学结论。

一、文献质量鉴别

在利用文献资料的过程中，要学会鉴别文献资料的质量和价值。经过鉴别，将不可靠的或不需要的材料剔除，同时对材料的主与次、核心与一般做到心中有数。文献资料的价值可从 3 个方面加以鉴别。

（一）可靠性

文献资料的可靠性主要指文献资料的真实性。大致可从下列几个方面来判断。

1. 文献发布者身份　一般地说，国内外知名专家、学者和教授撰写的文章所提供的情况比较准确。著名学府、著名科研机构和著名出版社出版的材料可靠性大。应当指出，判断一篇文章可靠与否，是综合各种因素来进行的，既不否认某些"大人物"也有失误之作，又无意否认众多"小人物"经常发布极有价值的可靠信息。

2. 文献出版类型　不同类型的出版物，报道的内容和质量也有所不同，因此可以根据出版物的类型判断信息的可靠性。通常，机密资料（或内部资料）比公开资料的可靠性大；技术档案、科技报告、标准文献、专利文献比一般书刊可靠性大；科技书刊比科普读物可靠性大；核心期刊登载的具有参考或启发价值的发展动态方面的综述，内容完整、可靠。评论性综述是一种结构严密、质量较高、内容丰富、具有鉴别作用的信息资料，由于评论中注意报道各种不同的观点和结论，因此偏见较少，可靠性大。

3. 文献出版单位　一般认为权威出版社或期刊社出版的书刊比较真实可靠，这主要与它们有一支高水平的、富于经验的编辑队伍密切相关。因此，官方来源比私人来源的可靠性大；专业研究机构的资料比一般社团的资料可靠性大。

4. 文献内在因素　判断文献内容是否真实可靠，主要通过文献本身来进行。具体包括下述几个方面。

（1）实验设计是否严密：实验设计是关于实验研究（包括临床实验性治疗）的计划、方案，它的严密与否直接关系到实验结果的可靠性与代表性。其判断依据主要有下列几条：①样本是否有代表性，是否严格遵照"随机抽样"的原则；②选用的实验对象是否合适，实验对象的个体差异是否很小；③拟定的观察测量指标是否有意义，客观性如何；④对照组的计划安排是否合理，是否随机分组和使用"盲法"，两组可比性如何。

（2）实验观察方法是否精确完善，是否有漏洞：实验方法应尽可能摆脱各种其他可能因素的作用。一般来说，很多人都采用过的实验方法往往比较可靠，当然也不能忽视新方法的使用。另外，测量计数的误差、仪器设备的精密程度、药物的纯度等，也可影响到实验结果的可靠性。

（3）实验条件是否严格控制：实验条件包括饮食、气温、气压、湿度等，这些因素往往能严重影响实验结果，因此应尽可能严格控制，使其比较恒定。在对照实验时，相互比较的各组除改变实验处理因素外，其他条件应尽量近似。

（4）观察记录是否客观：注意观察的客观性是衡量实验观察结果可靠与否的重要标志。在实验研究中由于主观愿望或先入之见，而不能按事物的本来面目如实地进行观察记录，这样的结果是靠不住的。

（5）实验结果是否可重复得出：在相同的条件下，实验结果多次被别人或作者本人重复做出，即可认为是可靠的。

（6）实验结论与解释是否真实、正确：结论和解释是文章中最重要的部分，对它们必须持批判态度。结论的真实性首先取决于前提的真实性。实验结论的前提就是实验结果，因此实验结论是否真实，首先取决于实验结果是否真实可靠。当然，如果实验结果真实，但在推理过程中犯了逻辑错误，结论也不一定真实正确。理论解释能否成立，关键在于作为解释的事实或理论根据是否真实可靠。

（二）先进性

先进性主要指文献资料内容的新颖性，是指某一课题在原有基础上提出了新的观点、假说、论点或事实，与过去相比有新的发现和发展；或者是把众所周知的科学方法和技术经验应用于新的研究领域。先进性从下述几方面加以判断。

1. 文献发表时间　一般来说，科技文献的发表是紧跟时代前进步伐的，在内容相同或相近的一组文章中，新近发表的文章一般代表新的研究水平。越是近期信息，内容就越加新颖。当然，不同学科的信息老化率存在很大的差异。一般而言，中医信息的老化率较低，很多历史文献能够长期起作用。如《黄帝内经》《伤寒论》《金匮要略》等经典著作的理论，在目前仍被中医界奉为圭臬。

2. 文献作者和出版单位　一般来说，在某个专业或某一专题的研究中居于领先地位的单位与学科带头人，以及长期从事某一专题研究的研究人员持续发表的文献，都具有一定的先进性；核心期刊发表的或国家级出版单位出版的论著则代表国家水平，有时也相当于世界水平；某一国家书刊上发表另一国家的科技成就，则说明这项研究已受到国际上的重视或承认。

3. 文献具体内容　主要看是否提出或介绍新观点、新理论、新概念、新工艺和新设计；若不是第一次提出，则与同类研究进行对比，看其内容是否有新的发展，采取的手段和方法有无改进和提高，应用范围是否有扩大等。

4. 文献获奖级别　获得国际奖、国家级奖及省部级奖的成果，分别反映了其国际领先水平、国内先进水平和地区及部门先进水平。

（三）适用性

文献资料的适用性是指文献资料可资利用的程度。适用性从下述几方面加以判断。

1. 文献因人而异　文献资料的适用性因时、因地、因人而异。主要看文献资料中介绍的理论、技术、方法是否契合课题需要，是可直接使用、参考使用，还是给予启发和引导；该技术、方法是处于探索阶段、研究阶段还是应用阶段。

2. 文献借阅频率　对文献资料借出率作定量和定性分析，可从中判断某项成果的适用性。一般来说，读者借阅频率高，说明文献资料知识性强，具有普及作用，利用率高。本专业读者借阅频率高，说明文献资料不仅利用率高，实用价值也高，有望获得近期效果。本专业和相邻学科的读者都愿意看某一文献资料，借阅频率都很高，则说明该文献资料不仅利用率高，实用价值也高，不仅能获得近期效果，而且具有启发性，可产生深远影响，获得远期效果。

3. 文献专家评论　文献资料是否适用，还可根据专家的评论加以判断。例如，现存中医医案很多，它们具有什么价值？哪些更适合初学者学习。程门雪先生作了一个对比评论，他认为"王旭高医案很好；叶天士的更好，但很难学。同学们进入临床，医案是主要参考书之一。我介绍王旭高和张聿青两部，作为主要的，当然其他的也好看。柳选四家不坏，但难学与叶氏同；王孟英的比较灵活，吴鞠通的比较着实，徐洄溪的没有药看不出问题；《寓意草》广广思路是可以的，但不要迷信。"通过这种对比，读者可以根据自己的条件，选择适宜的论著进行学习。

二、文献合理引用

在撰写科技专著和论文时，引用文献资料是文献利用的一个具体体现。引用一些有权威性、概括性或代表性的文献资料是论证的一种有效方法。它不仅能增强文章的说服力，而且还可以节省大量的篇幅。

（一）引用文献资料的要求

正确地使用引文，首先应对已经获得的大量材料进行认真的分析研究和深刻理解，这是引用文献资料的必要前提。另外，还要掌握引用文献的一些基本要求，才能达到预期的效果。

1. 针对性　引用文献资料首先应明确目的，有的放矢，有针对性。针对性一是表现在切题，即引用材料应当紧紧围绕论文的主题和论点；二是表现在必要，引用的文献与论文中的方法、结果和讨论内容密切相关，缺乏这些材料，论文的主题就无法表现，论证就苍白无力。衡量一篇论文水平的高低，主要看论文是否言之有物，富有新意，做到发前人之未发，写出新的见解，新的认识，而不在于引文的多寡或有无。

2. 准确性　引用文献资料的准确性有四方面含义：一是引用文献必须是著者亲自阅读过的原始文献和第一手资料，禁止二次转引。以保证引用数据、公式、结论与原始文献的一致性，为科学引文分析提供依据。二是引用文献的内容表达必须绝对准确和完整。如果是直引，要绝对忠实于原文，不仅内容要与原文相合，就是标点符号也不能随意改动。如果是意引，则不能曲解原意，以偏概全，断章取义，必须反复揣摩原文，真正掌握其确切含义，再用恰当的词句对其进行归纳和概括。三是引用文献的事实性。统计性材料在引用前必须认真推敲与甄别，以保证引用来源的准确性，避免在写作的论文中使用虚假、片面的材料，人云亦云，草率从事。四是引用古代文献资料，必须参照较好的版本，仔细核定。避免引用内部资料、保密资料、个人通讯和未发表的文章及工具书。

3. 典型性 在撰写论文时，往往要收集很多的资料，但是最后能引用的只是其中一部分。这就需要对众多材料加以选择，即通过认真的鉴别、筛选，从中找出那些既能揭示事物本质，又具代表性和说服力的典型材料。只有真正抓住典型材料，才能使文章具有较强的感染力。某文献在同类文献中，如果论文水平高、学界认可程度高、在权威刊物最先发表，则该文献具有代表性和说服力。一般来说，一些公认的医理、专家的论述、政府的法令和统计数据，以及已经核实的事例、病例等，都可以作为典型材料加以引用。

4. 时间性 首先表现在时间的准确上，凡是牵涉到时间并需注明时间的材料都应核实无误。例如医家所处的年代、医著发表的年代、成果公布的年代等。对于生年不详或者跨朝代的古代医家，确定时间应当慎重；对于古代文献，要区分成书年代和刊刻年代，不可混为一谈。在引用古代文献时，要注意时间的先后，不可颠倒。同样的医论，最好取前不取后。对于一些时间性冠词，如"首先""最早""首次""第一"等，未经核实，千万不可滥用。其次表现在材料的新颖上，科学发展日新月异，中医药学也在不断发展，新知识、新成果不断出现。研究者必须关注国内外研究进展，全面引用国内外相关文献。引用时以近期文献为主，在近期文献中，则以期刊为主，因期刊的出版周期短，更能反映科学研究的最新进展情况。通常认为，除历史研究外，一般应选择与论文密切相关的近 3 ～ 5 年的文献，其中综述文章更应有近 1 ～ 2 年的新文献。

文献资料的引用量要根据不同的论著而有所区别，并非越多超好。对于"综述"类文章，引用文献可以多些，甚至可达上百篇。总之，作者要选择那些亲自阅读过的、最重要的、最新颖的、最关键的文献来引用，这是引用文献最基本的要求。

（二）引用文献的著录格式

引用文献的著录，主要有文内标注、顺序编码和页下加注等形式。无论用哪种形式著录，都应注意标引符号的正确使用。下面介绍几种引用文献的著录格式。

1. 文内标注 文内标注是将引文的出处直接写在引文的前面或引文的后面。

引文出处写在引文前面的，如系图书名及篇名，则应加书名号括起来，并在书名和篇名之间加间隔号。例如：《素问·阴阳血象大论》："阴阳者，天地之道也，万物之纲纪，变化之父母，生杀之本始。"

引用古代的文献资料，有时须注明作者所处的朝代，书写时应朝代在前，次写作者姓名，朝代与作者姓氏之间加间隔号，再写图书或篇目名称。例如：汉·张仲景《金匮要略·黄疸病脉证并治第十五》："谷疸之为病，寒热不食，食即头眩，心胸不安，久久发黄，为谷疸，茵陈蒿汤主之。"

若引文出处写在引文后面的，可直接在引文后面加括号标出。例如：关于淋证的病因病机，隋朝医家巢元方早有论述，他指出各种淋证共同的病机是："诸淋者，由肾虚而膀胱热故也。"（《诸病源候论·淋病诸候》）

2. 顺序编码 顺序编码的著录方法是按文中引文出现的先后，依次用阿拉伯数字编写序码，注于各引文末端的右上角，用方括号将序码括起，在文末的参考文献篇目中用相对应的序码著录每一引文的出处。科技论文的参考文献篇目列在文章的末尾，图书则一般列在书末或每篇（章）的末尾，这是引用文献最常用的一种著录格式。

参考文献是科技论文的重要组成部分，目前国内的大部分科技期刊都按国家标准《文后参考文献著录规则》（GB7714-87），采用"顺序编码制"著录参考文献。参考文献中的作者，1 ~ 3名全部列出，3名以上只列前3名，后加"，等"。常见格式如下。

【期刊】[序号] 著者 . 文题题名 [J]. 刊名，出版年，卷（期）：起止页码 .

【专著、论文集、学位论文、报告】著者 . 文献题名 [文献类型标识]. 出版地：出版者，出版年：起止页码（任选）.

文献类型标识：专著 –M、论文集 –C、学位论文 –D、报告 –R

【专利】专利所有者 . 专利题名 [P]. 专利国别：专利号，出版日期 .

【国际、国家标准】标准编号，标准名称 [S]. 出版地：出版者，出版年 .

【报纸】主要出任者 . 文献题名 [N]. 报纸名，出版日期（版次）.

【电子文献】主要责任者 . 电子文献题名 [电子文献及载体类型标识]. 文献出处或可获得地址，发表或更新日期 / 引用日期（任选）.

电子文献及载体类型标识：磁带数据库 –DB/MT、磁盘数据库 –DB/DK、光盘数据库 –DB/CD、联机网上数据库 –DB/OL、磁带图书 –M/MT、磁盘图书 –M/DK、光盘图书 –M/CD、联机网上图书 –M/OL、磁盘软件 –CP/DK、光盘软件 –CP/CD、联机网上软件 –CP/OL、磁带期刊 –J/MT、联机网上期刊 –J/OL、联机网上电子公告 –EB/OL。

例如：王明亮 . 关于中国学术期刊标准化数据库系统工程的进展 [EB/OL] .http: // www.cajcd.edu.cn/pub/wml.txt/980810–2.html，1998–08–16/1998–10–04.

万锦 . 中国大学学报论文文摘（1983–1993）. 英文版 [DB/CD] . 北京：中国大百科全书出版社，1996.

3. 页下加注 页下加注的著录方法与顺序编码法类同，但引文出处不是附于书末或每篇（章）的末尾，而是在出现引文的当页下端用小字体注明引文出处，注文与正文之间画一横线以示区别。若同一页中有数处引文，则用相对应的数码标明。此种著录方法一般在图书中使用。

三、文献传统综述

传统综述，即传统的文献综述，是作者在阅读了有关专题的大量文献资料后，采用定性分析的方法，对这一专题研究的历史背景、前人工作、争论焦点、研究现状和发展前景等内容进行分析整理、综合加工而成的一种科技论文。它既是总结某一专题领域在一定时期内进展情况的综合性情报资料，又是在一定程度上反映综述者本人水平的科技报告。传统综述作为一种定性化的文献综述，含有某专题的大量信息，可为科研、教学、医疗和管理工作者提供重要的决策参考。

传统综述从写作的内容上来看，往往都包含历史回顾、成就概述、未来展望和学术争鸣等方面，根据某一方面在综述中所占的比重不同，可分为动态性综述、成就性综述、展望性综述、争鸣性综述四类。

写传统综述一般经过以下几个阶段：即选题、收集文献、阅读评价文献、拟定提纲、按格式形成初稿、修改定稿。

（一）确定选题

医学综述的选题要从客观需要、自我优势出发，选择新的、有不同见解的、有足够的文献资料作佐证、能够充分体现医学综述价值的课题，注意选题不要太宽，要有一定的深度。应注意选题的科学性、先进性、实用性和可行性。可从以下几方面选题：医学基础理论研究的新进展、新观点；新发现的疾病或对疾病的新认识；诊断治疗疾病的新技术、新方法的临床应用情况；某一疾病的诊断、治疗现状与进展；新药物、新仪器设备的临床应用前景；各学科之间的相互渗透和新产生的边缘学科的研究概况等。

文献综述的标题要体现选题的内容，注重简明、准确、新颖。标题应该是越具体、越明确越好。标题的大小应视研究者的能力条件等因素而定，通常标题的大小反映内容的多少或深浅。例如，"中枢神经递质对神经内分泌功能的影响"，题目较大，可写一部专著；若改为"中枢神经递质对垂体激素分泌的影响"则范围稍窄一些；再改为"多巴胺对垂体催乳素分泌的影响"，内容就更具体一些；如若改为"授乳期多巴胺在垂体催乳素分泌中的作用"，内容就更明确，范围也就更小。

（二）收集文献

题目确定之后，应选定相关的主题词，确定正确的检索策略，充分利用各种检索工具和文献资料库，广泛收集相关文献。还可利用期刊每年最末一期附录的文题索引、专著或教科书及其有关参考文献等作为文献综述的信息源。一般来说，搜集和阅读的文献越多越好，要求至少有几十篇，多者数百篇，而且要以近几年发表的文献为主。

（三）阅读和评价

收集的文献常常较多，且质量差别较大，因此应根据文献综述的目的和内容，制订文献入选的标准，以选择符合要求的文献，并认真阅读和分析，采用临床流行病学／循证医学的原则和标准进行评价，以真实可靠的文献作为文献综述的基础。对符合要求的文献做好阅读的资料卡片。

（四）拟定提纲

按选题宗旨，将经过严格评价的高质量、结果真实可靠的文献，进行分析研究、归类整理，拟定出简明而又充分反映综述主题内容要点的标题式提纲，对文献资料如何排列、编号，细节如何安排，在什么部分讨论什么问题等，应明确而具体，并注明文献资料的出处。

提纲拟定后，需反复思考，针对关键环节或尚不满意之处，则需要有针对性地再次查阅相关文献，并完善和充实拟定的提纲，直至满意。

（五）按格式形成初稿

根据拟定的提纲和相应的材料，按综述的格式要求，综合成文，一次性完成初稿的写作。

传统综述的格式除题名、作者、摘要外，主要有前言、主体、总结、参考文献四部分。

1. 前言　扼要说明写作的目的和背景，明确有关概念，规定综述的范围。并简单介绍有关问题的历史和现状、存在问题和争论焦点等，指出深入研究该课题的意义，使读者对综述的内容有所了解。前言文字不要太多，一般 200～300 字为宜。

2. 主体　主体部分是整篇文献综述的核心和基础。正文主要是通过提出问题、分析问题和解决问题而展开的，可以从不同的侧面、不同的层次上来加以叙述。为使逻辑性更强，可分段落或加小标题，每个段落之间既要有论述的重点，又要保持内在的逻辑联系。可按时间顺序写，也可按问题性质写，无固定格式。

主体部分要围绕论点和论据来组织材料，每一段落开头应是论点引路，将综合提炼出来的论点放在前面，接着介绍各家论点，以及引用文献所提出的实验结果或调查统计资料作为论据。

3. 总结　用简炼的语言将主要论点和论据进行总结，并进一步得出结论。结论是对前言中提出的问题及主体部分提供的依据，按作者自己对此问题的深入理解，做出的恰如其分的评价。此外，还应交代该专题尚需解决的问题，以及对前景的预测和展望，也可提出综述者自己的见解。

4. 参考文献　在综述全文之后开列文内引用的文献，是文献综述不可缺少的部分。开列参考文献的意义有两方面：一是尊重被引证者的劳动成果，为本综述提供依据，提高综述的可信性；二是为读者提供查找原始资料的线索。因此，要把文中引用的主要的、有代表性的文献依次排列出来。参考文献序号与正文中参考文献的角码必须完全一致，以利读者顺利地查对。

（六）修改定稿

初稿完成后，除了作常规修改外，有时需要反复阅读有关文献资料，认真校对引用材料，或请有关专家审校，最后定稿。

（七）注意事项

1. 搜集文献尽量全　掌握全面、大量的文献资料是写好综述的前提，否则，随便搜集一点资料就动手撰写是不可能写出好的综述的，甚至写出的文章根本不成为综述。

2. 注意引用文献的代表性、可靠性和科学性　搜集到的文献有可能观点雷同，也可能在可靠性及科学性方面存在差异，因此在引用文献时应注意选用代表性、可靠性和科学性较好的文献。

3. 引用文献要忠实、准确　由于进行文献综述时有作者自己的分析，因此在撰写时应分清作者的观点和原文献的观点，不能篡改原文献的内容。同时应注意引用一次文献，经过加工的二次文献和三次文献往往带有加工者的学术倾向。

4. 正文篇幅和参考文献数量要适宜 虽然主题大小、内容繁简对篇幅长短有一定影响，但仍以学术价值最高、观点最新的原著为选择对象，不宜将题畴之内的全部文献堆砌篇中。篇幅以 4000 ～ 5000 字为宜，一般不超过 8000 字。文后著录参考文献一般 20 ～ 25 篇。

四、文献 Meta 分析

Meta 分析也叫荟萃分析、汇总分析、集成分析、二次分析等，是一种全新的、定量的文献综合方法，是针对某个主题，全面收集与这个主题相关的研究文献，采用临床流行病学严格评价文献的原则和方法，筛选出符合质量标准的文献，再用定量合成的方法对筛出的文献资料进行统计学处理，得出综合性结论的全过程。因此，Meta 分析是从文献计量学的角度，对一次文献资料的二次分析与综合，是一种定量化的文献综述。

Meta 分析的目的就是把相同研究问题的多个研究视为一个多中心研究的结果，运用多中心研究的统计学方法进行综合分析，把多个研究结果更为客观地综合反映出来。对多个同类研究结果进行合并汇总，一是增加了样本含量，提高统计检验效能；二是当多个研究结果不一致或都没有统计学意义时，利用 Meta 分析进行合并整合，可得到更加接近真实情况的综合分析结果，甚至引出新见解，有利于解决专家意见分歧。由于 Meta 分析是用统计学的方法对既往研究资料结果进行定量合并，因而比传统综述的结论更为客观。

Meta 分析本质上也是一种观察性研究，一份完整的 Meta 分析报告应包括提出问题、收集和分析数据、报告结果等基本研究过程。

（一）提出问题，制订研究计划

Meta 分析研究的问题一般来自生物医学领域中不确定或有争议的问题。提出研究问题应包含四个要素，即研究对象、研究设计、处理因素、研究效应。确定 Meta 分析课题后，应制订详细的研究计划书，包括研究目的、研究意义等背景材料，文献检索的途径和方法，文献纳入和剔除的标准，数据收集的方法及统计分析步骤，结果的解释等。

（二）检索相关文献

收集资料的原则是多途径、多渠道、最大限度地收集与研究问题相关的文献。

在制订 Meta 分析的研究计划书时，就应确定检索策略。实际操作中一般先进行预检索，大致确定检索范围，根据预检索的结果修改检索策略。检索时可进行必要的限定，如研究对象、语种、出版年限、出版类型等。计算机检索与手工检索相结合，重视所得文献的参考文献。通过其他渠道收集相关的会议专题论文、未发表的学术论文及专著内的章节等灰色文献。这样可以保证较高的查全率，以增加 Meta 分析结论的可靠性和真实性。

（三）筛选纳入文献

根据研究计划书中提出的文献纳入和剔除标准，在检出的相关文献中选择符合要求的文献。制订文献纳入和剔除标准，一般可从以下几个方面考虑。

1. 研究对象　明确规定纳入 Meta 分析研究对象的疾病类型、年龄、性别、病情严重程度等。

2. 研究设计类型　明确哪些设计类型的研究可以纳入。研究是否有对照、盲法。

3. 暴露或干预措施　观察性研究中应明确暴露因素，临床试验中则应规定干预措施的剂量和强度、病例的依从性等。同时考虑不同研究中暴露或处理的一致性。

4. 研究结局　纳入研究的结局变量必须有较好的一致性。一般应选择可量化、有可比性的疗效指标，或观察性研究中的相对危险度、优势比、危险度差值、均数之差等。

5. 研究开展的时间或文献发表的年份和语种　不同时代的研究可能因为当时的技术水平而存在差异，因此应明确研究的年份和发表年份。

6. 样本大小及随访年限　一些小样本的研究可能不符合大样本的近似条件，因此应规定样本量的大小。随访年限会直接影响随访研究的结局变量，应规定随访年限。也可以通过敏感性分析，分别探讨不同样本量或不同随访年限时 Meta 分析的结果是否一致。

需要注意的是，纳入和剔除标准制订得过严或过宽都存在一定的弊端。制订的标准很严，能保证进入 Meta 分析的各个研究具有很好的同质性，但符合要求的文献必然变少，达不到 Meta 分析增加样本含量、提高统计效能的初衷。如果标准太宽，则会大大降低 Meta 分析结果的可靠性和有效性。

（四）纳入研究质量评价

研究质量主要指一个研究在设计、实施和分析过程中防止和减少系统误差（偏倚）和随机误差的程度。一般从以下几个方面对纳入研究的质量进行评价。

1. 有无选择偏倚　即患者是否真正随机。

2. 有无实施偏倚　除要研究的干预或暴露外，其他处理或暴露在两组是否一致。

3. 有无失访偏倚　试验组和对照组是否存在因病例失访所致的系统差异。

4. 有无测量偏倚　衡量结果时是否存在系统误差，是否采用盲法判断疗效，以及是否有选择性地报告结果。

纳入研究的质量高低可以用权重表示，也可以用量表或评分系统来评价。如目前在 Cochrane 系统中评价 RCT 质量标准的 Jadad 评分量表（Jadad scale），见表 2-2（Jadad 1996）。

表 2-2　Jadad 量表的质量标准

1. 随机分组序列的产生方法
2 分：通过计算机产生的随机序列或随机数表产生的序列
1 分：试验提到随机分配，但产生随机序列的方法未予交代
0 分：半随机或准随机试验，指采用交替分配病例的方法，如按入院顺序、出生日期单双数
2. 双盲法
2 分：描述了实施双盲的具体方法并且被认为是恰当的，如采用完全一致的安慰剂等
1 分：试验仅提及采用双盲法
0 分：试验提及采用双盲，但方法不恰当，如比较片剂与注射剂而未提及使用"双伪"的方法
3. 退出与失访
1 分：对退出与失访的病例数和退出理由进行了详细的描述
0 分：没有提到退出与失访

记分为 1～5 分（1 或 2 分：低质量；3～5 分：高质量）

（五）纳入文献数据信息提取

从符合纳入要求的文献中摘录用于 Meta 分析的数据信息，可以设计专用表格记录，一般包括基本信息、研究特征、结果测量等内容。同时，确定和选择需要分析和评价的效应变量。一些入选文献缺乏原始数据时，与原作者联系，如果得不到原始数据，应删除。

为保证数据收集的质量，最好由两人以上独立进行文献选择和资料提取工作，而且应采用盲法，即隐去那些对资料提取者可能产生影响的因素，如期刊名、作者、作者单位、基金资助情况等，以减少选择偏倚。提取资料信息后，对不一致的文献应复核并请专家评议。

（六）资料的统计学处理

统计学处理是 Meta 分析最重要的步骤之一，正是这种定量合并的方式使 Meta 分析有别于传统意义上的文献综述。这个过程主要包括以下内容。

1. 明确资料类型，选择适当的效应指标　①离散型二分类变量：一般用优势比（OR）和相对危险度（RR）作为效应合并指标；②连续型变量：一般采用均数之差或标准化均数之差作为效应合并指标。

2. 检验纳入合并的各研究间的异质性　一般采用 q 检验。

3. 根据异质性检验结果选择模型　q 检验不拒绝 H_0 时，则采用固定效应模型，反之则采用随机效应模型。固定效应模型只考虑研究内变异，随机效应模型则同时考虑了研究内变异和研究间变异。必须注意的是，q 检验的功效较低，不拒绝 H_0 只能说明研究间的变异较小。如果 q 检验的统计量在界值附近，应同时采用两种模型，并比较两种模型的参数估计是否有差异，使 Meta 分析的结论更可靠。

4. 效应合并值的假设检验和统计推断　得到效应合并值的点估计和区间估计值。不同类型资料所采用的统计方法不同，具体可参考这方面的专著或教材。数据计算可借

助 Excel 或专用的统计软件如 SAS、SPSS 等完成，也可用 Meta 分析的专用免费软件 Review Manager（简称 RevMan），可从 http://tech.cochrane.org/revman/download 处下载。

（七）结果的敏感性分析

为保证结论的稳健性，可以对 Meta 分析结果进行敏感性分析。

1. 采用不同模型，计算效应合并值点估计和区间估计，考察结论有无变化。

2. 从纳入的文献中剔除质量差的文献后重新进行 Meta 分析，考察结论有无变化。

3. 根据样本量的大小对纳入文献作分层 Meta 分析，考察结论有无变化。

4. 改变纳入和剔除标准后重新进行 Meta 分析，考察结论有无变化。

（八）结果的分析和讨论

与其他医学研究论文一样，在得到 Meta 分析结果后，应对结果进行分析和讨论。

1. 分析异质性及其影响　当纳入 Meta 分析的研究间有异质性，讨论异质性的来源及其对效应合并值的影响。

异质性的来源主要有二：①研究纳入和剔除标准不一致；②各个研究的基线水平、干预措施、结局变量不同等。具体来说，导致异质性的原因，就是研究设计方案、测量方法、用药剂量、用药方法、患者年龄和性别、疗程长短、病情轻重、对照选择等因素，在纳入的各研究中不均衡，存在统计学的差异。对此，可用分层的方法，设立亚组分析来了解不同条件下的 Meta 分析结果。如流行病学研究中，病例对照研究和队列研究是两种不同的研究设计方案，它们的研究结果就不能直接合并，应通过亚组分析分别揭示效应的合并值。

当然，如果研究间异质性很大，应考虑这些研究结果的可合并性，或放弃 Meta 分析，只对结果进行一般性的统计描述。

2. 讨论各种偏倚的识别和控制　Meta 分析本质上是一种观察性研究，在 Meta 分析的各个步骤中，均有可能产生偏倚。偏倚的存在对 Meta 分析的结果产生较大影响。Meta 分析的常见偏倚包括抽样偏倚、选择偏倚和研究内偏倚等三类。

抽样偏倚，指查找相关文献时产生的偏倚。主要包括：①研究结果没有统计学意义或无效而不发表论文所致的发表偏倚；②检索用词不当或检索策略失误导致漏检或误检文献的查找偏倚；③一项研究结果以系列研究形式发表可导致多重发表偏倚；④检索文献时限定为英语文献引起的英语语种偏倚等。系统、全面、无偏地检索出所有与课题相关的文献是减少抽样偏倚的最重要方法。

选择偏倚，指根据文献纳入和剔除标准选择符合 Meta 分析的文献时产生的偏倚。主要包括纳入标准偏倚和选择者偏倚等。

研究内偏倚，指在资料提取时产生的偏倚。主要包括从纳入的研究中提取的数据信息不准确所致的提取者偏倚，及对研究质量的评价不恰当产生的研究质量评分偏倚等。

3. 讨论 Meta 分析结果的实际意义　Meta 分析本质上是一种观察性研究，所以对其结果的解释必须十分小心。报告 Meta 分析结果时，应结合研究背景和实际意义进行讨论，必要时也可以比较大样本的单独研究和 Meta 分析结果的一致性。

Meta 分析的结果是一个总的"平均"效应，虽然能够用于大部分患者，但患者之间个体差异是客观存在的，临床医生更关心这个效应对某个患者如何。因此，Meta 分析的结果必须结合临床问题的各种特殊性，才能更好地服务于临床。

五、文献实践应用

（一）临床循证，提高疗效

在长期的医疗实践中，医生往往根据经验、直觉、书本知识或个案研究结果来指导自己的临床工作，"吃老本""想当然""人云亦云"的情况相当普遍。前哈佛大学医学院院长 Sydney Burwell 曾对医学生说过："在 10 年内，你们现在所学习的知识有一半会被证明是错误的，更糟糕的是，没有老师能告诉你们哪一半是错的。"进入 21 世纪以来，医学的发展突飞猛进，生命科学成为当今世界科技发展的最大热点之一。每年有 200 多万篇生物医学文献发表在 2 万多种生物医学期刊上，年增长 6.7%，但针对某一专题的医学文献真正有用的不足 15%。面对信息的海洋，良莠不齐的文献知识，这让初涉临床、经验不足的年轻医生十分困惑，遇到实际的临床问题时不知所从。

近十多年来，随着循证医学（EBM）的发展，这个问题得到了很好的解决，循证医学已被越来越多的医生所接受，成为代表当前医学实践的主流方法学。

循证医学是遵循科学证据的医学。它提倡将最好的临床研究证据、医师个人的临床实践经验、患者的价值和愿望三者结合起来，将最正确的诊断、最安全有效的治疗和最精确的预后估计服务于每位具体的患者。三者中，高质量的客观证据是实践循证医学的核心。循证医学认为：任何医疗决策的确定，都要基于临床科研所取得的最佳证据，即临床医生确定治疗方案和专家确定治疗指南，都应依据现有的最佳证据来进行。

循证医学所要求的最佳证据来源于大样本的随机对照临床试验、系统评价、Meta 分析的结果。当前临床研究的论文，从内容上看主要有四类：一是从细胞、分子生物学及基因工程的角度，研究疾病的发病机制、诊断、治疗及预防；二是以实验动物的方法，通过动物模型来研究人类的疾病；三是各种零散的（不是大样本的）临床观察报告；四是用循证医学方法研究产生的分析报告，这是临床获取最佳证据的主体。

现代医学的发展，学科越分越细，学科交叉越来越频繁，疾病的种类越来越多，同一疾病的演变越来越复杂，临床医生面临的突发性问题也越来越多。临床循证，找出最佳客观证据是解决这些问题的重要方法。临床循证，一是要求临床医生必须具备终身学习的理念，带着问题与医学赛跑，毫不懈怠；二是要具备信息获取的能力，从浩瀚的文献信息中，能查全查准相关的所有文献；三是具备证据评价的能力，从查出的文献中，能洞察出最佳的临床证据，并应用于患者。

在大数据时代，循证医学为封闭的医师团体提供了一个共同的视野，及时实现知识财富的共享。只有把循证医学的思想贯穿到医疗实践中，才能敬畏生命，慎言谨行，才能提高临床疗效，最大程度地解决包含医疗纠纷在内的各种临床问题。

（二）挖掘文献，服务科研

文献来源于科学研究的成果，而科学研究又必须查阅、利用文献，以丰富的文献资料为基础。通过纵的资料，可以了解源流发展；通过横的资料，可以了解当前学科概况。在科学研究中，有一半的时间与查阅文献有关。

在选题阶段，查阅文献：一是找出知识的空白点、问题的症结所在和争论的焦点，并结合自己的专长选定研究题目；二是根据选定的题目，再查阅相关文献，从别人发表的文献中吸取有益启示，理清思路，拟定科研设计与实验方案，以便少走弯路。爱因斯坦说过："提出一个问题往往比解决一个问题更为重要，因为解决一个问题也许只是一个数学上或实验上的技巧问题，而提出新的问题、新的可能性，从新的角度看旧问题，却需要创造性的想象力，而且标志着科学的真正进步。"选题是科研的第一步，也是最关键的一步。从青蒿中提取青蒿素，就是充分利用文献资料进行选题的成功例子。

青蒿治疗疟疾源于晋·葛洪《肘后备急方》卷三（治寒热诸疟方第十六）："青蒿一握，以水二升渍，绞取汁，尽服之。"1000多年来，人们用青蒿治疟疾多用煎剂，临床效果不够理想。1971年，中国中医研究院的科研人员查阅上述记载得到启发，思索为何古人要绞汁生用而不用煎剂？是否用水煎的方法有效成分不能全部提取？是否高温加热后有效成分被破坏？经过反复思考与实验研究，终于证实了青蒿的主要有效成分是青蒿素，它的水溶性很差，而且在60℃以上就分解失效，于是用有机溶剂低温提取获得成功。青蒿素的发明获得了国家发明二等奖，开创了用中医药治疗恶性疟疾、脑型疟疾的新路，达到国际先进水平。

在实验阶段，通过查阅文献来解决实验过程中出现的新问题。凡是创新性的科研工作都带有某种程度的探索性，在按预先设计方案做实验时，可能会出现一些意想不到的现象和问题。针对这些问题，科研人员在用自己的知识、经验和技能不能解决时，当然得查阅他人的文献资料，寻找解决问题的办法。这些新问题的解决，也是科研内容的一部分。

在总结阶段，查阅文献：一是用当前最新的理论、方法、数据充实自己的内容，佐证自己的结论，提高自己的论文质量；二是要阐明继承与创新的关系，在获得的科研成果中，通过查阅文献，明确哪些是继承，哪些是创新，客观地评价自己的研究成果。科学研究的全过程是一个不断查阅文献、利用文献的过程。文献为科研的各个阶段提供依据，科研离不开文献。

（三）学博思专，推陈出新

阅读利用文献一定要勤于思索，多问几个为什么。"愚者千虑，必有一得。"研究古代名医成才之路，其中一条成功的经验就是勤于思索。张仲景自幼好学深思，他的同乡何颙曾对他说："君用思精而韵不高，后将为良医。"果然，张仲景成了名垂千古的良医。妇科专家傅青主善于独立思考，对先人的论著强调"不可不知其说""不可尽依其说"。师古而不泥古、精思善问是很多古代著名医家共同的治学态度。

在实际工作中，阅读文献一方面是为了解决现有问题、收集科学资料，另一方面则是通过阅读发现问题，进行新的探索。正如孔子所说："学而不思则罔，思而不学则殆。"研读中医文献，特别是古医籍文献，更应穷本溯源，互相参证，博采精思，把书中的精华与自己的想法、正在思索的问题联系起来，进行比较、分析与融合，进而提出科学假设或发现解决问题的方法。青蒿素的发明过程就是一个典型的例子。如果不细心钻研前人的著作，不从前人对青蒿的煎药方式进行反思，人云亦云，能发明青蒿素是不可想象的。

勇于不断创新，是历代名医"成名"之本。历史上名扬四海的每一个医家都有自己创造性的成果，并为后人开辟了新的领域。他们的成果，代表着那个时代的医学水平，他们开创的领域，丰富着医学未来发展的方向。金元四大家刘完素、李杲、张从正、朱震亨，他们积极探索，勇于求异，各树一帜，各倡一派，因地因时创立各家之说，实为创新之典范。

阅读浩如烟海的中医药文献，要处理好博学与精专的关系。金代名医张从正说过："学不博而欲为医，难矣。"我国许多著名的医家都有广博的知识。李时珍著《本草纲目》，是经过 27 年的艰苦劳动，深入民间访问名医，上山采药，参阅古籍 800 余种，书中收录诸家《本草》所载药物 1518 种，并纠正其中某些错误，新增药物 374 种，共载药物 1892 种，"附方"搜集古代医家和民间流传的方剂达 11 000 余首，内容极为丰富，系统总结了我国 16 世纪以前有关药物学的经验，对后世药物学的发展做出了重大贡献。达尔文称赞它是"中国古代的百科全书"，这与李时珍的学识渊博是分不开的。但一个人的精力、时间有限，在科学技术飞速发展的今天，医学分科越来越细，医务工作者必须根据自己的实际情况树立一个专业目标，然后有目的、有计划地对某一专题进行阅读与研究。诚如清代名医林珮琴《类证治裁》所云："学不博无以通其变，思不精无以烛其微；唯博也，故腕妙于应，而生面别开；唯精也，故悟彻于玄，而重关直辟。"在当前多学科融合的背景下，一个优秀的科技工作者必须精专为主，博学为辅。精读细品重要的专著，粗读博览专业外文献。学博思专，推陈出新，才能把中医学推向前进。

第三章　科研课题的设计 ▷▷▷

　　科研设计（research design）是科学研究的具体内容与方法的设想和计划安排，是科研总体规划中某一具体分课题的技术方案和实施方案。科研规划（research project）又称科研计划（research plan），是对某一科学领域内拟解决的长远重大战略问题，或针对某一研究主题所制订的规模较大和周期较长的攻关计划，是有关科研课题近期、远期的总设想、总部署。实验设计（experiment design）是在科研设计的框架下，根据专业与统计学知识，针对每个实验而制订的较合理的安排和具体的实验计划方案。科研设计、科研规划和实验设计就广义而言，具有共同之处，都需要充分的调查研究、实验研究，并进行认真的分析论证，在全面部署的基础上选准突破口，集中力量，攻破技术难关；在狭义上又有所不同，各有不同的含义、内容及所要达到的目标。本章主要介绍科研课题的总体设计和实验设计。

第一节　科研课题设计的目的与意义

　　科研目标确定之后，就必须进行科研课题设计。科研课题设计对具体科研项目实施的全过程起着主导作用，是保证如期取得科研成果的必备纲领，是实验数据统计处理的前提，也是开题报告的依据。一个良好的科研课题设计既是科研工作的依据，又是取得良好科研成果的前提，所以科研课题设计是科研成功与否的重要环节。任何一项科研课题，无论是大还是小，要想得出的结论经得起时间和实践的考验和检验，就需要事先进行科研课题设计。否则，科研结论公布时间不长，可能就会被他人的研究结果所否定。

　　科研课题设计的完整性、合理性，对科研工作的具体实施可起到"事半功倍"的效果。任何一项科研课题都必须努力、认真、细致地做好科研工作的设计，因为它直接关系到科研课题的科学性、先进性和可行性。在科研实践中，因课题设计上的失误而导致整个科研工作归于徒劳，白白浪费人力、物力、财力和宝贵时间的情况常有发生。科研课题设计一旦完成，科研实施过程中应严格遵守，如无充分理由，不应随意更改。

　　科学性是科研课题设计的重要原则，科研课题设计既要符合自然科学性原则，又要遵循医学科学的基本准则和规律。因此应在理论学习、技能掌握、文献调研、研究积累的基础上提出假说，设计新的实验或试验。在科研实践过程中，可能不断发现一些新的现象和事实，要做出合理的推理，并不断修正和调整科研计划和内容，使之更加切合实际，以获得更加理想的结果。

　　创新性是科学研究的灵魂。应尽量采用新观点、先进的方法和技术；要特别注重提出自己的见解，并给予充分的科学性论证；还要与导师和同事反复推敲修改课题设计方案，这样才能使得该课题设计具有科学性、先进性和可行性；取得新的发现、建立新的观点和获得创新性成果。

实用性科研课题设计必须从社会发展的需求出发，面向临床，要贯彻"统贯全局，突出重点，有所为，有所不为"的原则。例如，目前在我国发病率和病死率居前位的疾病，如心脑血管疾病、恶性肿瘤、肝炎、老年病，以及呼吸系统疾病、意外伤害与中毒等，是严重危害人民健康的重大疾病，开展防治这些疾病的研究具有迫切的需求，因此近20年内，将一直作为重点方向进行研究。

可行性包括申请者是否具备开展本项研究的工作经验和研究能力，是否具备相关的前期工作基础，申请单位是否具备相关的基本工作条件，课题组成员年龄层次、知识结构是否恰当，所需资金预算是否合理等。

第二节　医学科研设计的分类及其特点

医学科研设计的类型取决于医学专业的各自特点、研究目的、研究对象等条件。

1. 医学研究的分类及其设计类型　现代医学研究的分类可以沿自然科学的分类，分为基础医学、临床医学、预防医学和卫生事业管理学研究。其设计类型主要包括以下内容。

（1）调查研究：研究者为了解人群的健康状况（疾病的分布、患病率、发病率、病死率和死亡率的水平和消长），研究环境因素的致病或保护作用，必须结合专业进行周密的调查设计。调查设计是调查研究工作的先导和依据，也是调查结果准确可靠的保证。调查设计的特点即研究因素是客观存在的，如职业、地域、民族等；不能用随机分组来平衡混杂因素对调查结果的影响，故重点是调查表、分析表与抽样方法设计。

（2）临床试验：临床医学研究的内容很广泛，包括了病因学、诊断学、疗效和预后诸领域的研究。限于篇幅，现仅就其中疗效观察予以阐述。疗效研究内容既有药物、手术、理化因素的效应，也有营养、护理等辅助措施与预防措施的作用，也可以是对完整的一组治疗方案或一种特定形式的治疗措施的研究。疗效研究的指标，根据不同的目的可以是：生存或死亡，痊愈或未愈，有效或无效，症状或体征的存在或消失，生理、生化指标的变化及副作用等等。如何评价临床疗效的优劣，应注意试验设计的类型，被试因素（药物、手术、理化因素等）的科学性，受试对象的代表性及其诊断的正确性，疗效指标的统一性和可靠性。

（3）实验研究：将若干随机抽取的实验对象随机分配到两个或多个处理组，观察比较不同处理因素的效应，这种研究称为实验研究。实验研究的特点是：研究者能人为设置处理因素；研究对象接受处理因素的种类或水平是由随机分配决定的。因此，实验研究能够更有效地控制误差，使多种实验因素包括在较少次数的实验之中。广义的实验研究包括动物实验、临床试验和社区干预试验。

2. 医学科研设计的内容（专业设计和统计学设计）　科研设计主要是为了保证科研

（实验、观察）结果符合以下四个性质：①有用性（适用性、目的性，也包括可行性）；②独创性（先进性）；③在减少或排除系统误差前提下的可重复性；④经济性（样本的代表性）。

科研设计可分为专业设计和统计学设计两个方面。

（1）专业设计：是运用专业理论和知识技术来进行设计，主要功能是为了解决实验观察结果的有用性和独创性。从专业理论角度来选定具体的科研课题，提出假说，围绕检验假设制订技术路线和实验方案。专业设计的正确与否是科研成败的决定因素。

（2）统计学设计：是运用数理统计学理论和方法来进行设计。减少抽样误差和排除系统误差，保证样本的代表性和样本间的可比性，确保实验观察内容的合理安排，以便对实验结果进行高效率的统计分析，以最少的实验观察次数（例数）得出相对最优的结果和可靠的结论。因此，统计学设计是科研结果可靠性和经济性的保证。总之，专业设计和统计学设计都是科研设计的两个重要组成部分，二者相辅相成，缺一不可。

第三节　医学科研设计的基本要素

任何一项实验研究都包括研究（受试）对象、影响因素和实验效应三部分，故称为实验设计三要素。医学实验的受试对象主要是人、动物和样品。进行实验研究，要在受试对象上施加某些因素（如不同药物、药物不同浓度、不同手术或不同治疗方案等），通过对某些指标的观察，最后得到实验结果。人们把影响因素、观测指标和实验结果一起进行考察，从中找出其内在的规律，从而阐明某些实验因素作用于受试对象后产生了什么样的实验效应。如何正确设计"三要素"是科研设计的关键问题。

一、研究对象

根据实验目的确定实验因素之后，接着就是选择什么样的研究对象。研究对象是实验因素作用的客体，是接受实验因素的基本单位。受试对象选择得当，能够为实验成功创造有利条件。根据研究的目的不同，研究对象可以采用整体作为研究对象，在体内进行实验；也可采用器官、组织、细胞、亚细胞或分子作为研究对象，在体外进行实验；亦可采用先体内、后体外的方式进行实验，这类实验属于半体内实验。整体与离体实验是医学研究的两大重要途径，整体实验比较接近临床情况，适合于综合性研究，所得结果较为全面。但整体实验受体内神经体液调节和各种复杂因素的干扰，较难深入了解事物的本质和各种变化的细节与内在规律。离体实验适合于分析性研究，并可排除体内各种复杂因素的干扰，进行直接观测，获得准确、精细的结果。根据假说的需要，对于一个科研计划而言，可能有的需要在各个层次对于处理危险因素引起的效应进行实验：有的对一个较小的科研课题，则可能仅在1~2个层次进行研究。因此，研究对象的选择应以实验研究的目的为依据，并结合专业知识来确定。医学研究一般需要先进行动物实验，在确定无严重毒副作用且具有较好疗效和安全性的条件下，再进行临床试验。

1. 选择研究对象　应有明确的纳入标准和排除标准。无论研究对象是动物还是人，首先应满足以下三个条件：①对实验因素敏感。②反应必须稳定。例如研究某药物对高血压的治疗效果，常选用Ⅰ、Ⅱ期高血压患者作为研究对象，因为Ⅲ期高血压患者对药物不够敏感。③为使研究结果具有普遍性和推广价值，须保证受试对象的同质性和代表性。在进行临床试验时，选择的病例应体现这种疾病的特点。如果研究的某种疾病好发于老人，而选择的研究对象却是青年人，试验结果就难以说明问题。此外，不同的试验，还有一些特殊的纳入和排除标准。无论是临床研究还是实验研究，选择敏感、特异、稳定的研究对象进行实验是十分重要的，它直接影响着实验结果。例如：制作动脉粥样硬化动物模型用家兔为宜；若研究过敏反应，则采用豚鼠为好。众所周知，摩尔根（TH Morgan）选用果蝇研究遗传基因，主要就是考虑到果蝇繁殖周期短，室温下12天就能繁殖一代，一次产卵可达1000多个，果蝇只有4对染色体，染色体粗大，易于观察。果蝇的这些特点正适合做基因研究。摩尔根的成功与他选择了果蝇这一适宜的实验对象是分不开的。

（1）以动物作为研究对象：研究对象为动物，也可以是动物的器官、细胞或血清等生物材料。根据课题研究的目的、内容、水平，选择相匹配的实验动物。需遵循以下原则：①选用解剖、生理特点符合实验目的要求的实验动物。②研究对象尽量选择功能、代谢、结构及疾病性质与人类相似的动物。③根据实验动物不同品种、品系的特点进行选择。④必要的预实验有助于选择与课题相适应的实验动物。⑤实验动物的选择和应用要注意有关国际规范和动物福利。⑥按3R原则要求选择实验动物；3R是指Reduction（减少）、Replacement（替代）和Refinement（优化）。"减少"是指减少实验用的动物和实验的次数；"替代"是指尽可能采用可以替代实验动物的替代物，如用细胞、血清等离体标本；"优化"是指对待实验动物和动物实验工作应做到尽善尽美。⑦尽量选用容易获得、价格便宜和饲养经济的动物。⑧一般均选用成年动物来进行实验，但不同实验对年龄要求不尽相同，需根据课题的内容而定。实验动物年龄与体重一般呈正相关。一般来说，选择的实验动物年龄、体重应尽可能一致，相差不得超过10%。⑨如无特殊需要，一般宜选用雌雄各半。⑩实验动物应证明确实健康，如无特殊要求，处于怀孕、授乳期的雌性动物一般不宜采用。

（2）以离体器官、活体组织、分泌物、体液等作为研究对象：应考虑取材条件、部位、新鲜程度和保存、培养情况等。

（3）以细胞作为研究对象：来源于人或动物的细胞是深入研究生理或病理特点的材料。细胞有原代细胞和传代细胞两大类。原代细胞的反应与人或动物反应特征相似，但来自不同个体的细胞有较大差异，随着培养时间变化，其反应也不够稳定；传代细胞的反应较稳定，但其反应与人或整体动物的反应有一定区别。不同细胞株的特点各有不同，要根据研究目的加以选择。以细胞作为研究对象（细胞模型）是医学科研的一大发展趋势，因为它不涉及人和动物的伦理学问题。

（4）以人作为研究对象：临床试验与现场试验的受试对象通常为患者或正常人群。应考虑种族、性别、年龄（通常±2.5岁为同年龄组）、体重、职业、工种、工龄（±1年）、生理、精神状态、居住条件、生活习惯、嗜好、经济因素、社会因素等。如内蒙古自治区呼伦贝尔盟牧业旗消化道肿瘤多发，与其生活习惯、嗜好等因素有关；而原发性高血压的病因则与精神、社会因素等有关。以患者为研究对象应考虑病种、病程、病情、中医证型、治疗条件与护理条件等，也要考虑一般情况。需遵循以下原则：①受试者同意参加试验，签署知情同意书，并符合伦理道德原则。②诊断明确。受试者应该有统一的诊断标准，最好是国际公认的标准，或被国内同行一致认可的标准。若没有统一的标准，可以自己设定，但必须尽可能地采用客观的标准，在操作时便于明确诊断。③依从性好。患者由于心理、社会、经济等多方面原因而可能出现忘记服药、中途退出试验或出现换组。其次，由于病情急剧恶化或存在难以忍受的副作用，必须中途退出试验。这些不依从性表现必然干扰试验计划的实施。因此，必须充分关心体贴患者，做好思想工作，使患者建立充分信任与依赖医务人员的心理状态，从而提高依从性。同时应当控制试验时间，试验时间过长往往依从性降低。④选择的对象应该有可能从试验研究获益。⑤已知试验对其有害的人群，不应作为试验对象。例如有消化道出血史者不应作为抗炎药物的试验对象。⑥有些研究对象患有可能影响试验结果的疾病，或者虽然这些疾病本身并不影响试验结果，但治疗这些疾病所用的药物或措施可能影响试验结果，对于这些病例必须排除。

2. 研究对象的纯化　即应考虑对象构成的均匀性，减少个体差异，提高样本的同质性。例如，贫血种类繁多，有缺铁性贫血、巨幼细胞性贫血、溶血性贫血、恶性贫血等，观察某药或疗法的疗效时，则应当选择同种类贫血患者才符合要求。

对象纯化标准和原则：①使用近期国际或国内统一的病或证型诊断标准。若无全国统一诊断标准，可按照全国有关专业学术会议的规定或教科书的标准，或在实际研究中，有时还需要自定某些标准，但应多人或多家医院一起集体讨论、制订标准，以避免偏见。②疾病确诊明确。③病史明确，尤其是传染性疾病。④客观指标明确，如研究某药对冠心病的疗效，应选择有缺血性心电图改变的冠心病患者，而不应选择只有心前区不适症状的冠心病患者。⑤病情不宜过重或过轻。病情过重，残废率较高，不易反应处理因素的疗效；若病情过轻，稍加处理即可痊愈，难以区分不同处理因素的优劣。⑥既往史也很重要，如第二次与第三次心肌梗死患者的病死率明显高于初次发作者，脑梗死患者的情况也与此类似。

3. 影响因素的控制

（1）针对研究目的：选择年龄适合的人群。不同性别与年龄的人，在激素、代谢与器官功能方面均有一定的差异，这些因素对许多疾病的疗效都有一定的影响。一般先选择中青年作为研究对象，只有肯定疗效后才能扩展到儿童及老年人。如各年龄组的急性肝炎治愈率不同，儿童较高，老年人较低。

（2）生活习惯与嗜好对实验结果的影响：应控制研究对象的不良嗜好。如吸烟可使PGI_2合成减少，可明显影响动脉粥样硬化与慢性阻塞性肺疾病的治疗效果；居住条件和家庭经济负担等因素也可能影响疗效。

（3）应严格控制用药的种类、剂量、次数与服药时间。

（4）最好以住院患者为研究对象，只有无法对住院患者进行观察时，才可选用门诊患者作为研究对象。

（5）研究对象应与处理因素强度相结合：生物体对处理因素的反应程度取决于机体的敏感性与耐受性。要考虑到两者的内在联系，才能取得良好的疗效，选择时要有的放矢。

4. 受试对象的数量　受试对象的数量通常指实验研究总共需要多少样本含量，也称样本大小。在统计学上称为"样本大小估计问题"。值得注意的是，若实验涉及的因素很多，根据因素的水平组合会形成很多小组，每个小组中受试对象的数量不能太小。样本大小估计是一个比较复杂的问题。它涉及实验设计的类型、比较的类型（如差异性检验、非劣效检验、等效性检验或有效性检验）、观测指标的性质（定量与定性）、有关的先验知识（如均值和标准差大约为多少）和对结果精确度（允许估计或分析的结果中犯第一类和第二类错误的概率大小）的要求。比较好的做法是根据具体情况，利用相应的计算公式估算出样本含量。

5. 在确定受试对象方面常犯的错误　实际工作者在以动物为受试对象的实验研究中，常盲目选取某种动物作为受试对象，其结果易于导致实验失败。以人为受试对象的试验研究，常忽视伦理道德问题，选择不恰当的对照形式或在知情同意书上使用受试对象不易理解的表述方法或语言。

例如，为了解脑缺血再灌流后脑温的变化，为脑缺血动物的实验研究及亚低温脑保护作用机制提供理论依据。取 36 只健康、雄性 SD 大鼠，体重（240±10g）/ 只，将 SD 大鼠分为四动脉阻断、双颈总动脉阻断、单侧颈总动脉阻断，以及四动脉阻断 10 分钟、20 分钟、30 分钟后再灌流组。用点式测温仪同时测量不同部位脑组织的温度。

错误辨析与释疑：本实验的受试对象为 36 只健康、雄性 SD 大鼠。在选取实验动物时，如无特殊需要，应雌雄各半。若只选取雄性动物，受试对象没有代表性，实验结果也是不可信的；另外，也未提及动物的年龄、窝别等重要非实验因素的控制情况。

二、影响因素

影响因素（treatment factor）是所有对实验结果有影响的因素统称，包括实验因素和非实验因素。实验因素是指研究者希望通过实验考察其对实验结果是否有影响的、性质相同的不同实验条件的总称，包括物理的（如针刺、射线、理疗等）、化学的（如药物、毒物等）、生物的（如细菌、病毒等），以及社会的因素等。那些与实验因素同时存在，能使受试对象产生效应的其他因素则称为非实验因素，一般是受试对象自身具有的、可影响其发展过程的某些因素（如性别、年龄等）。因考察的效应指标不同，有些重要的非实验因素对实验结果的影响是不容忽视的，必须在实验设计阶段或在统计分析阶段加以控制，而有些非实验因素是可以忽略不计的。值得注意的是，实验因素取决于研究者的研究目的。例如，探讨高血压性脑出血微创术对清除血肿后脑水肿患者血浆细胞间黏附分子 –1 的影响。实验因素为是否采用高血压性脑出血微创术。治疗前的血浆细胞间黏附分子 –1 含量就是一个定量的重要非实验因素。研究者在实验设计中应注意以下几点：

1. 确定实验因素和非实验因素　科研必须明确实验因素与非实验因素，除实验因素起作用外，还有其他因素也会影响实验效应，成为非实验因素。选择什么作为实验因素，取决于实验目的。实验研究目的不同，对实验的要求也不同。实验因素可以是研究对象本身相关的某些特征，如性别、年龄、职业、遗传、心理等内因；也可是生物、化学、物理或心理（作为外因）等外因。若在整个实验过程中影响观察结果的因素很多，就必须结合专业知识，对众多的因素做全面分析。必要时需做一些预实验，区分哪些是重要的实验因素，哪些是重要的非实验因素，以便选用合适的实验设计方法妥善安排这些因素。任何实验效应都是多种因素作用的结果。不可能也没有必要在一次或几次研究中，研究所想到的一切有关因素，只能在设法严格控制重要非实验因素的前提下，抓住对实验结果影响较大的主要实验因素加以研究。因此，实验因素必须是实验中的主要因素，对于其他辅助因素可视为非实验因素。一般对药物的作用、疗法的疗效等较易探讨。对于那些原因尚不清楚的疾病的病因探讨、防治措施的效果，或某些未知因素的发现等，其难度较大。如目前已知导致肺癌的因素有 200 余种，导致胃癌的因素有 130 种，导致肝癌的因素也有近 100 种；这就需要研究者在众多的因素中，经过筛选、剔除，去伪存真。排除干扰因素，以便确定出适当的实验因素。由于计算机的使用，给多因素分析的开展带来了很大方便，但在使用中应注意入选的因素是否适当，及干扰因素作用的排除等。

2. 合理安排实验因素与非实验因素　实验因素作用于研究对象引起的效应与水平有着依赖关系。一个因素在实验中所处的不同状态称为水平。不同因素或同一因素的水平不同，就造成实验条件的多样性。如探讨不同的患者、不同的疗程间某药的疗效，其中患者、疗程各作为一个因素，即双因素。疗程中的不同时间又可分为不同水平，如治疗前、治疗后 3 天、1 周、2 周等。依照实验因素的因素与水平数目，可分为单因素单水平、单因素多水平、多因素多水平等不同类型的组合。

（1）单因素单水平（本质上应属于单因素两水平）设计：这是科研中较常见的一种实验设计类型。例如一种新的治疗方案对某种疾病的疗效，比较时常以"常规疗法"的特定结果（如理论平均值或率）为基准，就属于这类实验。

（2）单因素多水平设计：比较某药物不同剂量对某病的治疗效果属于这类实验，特别是珍贵药物、毒性较大的药物或最佳新药剂量的选择，药物剂量过大，会引起某种损害或中毒，过小则没有反应效果，不同剂量可引起不同效应，往往需要采用这类实验。

（3）多因素多水平设计：例如探索联合用药方案、研究中药复方等，由于生物体的复杂性，决定了多因素多水平研究成为最常用的实验设计类型。

若实验中含有重要的非实验因素，设计时应明确这些非实验因素，有意识地控制和消除其干扰作用。若非实验因素是定性的，如性别、窝别等，可以采用分层随机的方法对这些非实验因素加以控制。常见的区组随机和配对随机可看作是分层随机的实际应用。此类实验设计包括配对设计、随机区组设计、平衡不完全随机区组设计、含区组因素的析因设计等。有些非实验因素虽然是定量的，但可以通过分组将它看作定性的因素。例如年龄是定量的，若按照年龄大小分为儿童、少年、青年、中年、老年，就转变成定性的因素了。也可以按上述方法安排这种定量的非实验因素。若重要的非实验因素是定量的又不便将其定性化，则应从实验开始之时，就记录每个受试对象的定量影响因素的数值大小，将来进行数据处理时采用"协方差分析"等技术将其影响降至最低程度。例如，研究不同饲料对动物体重的影响，饲料种类是实验因素，而动物进食量是一个很重要的非实验因素，在实验设计阶段难以严格控制。对此，可以在实验中记录动物的每餐进食量，最后可求出每只动物的平均进食量，将来进行数据处理时采用相应设计定量资料的协方差分析方法，从而排除进食量对实验结果的影响。像"进食量"这样重要的定量非实验因素，只有在实验之前就考虑到，并在实验过程中认真记录下来，否则，等实验结束了再来弥补，是绝对不可能的。

3. 要考虑多因素的相互作用 事物之间的关系是复杂的，特别是对生物的某些影响因素更是错综复杂。除了考虑单个因素的作用，还应考虑多种因素之间往往存在交互作用。交互作用是在原效应的基础上产生增强效应或减弱效应的作用，最易于理解的是两药共用可发生药效的协同作用或拮抗作用。事实上，不仅两种药物同时使用可能会产生交互作用，非药物的实验因素之间也常可产生交互作用。所谓交互作用，就是一个因素不同水平对观测结果的影响会随另一个因素水平的改变而改变。因此在实验设计时除了要考虑各因素单独施加于受试对象的效应，还应特别关注因素配合施加于受试对象后产生的效应。中药复方在这方面体现得最为突出。要对原因不明疾病的病因进行探讨，如克山病病因，有人认为归于饮水问题，有人认为归于粮食问题，为探明水质与粮食的作用，可设计 4 个组：①患区水＋非患区水；②患区粮＋非患区水；③患区粮＋患区水；④非患区粮＋非患区水。这样设计既可分清水、粮的单独作用，又可分清水、粮的协同或拮抗作用，即交叉作用。

4. 实验因素要标准化 实验因素标准化首先应明确实验因素的性质，使其能够显现出预期研究结果，并得出恰当的结论。实验因素一经确立，其性质、剂量（药物）、批号、剂型（制药、煎煮，复方中药及煎煮的先后顺序、温度、时间，提纯方法等）与给药途径（口服、皮下、肌内、静脉、灌注等）都应明确规定，施加方式、条件、时间应标准化和固定化。所采用的技术方法一定要相对固定，不能多变，多变就很难得出明确的结论。

例如实验因素是药品，除应确定药品的名称、性质、成分、作用及用法外，其给药途径与剂量是重要环节。应选择作用快、效果佳的途径与适合的剂量。

不同途径给药剂量参考：以口服量为 100% 时，灌胃量为 100%，灌肠量为 100%～200%，皮下注射量为 30%～50%，肌内注射量为 25%～30%，腹腔注射量为 25%～30%，静脉注射量为 20%～50%。新药静脉量为 LD_{50} 的 1/15～1/5。一般认为常规途径给药剂量比例幅度较大，变化大，控制度较大，而实验过程中的急性、慢性毒性实验，途径、变化幅度较小，控制度小，更需慎重，否则其观察与真实情况差异将会很大。若实验因素是某种手术方法，操作者的熟练程度应当自始至终保持恒定，否则将会影响结果的稳定性。同样，其他因素也必须遵循标准化原则，否则那些非实验因素或多或少会影响实验结果，导致结论出现较大偏差。因此，在设计时应制订或摸索出标准化的具体措施和方法，使实验因素真正达到标准化，并尽可能使非实验因素始终处于可控状态。

可见，实验因素的实施对实验的成功起着重要的作用，可影响实验研究的全过程。如有的动物可能出现拒食；患者接受治疗是否服用该药物，服药后或同时又用其他自备药物等干扰，都可能左右整个实验的结果。一定要确保处理因素被施加。如采用注射法较易控制，口服用药则应以研究者亲眼见到患者服下为准。

5. 在确定实验因素方面常犯的错误　①喜欢用"组别"这个词作为全部实验分组的总称。无论实验中涉及多少个组，实验者总把"组别"理解为"一个实验因素"，很自然地将其下的各组理解为该因素的各个水平。②毫无根据地选择很多实验因素，使实验研究变得十分复杂。这样往往因为实验条件、人力和时间都达不到起码的要求，使实验研究半途而废或因安排不当，组间夹杂着某些混杂因素的影响，导致结论可信度低。③由于研究者实验设计水平贫乏，不会科学地利用多因素实验设计技术，只能将其他实验因素视而不见或固定在各自的特定水平上，每次只让自己关心的某个实验因素取不同的水平。当实验因素之间不独立时，基于这样的实验方法获得的结果进行分析，常得出错误结论。

例如，为观察吞咽康复训练联合抗抑郁药治疗脑卒中后吞咽障碍的临床疗效，将脑卒中后并发吞咽障碍 133 例住院患者随机分为治疗组（68 例）和对照组（65 例）。两组患者均接受神经内科常规治疗，1 周内给予吞咽康复训练。治疗组在此基础上给予抗抑郁药帕罗西汀，初始剂量 10mg/ 日，早餐后服用；第 2 周增加至 20mg/ 日，4 周后进行疗效评定。治疗组有效率 92.65%，对照组有效率 76.93%，两组比较有统计学差异。研究者认为抗抑郁药帕罗西汀能明显提高脑卒中后吞咽障碍的疗效。

错误辨析与释疑：研究者忽视了重要的非实验因素。本实验中，实验因素为是否使用抗抑郁药帕罗西汀，受试者是脑卒中后并发吞咽障碍的 133 例住院患者，实验效应是对吞咽困难的治疗效果。根据医学知识，吞咽障碍由轻到重共分为 7 级。研究者在实验设计阶段应将两组患者吞咽障碍的严重程度作为一个重要的非实验因素，即在分组时，确保两组患者病情之间无统计学差异。若两组患者吞咽障碍的程度不一致，得到的结论是不可信的，甚至是错误的。此外，抗抑郁药的疗效与患者在初始阶段的心理状态及患者的性格都有关系，建议研究者考虑将患者的心理状态及性格作为另两个重要非实验因素。

三、实验效应

实验效应（effect，reaction）是研究对象在处理因素作用下所产生的相应效应或反应，是研究结果的最终体现，也是实验研究的核心内容，也称实验效应。实验效应是通过具体的观测指标实现的，而观测指标则是反映实验因素作用强弱的重要"尺子"。观测指标的选择必须结合实验因素的性质和特点、仪器、试剂和技术水平等多方面综合考虑。这些指标包括定性指标和定量指标，也包括主观指标和客观指标。选择指标的基本要求是：指标应具有客观性、特异性、灵敏性和精确性。如果指标选择不当，未能准确反应实验因素的作用，获得的研究结果就缺乏科学性。因此，正确选择效应指标是关系研究成败的重要环节。

1. 指标的分类

（1）定量指标：是指可以用各种仪器测量的客观指标，如血压、心率、血糖、血气分析、呼吸动力学指标、肌肉收缩强度、各种蛋白质和核酸的测量等。随着医学仪器及计算机技术的发展，这类可用的指标也逐渐增多。这些指标能在数量上反映变化特点，较为客观、准确、精确，统计学分析的效率较高，应当尽可能多用。这类指标的数据也称为计量资料。

（2）定性指标：有些指标并不能以定量的方法获得，仅能根据某种反应出现与否作为指标，如症状的有与无、生存与死亡、治愈与未愈、有效与无效、呕吐、惊厥等。这类指标只能反映某些性质的变化，难以判断反应的程度。这类指标的数据也称为计数资料。

（3）半定量指标：半定量指标是为了弥补定性指标的不足而采用的指标。常用于反映形态学上各种复杂病理形态变化的程度；也用于某些精神神经症状的评价，多制订和使用各种量表，如疼痛、焦虑、抑郁、痴呆等的量表。采用半定量指标，需要对不同程度变化分成不同等级或分数，一定要制订和掌握严格的评分标准，最好采用国际国内公认的评分标准或量表；使每个研究者都以相同或相似标准评分，才能保证研究结果的一致性。半定量指标的数据，也称为等级资料，结果可分 −、±、+、++、+++ 等 5 个等级；临床观察可将结果分为治愈、显效、有效、无效等若干个等级。

（4）定量指标与定性指标的转换：定量与定性指标之间有时可以相互转换，以满足不同统计分析方法的要求。例如，将定量指标数据划定分界线，高于或低于该分界线确定为有效；反之，为无效。可以使效果判断更为简洁和明确，也可将定性指标的百分率或等级（分数）作为相对定量指标，进行各种比较。再如，观察某人群脉搏数（次/分钟），属计量资料；若根据医学专业理论，定义脉搏数在 60~100 次/分为正常，<60 次/分或 >100 次/分为异常，按"正常"与"异常"两种属性分别清点人数，汇总后可转化为计数资料。若进一步定义脉搏数 <60 次/分为缓脉，>100 次/分为数脉，按"缓脉""正常"与"数脉"三个等级分别清点人数，汇总后可转化为等级资料。这是先获取计量资料后向计数资料或等级资料的转化。

（5）等效量：用处理因素引起同一水平效应强度需要的量，作为一种指标来比较不同处理因素的特点，其处理量（或强度）称为等效量。例如：①整体动物实验中，药物引起 50% 动物死亡的剂量称为半数致死量（LD_{50}），引起 50% 动物有效的剂量称为半数有效量（ED_{50}），这是评价药物安全性和有效性的重要定量指标。②在临床试验中，测定哮喘患者呼吸道反应性时，以降低呼吸动力学为指标观察所需的呼吸道收缩剂气雾浓度或注射剂量，可作为评价呼吸道反应性的定量指标，同样的方法也可应用在其他临床学科的研究。③在离体实验中，引起一定程度反应（如达到最大反应 50% 或减少最大反应的 50%）所需的药物浓度（EC_{50} 或 IC_{50}），可作为药物敏感性或亲和力的定量指标。④电生理实验中，诱导一定程度反应需要的电刺激强度（所需的电压或频率），可作为组织反应性的定量指标。

（6）等效时间：是指时间–效应关系（时效关系），可采用等效时间的定量测定，先确定效应的标准，然后观察该效应的出现时间、持续时间、衰减时间等，用这些时间参数作为评价效应的一种指标。最常用的有以下 4 种。①潜伏期：即处理后发挥一定效应所需的时间；②效应持续期：即处理后，从开始出现效应到效应消失的时间；③半衰期：即一种效应或血浆药物浓度消失一半所需的时间。这方面的应用还有很多，常用于分析处理因素的时效关系特点，或用于比较不同处理之间的时效关系特点。

2. 指标的选定

（1）关联性明确的指标：选用的指标必须与所研究的题目具有本质性联系，关键是能否确切反映处理因素引起的效应，这就是关键性指标。所选指标是否符合关键性要求，也反映研究者的专业知识与技术水平。如传染性疾病，发热较普遍存在，不具有明显的关键性，而肠伤寒的热型就有其特异性，因此严密观察其热型关键性十分重要，血清学肥达反应既关联又明确。

指标必须与课题紧密相关。为探明事物之间的关系，要分析事物之间有无统计联系。有统计联系，还应分清是因果联系还是非因果联系。因果联系尚需分直接或间接因果联系。关系确定后，还要进一步分析这种关系的强度、一致性、特异性、时间顺序等。

（2）选择性客观指标：指标数据是由观察者或研究对象根据主观感受程度判定的，称为主观指标；指标数据由仪表指示的，称为客观指标，如心电图、血液生化自动分析仪所测的胆固醇含量等。临床科研总是以临床医生经验为主判断患者病情的轻重，但不同的医生经验水平不同，患者的主诉又受病情轻重、回忆、理解及个体感受阈值水平不同而异，常受主观意识影响。如在望、闻、问、切等经验基础上，增加客观指标如血压、血细胞计数、心电图，某些检测指标与特殊仪器检查（如 CT、MRI 等）可大大提高对效应评价的科学性、可信性。设计中应尽量选择有说服力、有特异性的客观指标。客观指标好比一把"尺"或是"证人"，没有它就不能判断实验效果和临床疗效的高低、好坏，区别真假、优劣。因此，寻找和建立客观指标是科学工作中十分重要的一环。客观指标还要具有特异性和先进性，才能说明问题和体现水平。如目前尚无比较特异的先进指标，而为专业领域所公认的普通常用的指标，确有一定特异性、能说明问题者也很好，不应轻视；相反，如果客观指标用得很多，有的在技术上虽然很先进，但没有什么特异性，不能说明所要探讨的问题，这是不可取的。有的人过分追求客观指标的先进性，而忽视其特异性，往往自觉不自觉地造成单纯围着指标转的现象，偏离了科研的主题，应绝对避免。

（3）主观指标客观化：主观指标易受心理与暗示的影响，感觉器官的感受又基于背景条件与对比可发生较大差异，因此应尽量少用。但是，有些反应尚无适当的客观指标，有的客观指标远不如主观感受灵敏，因此，还不可能完全舍弃主观指标，应当创造条件，逐步采用客观评价的方法。但在医学实践中往往会出现研究者或患者掌握判断标准有很大差异。

解决的途径：一是通过培训来掌握统一评价标准；二是采用多人、分别观察、盲法评价；三是采用计算机图像分析等先进技术，逐步解决客观定量评价的问题。

（4）指标的灵敏度：指标的灵敏度是指选用的指标确定效应的最小数量级或水平。指标的灵敏度并不是越高越好，灵敏度低的方法难以检出细微的变化，但是高灵敏的方法往往干扰较大，应当根据研究目的选择适当灵敏度。现在常用的放射免疫分析法、PCR

法、原位杂交等方法均有很高的灵敏度。如观察细胞超微结构宜用电子显微镜，而进行血细胞计数采用光学显微镜、对测定小鼠体重以感量为 0.5g 的药物天平称重即可。

（5）指标的可用性：可用性是由该指标的敏感性和特异性决定的。敏感性表现在指标是否可检出发生变化的比率，即真阳性率。例如，测定脑缺血时某一蛋白质变化，如采用全脑的蛋白质提取液往往看不到变化，因为不同脑区有增高的也有减少的，分别提取不同脑区的蛋白质或免疫组化分析，则能够观察到变化的特点。特异性指的是检出指标变化的专一性，理想的指标不应有较多的无关变化的干扰，即假阳性率要低而真阴性率要高。一般而言，敏感性与特异性存在反变关系，因此，选择指标时不能只考虑敏感性或特异性一方，而应将二者综合起来考虑。指标的综合评价常采用诊断指数、诊断效率、可用度等方法，一般要求诊断指数 ≥ 150，诊断效率 ≥ 0.75，可用度 ≥ 0.50。

（6）测定的精确性：精确性包括指标的精密度与准确度的双重含义。准确度体现在测定正确性的量度，用来反映观测值与真实值接近的程度。精密度表示各次观测值的集中程度，经多次测定的数据完全一致，离散程度小。动物实验或临床试验由于实验对象个体差异及测定条件的影响，较难控制精密度和准确度，但也应设法使测定指标的精确性控制在最佳范围。指标的精确性，除与检测指标的方法、仪器、试剂及实验条件有关外，还取决于操作者的技术水平及操作情况。因此，在固定其他条件后，还应当以此考核研究者的技术情况。

3. 选取指标的注意事项

（1）指标的合理性：所谓"合理"就是指所选指标能真实客观地反映干预措施的临床效应，在专业上能得到合理的解释。

（2）指标的先进性：课题的先进性一般由指标的先进性体现，先进指标更能深入地反映所研究的问题，揭示事物的本质。

（3）指标的客观性：临床试验应该尽量选择客观性指标，即可通过测试仪器或工具获得观测结果的指标。应避免选用由研究者主观判断观测结果或根据受试对象主诉获取观测结果的主观性指标。若是主观指标，最好将其客观化。

（4）指标的灵敏性和特异性：灵敏性是指所选指标对干预措施反应的灵敏程度。指标的特异性即检测结果的专一性，以便把假阳性结果控制在最低水平。试验最好选用灵敏度高、特异性又好的指标。例如，选择"骨密度""骨钙素""胫骨缺损处周长"等，这些对骨折治疗效果既不敏感又不特异的指标评估药物对骨折的疗效，就失去了"针对性"，但用来反映患者"骨质疏松状况"比较合适。那么，哪些指标用来反映骨折愈合效果合适呢？根据基本常识和骨科专业知识得知，应选择"骨形态""载线片""病理检查结果"和"功能恢复情况"等。

（5）指标的精确性：包括指标的精密度与准确度双重含义。

（6）指标的经济性：检测成本应在受试对象所能承受的范围之内。

（7）指标的标准化：是指指标的采集方法、部位、时间、保存、运输、测定时间、测定方法、测定条件等各个环节都应标准化。不进行标准化，这些与测定结果准确与否有关的非实验因素就会干扰研究进程，或者成为混杂因素，使指标的测定不稳定，影响研究结果的准确性。

4. 指标的观察　选好反映实验效应的指标以后，还要规定指标观察的常规方法，如观察方法、标准、时间、记录方法及记录格式等。指标的观察或测量应避免偏性，否则会影响结果的比较和分析。有些指标例如总体表现（气色、精神状态、营养状态等）、主观症状（疼痛、抑郁、焦虑等）、动物行为学变化（活跃与否、异常行为等）及某些形态变化（如器官外观、动物毛色、红肿、溃烂等）的判断带有主观性，研究者的心理常偏向于阳性结果，医生常偏向于新疗法组。

消除或最大限度减少这种偏性的途径：一是通过培训，掌握统一的评价标准；二是在试验设计时采用盲法。

单盲法：仅受试对象不知道自己被分在哪一组。

双盲法：受试对象和试验执行者均不知道受试对象被分在哪一组。

三盲法：受试对象、试验执行者和统计分析人员三者均不知道受试对象被分在哪一组。

双盲法和三盲法在临床试验中应用非常广泛。

例如，为探讨全脑血管造影术对患者情绪的影响及心理干预对其的作用，采用心理因素调查表对 81 例行全脑血管造影术的患者进行调查，并用汉密尔顿焦虑量表、汉密尔顿抑郁量表、焦虑自评量表和抑郁自评量表比较心理干预前后患者的焦虑、抑郁情况及不同疾病患者的焦虑、抑郁情况。

该试验的试验效应是患者的焦虑、抑郁情况。患者的心理状况是主观指标。

原试验者运用汉密尔顿焦虑量表、汉密尔顿抑郁量表、焦虑自评量表和抑郁自评量表进行评价，将主观指标客观化，减少了偏性，从而使结论更加可信。

第四节　科研课题设计的要求

生物学和医学领域包括众多分支学科，从微观的分子生物学到宏观综合生态学和环境科学，从基因工程到流行病学，观察方法和实验技术可谓百花齐放，要举出一种万能钥匙式的科研设计是不可能的，只能概括地说，一个好的科研设计应能做到：目的明确，依据充分，思路清晰，指标具体，措施有力，认真踏实，负责到底。它应当能够引导科学研究少走弯路，取得有价值的数据和成果，在科研攻关的道路上打下一个前进的路标。

一、目的明确

1. 科研设计是整个科研课题的有机组成部分。科研攻关好比打仗，每一课题相当于一个大的战役，研究分题和小题目相当于大大小小的战斗，科研设计好比一个一个具体战斗的作战计划，都是为攻关胜利的全局服务的。因此，科研课题设计必须与全局紧密相连，不可脱离全局而另搞一套。

2. 提出科研设计的人及其合作者都应明确本研究要达到什么目的，解决什么问题。一般来说，一个科研设计只能抓住整个课题中的一个重要环节，只能突出一个重点，不宜搞包罗万象的大设计（就像挖地下水一样，只要选准一个坑深挖就能出水，如果遍地开挖则费时费力，甚至失败），弄不好旷日持久，屡攻不克，挫伤士气；也不能含含糊糊，模棱两可，留着过多的余地，干到什么程度算什么程度，直到最后也无法检查究竟完成与否。通常，刚参加工作的青年科技工作者热情很高，经验不足，容易犯前一种毛病；而经受较多挫折之后，易产生畏难情绪，又容易犯后一种毛病。所以，在制订科研设计之际，一定要反复衡量，一定要明确本设计主要解决什么问题。

中医药科学研究必须在突出中医特色的前提下，运用现代科学方法进行科研设计，衡量水平及评价高低。要开展好科研设计，必须端正指导思想和设计思想，即：①以中医的理论体系为指导，充分运用现代科学技术和方法，以保证科研设计方案的实用性和可行性；②以临床疗效为主体，基础理论和临床研究相结合，以确保科研设计方案的实用性和可行性；③以继承、发扬、提高中医药学为目的，在继承的基础上创新，以保证科研设计方案的创造性和前瞻性。

科学发展史告诫人们，超越基于继承，但必须批判地继承，才能得以创新与发展。如爱因斯坦所说："为了科学进步，敢于批判传统观念，恰恰是创新观念的体现。"

二、确定主攻方向和阶段目标

一个科研课题确定以后，涉及的问题往往较多，不可能什么问题都得到解决，必须抓住主要矛盾，选择可能突破的问题，确定主攻方向。然后，在具体的科研设计时，还有一个首先从何入手，以便逐个击破，最后取得成果的问题。中医科研要做到这一点，必须要从中医的"长处"出发，来研究考虑确定主攻方向和阶段目标。一般来说，先抓住课题的主要矛盾，或是本质性问题，或是最薄弱环节；再制订出明确具体的阶段目标，就有可能为这个课题的深入研究创造条件或打开缺口。

三、立题依据充分

立题依据充分是指科研设计必须从实际出发。首先，是从课题研究的现状出发，根据前段工作的进展，确实需要开展本项研究。其次，根据国内外研究的现状，开展本项研究有意义，也有完成的可能性。其三，根据当前人力、物力的条件，有可能开展并完成本项研究。具备这三条，科研设计就立足在现实的基础之上。当然，这里要做许多细致周密的调查工作，包括查阅国内外相关文献资料，向熟悉有关问题的专家请教，以及进行一些必要的探索性实验等。这一部分工作对科研设计的成败关系极大。反之，如果调查研究的功夫下得不够，在若明若暗的状况下匆促上阵，有时就难免受到挫折。在科研中还常有这样的情况，由于事先调查不充分，实验做到一半或总结时才发现，在若干年之前，国外或国内某人已经解决了这个问题，有资料可以证明。但此时已来不及另立新题，许多人力、物力和时间已经白白浪费了。所以，取得充分的根据，是做好科研设计的一个重要前提。

四、思路清晰

思路清晰是指必须对本课题的技术关键和影响这些关键问题的有关因素作全面分

析，通盘考虑，作出全面部署。在头绪纷繁、因素众多时，要把问题和有关因素进行排队分析。根据调查摸底得到的信息，弄清本课题的虚实，在权衡全局的基础上选好攻关的突破口，从而形成攻关方案。最好是发动参加研究的全体人员充分讨论，把设计方案议深议透，把所有的合理意见集中起来，修改设计，使之更加完善。在执行设计的过程中遇到重要难关，还可以再进行反复讨论和修改。关键是要发扬学术民主，调动全体研究人员的积极性，争取做到人人心中有数，使大家对本课题的成败与进退都有一定的估计与相应的对策，这样就可以遇事不慌，踏实地进行攻关战斗。

五、指标具体和措施得力

指标具体和措施得力是指对科研设计的研究结果应取得哪些实验数据和应具备哪些技术保障必须有明确的规定。例如，每个实验应设置对照组和不同的处理因素，若干次重复；对实验材料和实验动物的规格、重量有严格的要求；对实验条件（包括环境温度和湿度、光线和光强、防震和噪音等）因实验性质不同而提出特定的要求等；特别是对判断实验效果的指标必须有明确具体的规定。例如，以实验动物的死亡或生理状况的变化为指标者，应对死亡确认或生理变化规定统一的鉴定指征。哪些数据取生物学指标，哪些数据取理化指标；哪些数据取数字记录，哪些数据取图像记录或兼有图像和数量测试记录；哪些数据取绝对数，哪些则取相对数等，这些都应在科研设计的方法部分明确规定，如有些暂时不能明确，也应通过预备实验之后及早明确。在常规操作确定之后，应及早将有关数据的计算公式和实验表格都确定下来。在实验中应将必要的实验条件和全部观察项目的原始数据如实记录于记录表格中。原始记录表格设计得好，可以起有力的监督管理作用，给工作带来很大方便。最好是采用专用的科研实验记录本，保存完整的原始实验数据，以便于实验资料的整理和归档。

六、研究工作进程

本项内容要求说明两个问题：①完成整个研究课题所需要的时间，②几项主要工作的具体进度计划（各研究阶段所要达到的目标和时间）。制订出这种指标，既便于有关方面随时进行检查，又有利于研究组各成员按部就班地进行工作。对于督促课题的如期完成很有好处。

较大的研究课题，则应以分题或阶段为单位制订出明确的进度计划，包括试验准备、人员培训、实验观察、整理资料、阶段性交流、年度小结、成果报告等，均应一一作出具体安排。交叉项目较多的进度计划，用文字叙述往往不便，可采用简单而又清楚的"进度显示表"加以表示，可以大大减轻文字叙述的繁乱之感。

七、预期结果和学术价值

科研设计时，一个不可忽视的内容是该科研课题的预期结果和学术价值。对预期研究结果应有明确的预测，预计本课题完成后可能取得哪些实质成果。一般说来，基础性科研的结果是发表科研论文，说明有何新发现；应用性科研的结果应以新技术、新方法或新材料的形式表达。若详细查阅了相关文献，掌握了国内外研究进展，结合预实验的结果，就能够对预期结果作出大概的估计。预期结果要与研究目标及研究内容相对应，避免文不对题。

例如有一个课题的名称是"某中药复方对人肝癌细胞株 HpG_2 生长的影响及其机制研究"。其研究目标有两个：①确定该复方体外对肝癌细胞生长的抑制作用；②探讨该复方抗肝癌细胞生长的某些作用机制。那么，预期结果可以有3点：①证实该复方具有显著抑制肝癌细胞生长作用；②查明该中药复方抑制肝癌细胞生长是否通过影响细胞凋亡的调控基因，而诱导肝癌细胞凋亡；③了解该中药复方抑制肝癌细胞生长的一些药理机制。

八、科研记录表格的设计

基础研究和临床研究都需要设计好科研课题的记录表格，这对于临床研究更加重要，除了加强一般临床常规病史、病程记录外，还要根据本课题的具体情况，按上述要求，设计出专门的观察记录表格，以资补充一般病历的不足。这种观察记录表格的内容、项目一定要围绕主题，尽可能把涉及的相关问题或指标都列入，以利于通过观察记录、统计、分析，达到比较、排除和区分的目的，将所要探讨问题的本质揭示出来。因此，这种专题观察记录表格所列内容、项目，要求根据自己确定的研究主题和思路，事先经过个人的充分构思或集体讨论，做到文字清楚、具体、明确，使每位参加研究的人员在填写时都不致发生一词多义，造成概念模糊不清、记录不一致或相互矛盾的状况。

九、随访

随访患者是对就诊患者以通讯或其他的方式，定期了解患者病情变化和指导患者康复的一种观察方法。在近期随访中，主要观察患者治疗的效果及某些反应，并根据随访情况和复查结果来调整用药；远期随访可获得某一治疗方案的长期效果、远期并发症及生存时间，有利于筛选出更有效的治疗方法，并可建立资料档案，掌握某一疾病的发展规律，有助于医学科学的发展。

随访的实施方案：①对主要患者进行筛选，确定随访范围，对随访范围内的患者建立随访卡。②根据随访卡信息，查阅与患者的联系方法。③随访人员通过电话、信件等方式进行随访，将随访结果记录在随访卡和随访记录单上。④将随访信息输入计算机，进行随访资料保存。

第五节　实验设计原则

在医学科研中，通过专业设计正确而科学地解决五大要素中各环节的复杂问题以后，在进行具体实验以前还必须进行实验设计，例如对受试对象如何分组、怎样合理估计各处理组（处理组合）中样本例数、如何对非处理因素的控制等方面作进一步的操作和安排。对照、随机、重复、盲法与均衡是实验设计的五大原则，这是任何实验都应当高度注意和遵循的。

一、对照原则

对照是实验设计的首要原则。有比较才能鉴别，对照是比较的基础。除了受观察处理因素外，其他影响效应指标的一切条件在实验组与对照组中应尽量齐同，要有高度的可比性，才能排除混杂因素的影响，对试验观察的项目作出科学结论。对照的种类有很多，可根据研究目的和内容加以选择。常用的有以下几种。

1. 空白对照　对照组不施加任何处理因素。这种方法简单易行，但容易引起实验组与对照组在心理上的差异，从而影响实验效应的测定。临床疗效观察一般不宜采用此种对照。

2. 安慰剂对照　对照组采用一种无药理作用的安慰剂，药物剂型或处置上不能为受试对象识别。因为精神心理因素也可通过神经与内分泌多途径对机体与疾病产生重要影响。据估计，临床疗效约 30% 来自患者对医护人员与医疗措施的心理效应。但要注意，在临床科研中务必遵循患者利益第一的原则。一般认为只有无特效治疗的慢性病，方可使用安慰剂。

3. 实验条件对照　对照组不施加处理因素，但施加某种与处理因素相同的实验条件。实验条件包括操作技术、被试因素的溶媒或容量等。凡对实验效应产生影响的实验条件，宜采用此法。

4. 标准对照　用现有的标准方法或常规方法做对照。在观察评价某种药物或疗法对某病的疗效时，为不延误患者的治疗，对于急性病、危重病和有特殊治疗办法的疾病，均应应用已知的有效药物、有效疗法或公认的标准疗法作对照。

应当指出：临床疗效判断仅有自身前后对照是不够的，因为许多疾病的发生、发展与时间、季节等因素有关。其次，对于绝大多数疾病而言，历史对照也是次要的，因为随着年代的变迁，许多条件发生了明显变化；但目前认为是"不治之症"的疾病，还可以历史作为潜在对照。

二、随机原则

在实验研究中，不仅要求有对照，还要求各组间除了处理因素外，其他可能产生混杂效应的非处理因素在各组中（对照组和实验组）尽可能保持一致，保持各组的均衡性。贯彻随机原则是提高组间均衡性的一个重要手段，也是资料统计分析时进行统计推断的前提。随机抽样的目的就是要使总体中每一个研究对象都有同等机会被抽取分配到实验组或对照组。随机抽样又根据医学研究的范围大小、专业类型和研究对象的不同而有所区别。如用流行病学方法研究人群中的流病和非流病的题目采用单纯随机、系统、整群与分层抽样。实验研究时，采用完全随机分配或分层随机分配。小动物实验大多数先配对或配伍组，然后"对"内或"伍"内进行随机分配，但大动物多半先分层，后在层内随机分配。随机抽样的基本方法有随机数学表、计算器随机数学法和抽签法等，研究者可视具体情况而定。

三、重复原则

要使统计量（样本指标）代表参数（总体指标），除用随机抽样方法缩小误差外，重复实验是保证实验结果可靠的另一基本方法，这是实验设计的另一基本原则。实验要求一定重复数，其目的是使均数逼真，并稳定标准差，只有这样来自样本的统计量才能代表总体的参数，统计推断才具有可靠的前提。

重复例数（样本例数）的决定因素包括处理效果的明显性、实验误差的大小、生物个体变异的大小、资料性质、确定的第一类误差（α）和第二类误差（β）的大小、实验设计的类型。总之，样本例数太多或太少都不利于揭示事物间的差别。为此，应该在保证实验结果具有一定可靠性的条件下，确定最低的样本例数，以便节约人力和经费。

假设检验（显著性检验）时所需样本例数的估计方法，可通过公式计算或查表求得，但两者均需要事先确定如下指标。

1. 所比较的两个总体参数间的差值。若无法得到参数的信息，可作预试验或用专业上公认的差值代替。

2. 总体标准差，常用预试的样本标准差来估计。

3. 第一类误差的概率（α），即检验水准。α 越小，所需样本例数越多。结合专业要求判断是单侧检验还是双侧检验。

4. 检验效能（1-β），即在特定的 α 水准下，若总体间确实存在差别，该次试验能发现此差别的概率。β 为第二误差的概率越大，所需样本例数越多。

结合 α 和 β 的大小可以这样理解，即用如此确定的样本例数作实验，若总体参数间确实相差这么大，则预期有 1-β 的概率（把握度）按 α 检验水准得出有差别的结论。在实际工作中，统计学工作者已假定差值与标准差，并拟定不同 α 和 β，分成单侧和双侧等条件，做成常见实验设计所需样本含量表，科研工作者可以根据需要查表以确定每组样本例数。

四、盲法原则

盲法是指按试验方案的规定，不让参与研究的研究对象（患者）和（或）研究者、其他相关工作人员知道研究对象所接受的是何种处理（试验药物或对照药），从而避免他们对试验结果的人为干扰和心理因素的影响，得出不受干扰的自然效果。

1. 单盲法　是指研究对象所接受的是何种处理，只有研究者知道。其优点是可避免研究对象的主观因素所致的偏差。由于单盲法还保留非盲试验的优点，较容易实施。在研究对象出现任何变化时，研究者容易判断原因，并决定是否终止试验或改变方案，以保证处理因素使用的安全性。其缺点是不能避免研究者主观因素所产生的偏倚。单盲法适用于某些急性病的临床试验。采用单盲法所获得的试验结果，其客观性和可信度优于非盲试验，但低于双盲法。

2. 双盲法　是指在临床研究中，患者与医生均不知道患者的分组和接受的是何种处理。双盲法可避免来自患者的主观偏差和医生的人为偏差。在临床试验中，若反映疗效和安全性的主要指标是主观的、定性的，或虽然是定量指标，但易受心理、精神因素影响的试验，应采用双盲法。新药临床研究十分强调采用双盲临床试验。双盲法的缺点是较复杂，实际执行起来困难较大，由于各种原因容易造成盲底泄露，即破盲；进行双盲试验时，若患者病情发生变化，常不能准确判断，并及时处理。为此应考虑其可行性，注意采取有效措施避免破盲。双盲试验的内容应严格保密，采用代号制度，专人管理、专人保存，如患者病情转重，可随时终止试验。同时应制订一些标准和规定，作为停药、换药的指征，当患者出现某些特殊情况时可揭盲抢救治疗，及时解决问题。

3. 三盲法 是指研究者、研究对象和资料分析或报告人员都不知道研究对象的分组情况与接受处理措施的情况。三盲法是双盲法的扩展，目的是避免双盲试验在资料分析时的测量偏倚，可将偏倚减少到最小程度。这种方法在分析时减弱了对研究工作的全局了解，对研究的安全性要求较高，执行的难度很大，一般仅在多中心临床试验时使用。

4. 非盲试验 也称开放性试验，试验者和受试者都知道所接受的是什么处理。有些研究连单盲法都无法实施，只能用作非盲试验。优点是易于实施，易发现患者在试验过程中出现的问题，并能及时处理；缺点是易产生观察性偏倚，客观指标与试验的结果应进行核实。

五、均衡原则

均衡是要求实验组和对照组或各实验组之间，除处理因素不同外，其他一切条件应尽可能相同。

1. 均衡与分层 实验结果不仅取决于处理因素，还受其他非处理因素的影响。假若对一些影响较大的非处理因素不做到组间均衡，完全任其绝对随机，可能会干扰实验结果，在小样本实验中，这种干扰更为明显。解决的方法是采用分层随机，其原则是先分层、后随机。分层与划分区组是大同小异的。通过分层，使层内样本之间同质性更强。在分层基础上，再在层内随机抽样进行样本分配，这样可使实验组与对照组之间的均衡性增强，可比性增大。例如用某中药复方治疗高血压病，其病情有轻度、中度、重度的差别，故应该先将高血压患者按轻、中、重度分层，然后在每一个层内再随机分组。这样才能做到均衡，避免偏性，减少误差，提高试验的精确性。

分层的要求是尽量使每一层内反应值的变异范围减少，而充分显示层间的差别，从而使层内标准差与样本均数的抽样误差减小。

2. 分层的目的 使组间可比性增强，使某种或某些非被试因素的影响分离出来，关键是找出可能分离出来的影响因素。其中患者的年龄、性别、病变部位、病情、病程、并发症等是常见的影响因素。根据疾病性质与实验目的，可选其中一个或几个作为分层的依据。这种设计，既可回答不同药物或其他处理因素的疗效如何，又能了解这种分层有无实际意义。

3. 均衡性检查 先按主要影响因素分层，而后在层内随机抽样，这样就增强了组间的均衡性。但若样本分配不是采用分层随机，而是使用完全随机的方法，小样本实验则可能出现严重不平衡状态。为弥补这一缺陷，应在实验样本数达到预定数的80% ~ 90%时进行均衡性检查。

第六节 实验设计的常用方法

在医学科研中合理地选择实验设计方法是十分重要的。本节介绍几种常用的实验设计方法，根据研究目的如何合理安排各实验组，做到用较少的样本和实验对处理因素及其交互作用进行分析比较。目前实验设计技术正在不断改进，特别是多因素设计有很大发展。实验设计方法很多，可根据研究目的和要求选择应用。

一、完全随机设计

1. 含义与特点 完全随机设计属于单因素设计，它是将研究对象完全按随机原则分配到处理组和对照组，分别给予处理因素和对照物，对它们的效应进行同期平行观察，对实验结果进行成组统计分析的一种设计。随机分组时可以用抽签法，也可以用随机数字表或随机数字排列表法及其他随机方法。

完全随机设计的优点：是医学科研中最常用的一种实验设计方法，适用范围广，不论两组或多组，不管各组样本含量相等或不等，均可采用这种设计。设计和分析均较简单。

完全随机设计的缺点：只能作单因素分析，在小样本实验时，研究对象完全按随机分配，可造成较大的抽样误差，因而大多数情况下，这种设计的效率低于配对设计（两组）和配伍组设计（多组）。由于这种设计的效率较低，故实验所需样本含量相对较多。

2. 应用范围 凡两组实验无法配对或多组实验无法配伍时，均可选用完全随机设计。在临床科研中，这种设计主要适于非专科病室的对比研究；在实验室研究中，这种设计主要用于大动物及珍贵动物的比较实验。

3. 注意事项 ①尽量注意各组样本间的均衡性，缩小抽样误差。在可能条件下，先按非处理因素分层，而后在分层基础上随机分配样本，使组间不平衡指数达到最小；②尽管完全随机设计，各组样本含量可以不等，但在样本总量不变的条件下，$n1=n2$ 设计效率较高，一般认为可提高 10% ~ 15%；③根据科研目的，合理确定实验组数。

二、配对设计

配对设计指先将条件相同（或相似）的研究对象配成对子，而后按随机原则给予每对中的个体施以不同处理。此法是解决均衡性的一个较理想的方法，可以事先对影响实验的因素和实验条件加以控制，尽可能取得均衡，减少两组间的误差。由于实验对象间的条件基本均衡或完全相同，因而抽样误差最小，实验效率最高，所需样本量相对较少，但不是任何实验均可采用配对设计。配对设计的效率取决于配对条件的选择。应以非实验因素作为配对条件，如性别、年龄、环境条件等，而不应以实验因素作为配对条件。临床研究，同时找到足够数量各种情况相似的患者是极困难的，可以对每获得的两个相似病例给予两种处理，积累到一定数量时，再进行样本的比较分析。配对设计包括前后配对设计、左右配对设计和异体配对设计。

1. 前后配对设计

（1）含义与特点：前后配对设计实际上是自身对照试验，是以研究对象接受处理因素的变量值作为实验值，按此办法观察一定数量条件相同的研究对象，然后对处理因素作用前后反应指标的变化进行分析统计。故前后配对设计又称单组比较设计。同一标本接受两种不同检测方法，也属于自身对照试验。由于这种设计的前后变量均来自同一研究对象或标本，因此，这种设计的抽样误差最小，这是它的优点。

（2）应用范围：前后配对设计主要应用于急性与短期的实验，耗时较长的实验不宜使用这种设计，因为随着时间延长，可能混入一些干扰因素，从而使处理前后失去可比性。

（3）注意事项：①离体实验中，由于器官组织脱离正常体内环境，它们的生物反应可能有一定的变化，因此必要时应另安排合理配对或改为异体配对设计；②个体间差异较大时，可用相对差数进行分析，即变化（比）率=（处理前−处理后）/处理前。

2. 左右配对设计

（1）含义与特点：左右配对设计是指两种不同处理分别施加于同一个体左右两部分的设计。在绝大多数情况下，同一个体左右两侧器官或组织是对称的，它们的反应也是相近的，也是自身配对的一种形式。

左右配对设计的可比性强是其突出优点，前提是所用的处理必须是局部性的，不能通过神经反射或体液途径引起全身反应。实验主要限于身体浅表部位，深部器官不易实施，故此种设计的应用面较窄。

（2）应用范围：左右配对设计适用于局部作用因素的研究，如扩瞳药、局部反应药等。

（3）注意事项：①若研究目的是利用病理模型观察不同处理因素的疗效，应尽量做到条件齐同，保证两侧模型病变程度的一致性；②处理组和对照组的左右分配可用简单随机方法决定。若自身配对实验结果为计量资料，一般进行配对 t 检验。

3. 异体配对设计

（1）含义与特点：异体配对设计是将研究对象按照一定的条件（依专业知识确定），将条件相同的个体配成对子，然后在对子内部按照随机方法，将一个分配至实验组，另一个分配到对照组，最后对其结果以配对分析的方法加以处理。

（2）应用范围：异体配对设计是进行同期平行观察，不仅适用于急性实验，还可用于慢性实验或较长期观察。在专科医疗单位，异体配对设计是一种常用的实验设计方法。动物配对的基本条件是同种、同品系、同性别、同体重，小动物尽量要求同窝；临床试验配对的基本要求是病种、病期、病情、病程、年龄与性别相同。

（3）注意事项：①配对时应尽量做到对子本身的齐同，配对条件应包括所有主要影响因素，理想的异体配对是同卵双生，齐同性要求 $P>0.2$。②慢性实验中或长期观察过程中应设法保持非处理因素的可比性，如考察疗效的辅助措施、护理、饮食等必须全程保持齐同。③尽管处理前两组比较 $P>0.05$，甚至 $P>0.2$，并不意味着两组处理前基线水平完全相等，不宜以两组处理后数据直接进行成组 t 检验，而应以两组对子前后差值

的差数作配对 t 检验。④对处理前两组对子的齐同性只能是表现认可，并无直接数据支持，故配对可能是成功的，也可能是不成功的。在这种情况下，若配对设计实验两组处理后数据经配对 t 检验结果 $P>0.05$，此时可试作成组 t 检验。⑤在某些情况下，不可能取得处理前数据（如比较两组内脏病变），可直接进行处理后的比较，其样本含量应适当增大。

三、配伍组设计

1. 含义与特点

（1）含义：配伍组设计又称随机区组设计，是配对设计的扩大，它是按照一定的条件，将几个条件相同或条件近似的研究对象划成一个配伍组或区组，而后在每个区组内部则按随机原则，将每个研究对象分配到各组，每组分别予以不同处理，然后对其结果进行方差分析。

（2）特点：①配伍组设计属于两因素设计，它不仅能回答处理（第一因素）间的差异有无统计学意义，而且能回答区组（第二因素）间差异对实验结果有无明显影响；②划分区组，实际是分层，因而组间均衡好，各处理组的研究对象相同，生物学特征也基本均衡，是对完全随机设计的改进，抽样误差较小，实验效率比较高；③样本分配上，不仅各处理组的样本含量相等，而且每个区组所含的研究对象例数与处理组数相等，或是处理组数的倍数。

2. 应用范围

从原则上说，凡研究目的是回答两种因素（处理因素、配伍组因素）各自的差异有无统计学意义的情况，不管是两个或多个处理组，均可采用配伍组设计。

3. 注意事项

①第一因素是主要因素，第二因素是次要因素，可以是待考察的因素。②划分区组的条件是取动物同品种、胎次相同的几窝动物，将每窝中性别与体重相近的动物划为一个区组，临床研究通常取病种、病程、病情、性别与年龄相近者划为一个区组。总的原则是必须将对实验结果有明显影响的非处理因素列为划分区组的条件，要求区组间差异越大越好，区组内差异越小越好。③若每一区组为一个研究对象，不同处理之间应有足够的间隔期。

四、均衡不完全配伍组设计

1. 背景与含义

均衡不完全配伍组设计，又称均衡不完全区组实验。均衡是指每种处理的重复数相等。不完全配伍组指的是每个区组没有包含全部处理数。

2. 应用范围

应用范围原则上与配伍组设计相同，但仅适于每个区组所含研究对象数小于处理数的情况。其设计的相对效率低于配伍组设计。

3. 注意事项

①遵循"区组间差别越大越好，区组内差别越小越好"的原则；②若每个区组为一个研究对象，应注意不同处理之间应有足够的间隔期；③均衡不完全配伍组设计的设计方案比较简单，只要将拉丁方的基本方法去掉一列即成。

五、交叉设计

1. 含义与特点

（1）含义：交叉设计又称交叉配对设计，是指样本分配按完全随机设计或异体配对设计方式分为两组，两组分别先后交叉进行观察，即在前一处理作用完全消失之后接受另一处理，最后对两种处理的效应进行比较分析。

（2）特点：①这种设计不仅兼有异体与自身配对的优点，而且每个样本先后接受两种不同处理，一个研究对象当作两个样本使用，节省样本含量；②两种处理处于先后两个实验阶段的机会均等，平衡了实验顺序的影响，且能把处理方法之间的差别与时间先后之间的差别分开来分析，因此效率较高；③该设计的理想前提是研究对象前后条件保持一致，这种设计的应用受到一定限制。

2. 应用范围　应用范围原则上与异体配对相同，主要用于样本来源较少且研究对象状态比较恒定的情况。临床上适用于目前尚无特殊治疗、病情稳定的慢性病患对症治疗效果观察；实验室研究中，这种设计适用于离体器官的研究。

3. 注意事项　①样本含量必须为偶数；②进行交叉设计实验的两个处理因素必须没有蓄积作用与交互效应；③为删除两个因素效应彼此的相互影响，在两个处理之间应有足够的间歇期（洗脱期）；一般认为间歇期应大于 6 ~ 8 个半衰期；④本设计不宜用于具有自愈倾向或病程短的疾病研究；⑤各个观察阶段时间应该相同，一般采用两阶段交叉，为进一步提高结论的可靠性，必要时采用三阶段（双重）交叉或四阶段（拉丁方）交叉实验。

六、拉丁方设计

1. 含义与特点　拉丁方（latin square）是指用拉丁字母所组成的方阵，在同一行（或列）内没有重复的字母。拉丁方设计（latin square design）是在随机区组设计的基础上发展的一种三因素（处理因素、区组因素、顺序因素）设计，也称正交拉丁方设计。若实验的目的除比较不同处理的反应外，还需考察另外两个因素或试图将另外两个因素对实验的影响分离出来，这种情况可以采用拉丁方设计。

2. 因素的安排及拉丁方的选用　正确安排三个因素是拉丁方设计的首要环节。选用拉丁方的方法很多，一般只需从中选择一种即可。具体的选择方法有随机选择法与系统选择法，详细步骤参见有关专著。

3. 应用范围　凡三因素实验，如每件因素的水平数能做到相等时，均可采用拉丁方设计。实验室研究，条件相对容易控制，尤其是细胞培养的实验，总之拉丁方设计有着广泛的用途。

4. 注意事项　①除样本分配需要在区组内随机外，处理因素诸水平与拉丁字母关系的确定也要随机；②必须明确三个因素彼此之间无交互作用；③若一个研究对象作为一个区组时，应当在前一处理作用确实消失后，方可进行后一处理；④为提高结论的可靠性，或需要从实验中获得更多信息时，应用另外 1 个或 2 个拉丁工作方进行重复。

七、析因设计

1. 含义与特点 析因设计（factorial design）是指将两个或多个因素的各个水平进行排列组合，交叉分组进行实验，故又称交叉组设计。在实验研究中，常会出现两因素或多因素不同水平间的协同作用或拮抗作用，即交互作用。析因分析就是比较各因素之间有无交互作用。总的实验数是各因素水平数的乘积。该设计对各种因素不同水平的全部组合进行实验，故全面性与均衡性都好。

这种设计特点是可获得三个重要信息：①各因素不同水平的效应大小；②各因素间交互作用；③比较各种组合，找出最佳组合。它是一种全面的高效率的设计。缺点是：如果因素和水平数过多，会使处理组数过多，全部实施工作量很大。此时，可采用正交试验。

2. 应用范围 凡研究者不仅要了解各因素的主效应，还要分析各因素之间是否存在交互作用（协同作用和拮抗作用），可选择析因设计。

3. 注意事项 ①在侧重了解两个因素的主次与交互作用时，应注意设立"空白"对照组；②样本分配是随机的，应尽量保持组间样本的均衡性，最好采用先划分区组，然后在区组内随机分配；③处理因素数与水平数应当尽量少而精，以避免工作量过大；④析因设计实验结果的统计分析不宜采用成组 t 检验或配伍组方差分析，因为这些检验无法分析交互作用，应选用析因设计的方差分析。

八、裂区设计

1. 含义 裂区设计（split plot design）可视为析因设计的一种特殊形式，主要用于分层研究。多数情况下，裂区设计可能是一个或多个完全随机、随机区组或拉丁方与析因设计相互结合的一种设计。层次分组设计可以分析多个分层因素的作用，但是层次分组设计并不分析因素之间的交互作用与区组间的差异。如果既要知道各分层因素的作用，又要了解它们的交互作用和区组差异，则采用裂区设计。这种设计按 A 因素将每个大区组分割成为若干均衡小块，每小块又依 B 因素分为若干单元，故称分割实验设计。通常将最重要的因素作为一级因素，次要的因素作为二级因素，一级因素和二级因素再分若干水平，分别施以不同处理。甲因素实验材料较多则将其列为一级因素，乙因素实验材料较少则列为二级因素。

2. 应用范围 凡需观察 A、B、C 三种因素作用，以及侧重 A 因素不同组分和 B 因素不同水平组合交互作用的三因素实验，均可采用裂区设计。因实验每个区组的样本含量相对较多，故适于小动物实验、细胞学实验与药物加工条件摸索等。C 因素通常为区组（b 批）。

九、层次分组设计

1. 含义 指研究对象可按甲因素分为几个大组，而乙因素又可分几个小组，每个小组又可依丙因素分为几个亚小组，如此反复地分组、再分组。这种设计称为组内分组设计或系统分组设计，或简称为嵌套设计（nested design）。这种设计是依照不同因素将研究对象进行分层，每层再分组，因此将该设计又称为层次分组设计（hierarchical classification design）。设计的前提是每一研究对象具备分组、再分组所需的各种分组因素。层次分组设计依分层因素的多少来分类。

2.应用范围　生理参数的确定、病因的探索与疗效影响因素的研究，均可采用层次分组设计。

十、尧敦方设计

1.含义　在三因素（处理、区组、序列）实验中，当处理水平数固定的条件下，其他两个因素中一个的水平数小于处理因素水平数时，此时无法使用拉丁方设计，则可采用尧敦方设计（youden square design）。尧敦方设计除具有均衡不完全区组性质外，还具有处理数（k）与区组数（b）相等，以及每个区组的单元数（m）与每个处理的重复舌（n）相等的性质，即 $k=b$ 及 $m=n$。

2.应用范围　原则上，尧敦方设计的应用范围与拉丁方设计情况相同，但它仅适于其他两个因素中，有一个因素水平数少于处理水平数的情况。最基本的尧敦方设计是针对每行单元数较处理数少一个，即 $m=k-1$ 的情况。在这种条件下，只要从拉丁方中删去任一列，便成了尧敦方设计。

十一、正交设计

正交设计（orthogonal design）是利用一套规格化的表格（正交表和相应的交互表）进行的实验设计，它合理安排实验，通过对实验结果的分析获得有用的信息，从中找出各种因素对实验观察指标的影响。正交设计是进行多因素多水平实验效率很高的设计方法。这种设计不仅能明确各因素的主次地位，而且可能知道哪些因素存在交互影响，还可以找出诸因素各水平的最佳组合。正交设计法保留了析因设计整体考虑、综合比较的优点，避免了析因设计的全面实验、工作量大的弊病。实际上，正交设计是全面考虑的部分实施，具有在空间中均匀分散、在分析时整齐可比的特点。一切多因素多水平的实验，诸如临床上多种疗法综合治疗、细胞培养最佳条件组合、PCR最佳条件、有效成分提取与纯化的最优条件、多步骤的化验过程与多环节的药品生产等，都可使用正交设计来确定最佳搭配。特别是中医治病大多使用复方，并且各药剂量不一，中药方剂大多是多因素多水平的，因此利用正交设计研究中医药，是一种多快好省的设计方法。具体设计方案及使用方法请查阅有关统计学书籍。

正交实验的注意事项。

1.正交实验依正交表进行，都有若干个实验号。在研究对象分配时，注意各实验号的均衡可比性。在可能条件下，尽量争取按随机区组分配，这就要求每个区组的样本含量应等于实验号数或是它的倍数。

2.不同实验号尽量同时平行进行，不能在不同时间和条件下进行不同实验号实验。若确实无法安排同时平行实验时，应设法保持不同实验号实验的条件严格一致。

3.正交实验得到的诸因素最佳组合，可能是做过的最好实验号，但也可能是未包括在已做过的正交表中。不论哪种情况，均应以常规或经验组合为对照，进行再确认实验。特别注意实验值是否落在最佳组合指标值 95% 可信区间之内。如远离此区间，应查询原因或重新实验。

4. 条件允许情况下，表头设计尽量不留空白列，利用重复实验的方法，这样既增加信息量，又提高准确性。

5. 正交设计重复实验，结果若有个别缺项，在无法补做时，也可参照随机区组实验的补缺方法。

十二、均匀设计

1. 基本思路与特点 均匀设计的基本思路就是尽量使实验点充分均匀分散，使每个实验点具有更好的代表性，但同时舍弃整齐可比的要求，并减少实验次数，然后通过多元统计方法来弥补这一缺陷，使实验结论同样可靠。因此均匀设计是一种考虑实验点在实验范围内充分均匀散布的实验设计方法。近些年来在医药科研方面进行了广泛的应用，尤其对中药有效成分的提取或化学药物的合成将会起着推动作用。

其突出优点：①使多因素多水平实验的次数大为减少，即每个因素每个水平只作 1 次实验。实际上均匀设计的实验方案数就等于水平数；②因素的水平可多设，可适当调整，可避免高低水平相遇，防止实验中发生意外或反应速度太慢；③均匀设计实验分析求得的回归方程，便于分析各因素对实验结果的影响，可以定量地预知优化条件及优化结果的区间估计。

其弱点：①实验结果分析必须使用多元回归，统计过程较为复杂；②需要使用计算机进行拟合与分析；③现已有多种版本的专门统计软件包，使用较为方便。

2. 应用范围 凡多因素且水平数 ≥ 5 的实验，都可采用均匀设计。但由于每个因素每个水平只出现在一个实验方案中，故均匀设计使用于被试因素与非处理因素均易于严格控制的实验，诸如多种药物联用效果评价、药品制剂工艺、有效分组提取工艺、理化反应最佳条件组合研究等等。实验条件不易严格控制的情况，不宜使用均匀设计。

3. 注意事项 ①均匀设计实验次数较少，因此保证实验条件的可比性是非常重要的；②务必做到考察因素选择准确，安排合理，保证通过均匀设计实验找到最佳组合是最优的，并通过验证实验予以证实；③为了解实验误差，提高结论的可靠性，特别是以生物因素作为考察对象或（和）以生物反应作为实验指标时，每个实验方案应重复 3 ~ 5 次，取其平均值。均匀设计可分为混合水平均匀设计和配对均匀设计，请查阅有关统计学书籍。

十三、序贯实验设计

序贯实验是"边做边看"的实验方法，是一种高度节省样本数的实验方法。序贯实验在医学科研特别是临床医药研究中起着举足轻重的作用，多用于临床控制实验、药物效果评价。

1. 序贯实验的特点与应用范围 许多设计都是按照既定要求把设计对象分配到几个

实验组中去，而序贯实验别具一格，其特点是：①采取"走着瞧"的办法，事先不需要确定样本含量，按照实验者事先规定的标准，逐一实验，逐一分析，随着实验例数的逐渐增加，不断做假设检验，一旦得出结论，实验即可停止。这样并不影响实验结果的准确性，可较早得出结论，通常比固定样本实验的实验周期短。②预先同时规定阳性结论所允许的假阳性率（α 型错误概率）与阴性结论所允许的假阴性率（β 型错误概率）。③能用较少的样本数而获得可靠的结论。一般认为，使用序贯实验比其他设计可节省30% ~ 50% 的样本例数。④在临床中比固定样本的实验更符合伦理学要求。

序贯实验在医学科研中具有重要地位，尤其适用于病例较少的临床疗效研究。因为患者大多是陆续就医的，诸如急性非烈性传染病或易显效病症的疗效研究就以序贯实验为好。其次，急性大动物实验也可考虑应用序贯实验。灵长类动物实验由于价格贵、成本高，若条件不允许成组进行，可使用序贯实验。此外，来源少与贵重药品的半数致死量（LD_{50}）与半数有效量（ED_{50}）的测定，亦可使用这种设计。

序贯实验不适用以下情况：①容易发生流行和暴发的疾病：流行性感冒（流感）、食物中毒等。短时间内可发生很多患者的情况，还有疗程较长者也不能用，研究周期会拖延很久。②不适用大规模的实验观察，例如一般药物的筛选实验或药物评价，短时间不易得出明确的结论。③多发病、常见病的研究对象来源充足，则不宜采用序贯实验。④序贯实验只适用单指标观察或诸指标能综合为单指标者，临床有时除要确定疗效外尚需了解其副作用等，难以兼顾。⑤序贯实验回答的问题单一，只能回答有无效果或谁优谁劣，不适合对混杂因素的分析。⑥多个医疗和研究机构对同一课题的联合研究（即多中心临床研究）不宜采用序贯实验，这是由于实验设计和实施的分配分工都很难统一，实验结果缺乏可比性和可靠性。有关序贯实验的分类、实验设计的基本步骤、双向质反应序贯实验、闭锁型序贯实验及成组序贯实验的详细情况请查阅有关统计学书籍。

2. 序贯实验的注意事项

（1）由于序贯实验只能回答单一问题，因此不宜用于多因素研究。欲同时比较几个指标时，可分别设计几个序贯实验作分析，或将几个指标同时评分，相加后得出一个总分，以便综合评价。

（2）传统序贯实验要求较快获得结果，所以反应慢的过程不宜选用序贯实验。因此奏效较慢的疗效比较和大样本多中心临床实验，宜选用成组序贯实验。

（3）由于序贯实验所用研究对象明显少于其他设计，必须注意样本的代表性与两组间可比性。做到能配对的尽量配对，无法配对的务必注意两组均衡性。

（4）正确选用序贯类型应根据专业信息与预备实验，估计可信度较大，其研究对象数量不受限制，可用开放型；若结果模糊性较大，其研究对象数量受到限制，宜用闭锁型；仅回答有效或无效时多用单项实验；比较两者优劣多用双向实验。至于是质反应还是量反应实验，取决于指标性质与研究目的。

3. 序贯实验能较快而明确地回答问题，因此，将序贯实验与其他设计结合起来，将有利于复杂研究工作的进行。如序贯实验验证某老中医经验方的基础上，再采用正交实验改进组方，便有可能进一步提高疗效。

4. 序贯实验的详细设计与分析方法，请参考有关书籍。

第四章　科研课题选题与申报 ▷▷▷▷

科学研究就是探索未知，中医药是中华民族在与疾病长期斗争的过程中积累的宝贵财富，其有效的实践和丰富的知识中蕴含着深厚的科学内涵，是中华民族优秀文化的重要组成部分。如何在继承发扬中医药优势特色的基础上，充分利用现代科学技术推动中医药现代化和国际化，对中医药的科研提出了迫切的需求；如何申报科研课题，如何选题，形成科学假说和验证假说，对丰富和完善中医药理论、推进和发展大健康医药产业将会产生重要的科学价值。

第一节　科研选题

选题，也就是立题，即确定研究的课题，是中医药科研工作的第一阶段。爱因斯坦在《物理学的进化》一书中说："提出一个问题，往往比解决一个问题更重要，因为解决问题也许仅仅是一个数学或实验室上的技能而已，而提出新的问题、新的可能性，以新的角度去看旧的问题，却需要创造性的想象力，而且标志着科学的真正进步。"这一论述提出了科研的选题是科研工作者提出问题并解决问题的思维过程。选题一旦确定，就关系到整个科研工作的全局，选择和确定科研工作的具体方向、目标和任务等。

中医药科研课题的选题一定要遵循医学科研的特点，注重中医药科研的特色，使选题具有科学性、创新性、概括性和可行性。

一、选题的一般程序

（一）提出问题

提出问题决定着选题的质量，决定着学术水平和成果类型。科研工作者要会提问题，就要求其心思缜密，专业知识扎实，善于在工作中观察、联想、思考和分析。提出问题需要一刹那间的灵感。灵感，是在具备专业理论知识和实践的基础上思路突然"豁然开朗""脑洞大开"。例如，牛顿对苹果落地这一现象突然产生疑问，为什么苹果是往下掉而不往上空飞呢？并由此建立了万有引力定律。诺贝尔奖获得者弗莱明发现了青霉素，也是基于偶然发现葡萄球菌培养皿里有了绿霉，而绿霉杀死了葡萄球菌，他对此现象提出问题并深入进行了研究。由此可见，提出问题，要有观察能力、勇于怀疑的精神和科学的创造性思维能力。

（二）查阅文献

查阅文献的目的是科研工作者确定自己所提出的问题是否有人系统研究过，是否有借鉴的思路和方法，是否有可行性及价值。尤其是中医药，文献典籍是历代医家智慧的结晶，也是中医学继承与创新的源泉。

（三）建立假说

科研工作者对提出的问题经过文献查阅后，需要前瞻性地假设出一个结论。科研工作的关键就是提出假说和验证假说，所以建立科研假说是科研工作的主要核心。假说的建立要基于科学的推断和事实根据，不能凭空猜想。

（四）确定选题

这是选题的最后一步，也是确定科研课题的重要一步。首先，要确立课题名称，课题名称要包含处理因素、受试对象和实验效应三个方面的内容。如"维C银翘片治疗流行性感冒的临床前研究"，维C银翘片是处理因素，流行性感冒是受试对象，临床前研究说明研究工作的目的和效果。其次，选择验证假说的科研手段是对选题的陈述，对假说和验证假说可供选择的技术手段进行全面的、系统的说明，提出一个切实可行的战略方案。在具体的实施过程中，要充分利用有关技术资源，多学科交叉，提高验证手段的水平。验证方案一旦确定，则选题基本可以确立。

二、选题的基本原则

（一）科学性原则

选题要以客观事实和科学理论为依据，符合客观规律和逻辑性。中医药科研选题要在中医药理论指导下进行选题，还要应用哲学思维方法对客观事物进行分析、判断和推理。

（二）创新性原则

创新是民族的灵魂，是建立前人没有的新学说、新技术、新理论。创新体现在研究思路的先进性和研究成果的新颖性。中医药科研的核心就是创新，是衡量研究水平高低的标准。创新具体表现在：①前人或他人从未研究过，填补专业领域的研究空白。②虽有研究，但有待于丰富或完善，或者有必要进行否定或修正。③对原有的技术、方法、产品等进行改造和提升。

（三）适用性原则

选题要有价值，要符合社会发展需要和科学理论发展的需要。要从国家、社会、学科发展的需要，结合国民经济发展的需要来进行选题，既注重经济效益，更要注重社会效益。

（四）可行性原则

选题必须要从科研工作者的实际理论水平、科研能力、提出假说的可靠性、研究条件、经费保障、人力、物力等方面充分考虑，确保课题能顺利完成。

三、选题的范围

中医药科研选题范围和内容都非常广泛，但主要贯穿继承、创新和现代化三个核心。

继承：对中医药理论进行系统整理和现代诠释，研究挖掘中医药文献和古典医籍；整理名老中医的学术思想、临床经验和用药方法并进行系统研究；规范传统的诊疗技术和制药技术；挖掘整理民族医药传统知识和技术。

创新：对中医药学蕴含的生命科学问题开展广泛深入的研究和探索；加强中药作用的物质基础和作用机制的研究，指导创新药物的开发；探索建立系统和综合的医学方法学体系，对个体生命的健康、亚健康和疾病发生、发展、演变、转归过程进行认知和干预，促进中医药学的优势互补及相互融合。

现代化：建设现代中医诊疗体系，开展中医药防治重大、疑难疾病，以及预防、保健、康复作用的研究；建立中医药疗效、安全性评价方法与标准；对传统中药进行二次开发；开展以中药为基源的药品、食品、保健品、化妆品等研发；提高中药产品的质量标准和技术水平；进行中药材种植、加工炮制等规范化研究等。

（一）基础理论研究

中医药理论体系研究；临床基础理论研究如脏腑经络理论、证候与辨证论治研究等；中药基础理论研究如中药药性理论等。

（二）中医临床研究

开展重大传染性疾病和慢性非传染性疾病的防治研究，以提高具有中医药治疗优势的重大疾病防治方案的实用性为目标，通过规范化的临床方案设计，开展临床验证与评价研究。

（三）中医诊疗技术研究

开展中医诊疗技术研究；研制具有中医特点的诊疗仪器设备。

（四）中医药优势病种疗效评价与推广研究

以中医药临床治疗具有疗效优势的常见病和疑难病为对象，在开展疗效评价的基础上，进行病证结合诊断标准、辨证规范、临床实用技术操作规范、中医药诊疗手段和方法等研究。

（五）中医药传承研究

开展名老中医学术思想、临床经验和辨证论治方法的总结研究；古籍和文献的整理研究；民族医药的挖掘与整理。

（六）中药产业研究

中药材规范化种植研究、道地药材品质研究、在进行中药资源普查基础上建立中药材种质资源库等；中药产地加工及饮片炮制工艺研究；传统中药的二次开发性研究；以中药为基础的保健品、日用品、化妆品、食品的研制。

四、选题的方法

1. 从西医的空白点、中医的特点出发选题。比如艾滋病、"非典"这类疾病，西医研究进展缓慢，中医从病机、证候和方药方面进行研究取得了一定成效。

2. 从中医与西医临床治疗疾病效果对比中去选题。

3. 从学术争议点中去选题。

4. 从学科交叉点中去选题。多学科交叉合作是目前科研课题的一个重要方向。

5. 从临床的需求中选题。中医药研究目的是为解决临床问题。

第二节　科研假说

恩格斯曾说："一个新的事物被观察到后，它使得过去用来说明和它同类事实的方式便不中用了，从这一瞬间起，就需要新的说明方式。"这新的说明方式，就是科研假说。恩格斯还指出："只要自然科学在思维着，它的发展形式就是假说。"假说在自然科学研究中占有非常重要的地位和作用，通过验证假说，假说就可以形成新的科学理论。如，1869 年门捷列夫提出元素周期系假说、20 世纪 40 年代提出的核酸是遗传物质基础的假说，都是在科学研究中不断得到科学实践的验证，逐步从假说转化为科学理论的。因此，在中医药科学研究中，要丰富和发展中医药学理论，就要充分重视科研假说。

一、建立假说的意义和作用

（一）假说是形成和发展科学理论的重要途径

科研假说是科研工作的灵魂，根据假说引导科研工作者进行科研设计和科学验证，从而形成新理论，新理论在社会发展中需要完善或者出现矛盾，又要在此理论基础上提出新的假说，再经过验证再形成更新的理论。因此，假说与理论既有严格区别又是相互关联的，因为它们的周而复始，才推动了人类社会的进步。

假说也是形成和发展中医理论的核心和关键。如温病学的形成和发展，就是历代医学家在《黄帝内经》《伤寒论》的基础上，针对医疗实践中诊疗温热病出现的新问题，突破了《黄帝内经》《伤寒论》中的传统学说，不断提出新的假说。其代表性的如吴有性的"戾气"学说、叶桂的"卫气营血"辨证说，这些假说最终形成温病学理论体系。

（二）假说决定科研的方向

假说提出后，可以制订验证方案，决定研究方向和目标。如克隆羊多莉，就是根据假说"既然每一个细胞（分化和未分化）都包含个体的全部基因，那么在一定条件下，每一个细胞都有可能复制出一个完整的个体"指定科研的方向和目标，开展对成年绵羊体细胞克隆子代的实验，并获得成功。

（三）假说推动科学的发展

假说要求科学工作者不仅要有理性的思维，还要敢于怀疑、敢于猜测，充分发挥主观能动性。正确的假说推动科学的发展，不全面的甚至错误的假说同样也能起到借鉴作用。但是为了少走弯路，现在对假说的要求越来越高，越是大的科研课题越是不允许提出的假说有所失败。

二、假说的特点

（一）具有科学性

假说是建立在科学事实和科学理论的基础上提出来的，是经得起论证和验证的。这与无事实根据的瞎说、乱说和迷信是有根本区别的。如 1912 年德国地球物理学家魏格纳提出了大陆漂移学说，解释了地壳运动和海陆分布、演变。该学说认为，基于地质构造、大陆边缘的吻合、古生物化石、气候和古磁场等方面存在一致性，认为地球上所有大陆在中生代以前曾经是统一的巨大陆块，中生代后才开始分裂并漂移。这一理论经过长期的广泛的科学论证，在 20 世纪 60 年代得到认可。

（二）具有创新性

假说是科学工作者创造性思维活动的结果，具有突发、飞跃和新奇等特点。但需要在继承的基础上才能进行创新，不能凭空进行新的创造和发明。

（三）具有假定性

科研假说虽说基于科学基础，但终究是对未来科学事实和理论的假定性说明，尚有待于进一步通过科学实验进行检验或证实。

（四）具有工具性

假说必须以科学事实为依据，应用或继承已有的科学理论，在原有理论的薄弱环节、空白点和矛盾点上，通过创造性思维活动，提出新假说。新假说要有预见性，一旦形成，它就是解决问题的开始而不是结束。

三、提出假说的方法

提出各种假说的方法大致分为非逻辑思维方法和逻辑思维方法，在实际运用中需要协同使用。

（一）直觉和灵感

直觉和灵感属于非逻辑思维方法。直觉是在实践的基础上对客观事物有比较迅速的直接的综合判断；直觉具有突然达到洞察事物本质和规律的作用，而不是偶然被动产生的。灵感是大脑在苦苦思考后经过客观条件的激发，突然产生的明朗结果；灵感也要建立在实践的基础上，具有非预期的突发性和偶然性。

（二）比较分类与类比法

人们要认识事物，首先应该鉴别和区分事物的种类。

比较：通过对研究对象及相关对象之间的对比，确定它们的共同点和差异点，发现它们的共同属性和特殊属性。

分类：根据研究对象之间的共同点和差异点，将共同点归为较大类别，差异点归为较小类别，从而出现不同等级的系统。

类比：根据研究对象之间在某些方面的属性相似或相同，推出它们在其他方面的属性也可能相似或相同。

（三）分析综合法

该方法是用部分与整体的关系对事物进行局部和整体的认识。

分析：分析是把研究对象分解成局部或单个要素进行研究的方法。

综合：综合则是经过分析后，把研究对象的局部和单个要素联接起来，形成统一认识的研究方法。

（四）归纳演绎法

归纳：从个别事物找出共同本质或一般原理的方法。归纳具有 4 种形式：求同法、求异法、共变法、剩余法。

演绎：从一般性原理推理到个别性结论的方法。这是一种从抽象到具体的方法，在中医药理论的体系建立中发挥了重要作用。如藏象学说、气血阴阳学说等。

四、假说的检验

科研假说形成后，需要接受实践的检验才能证明其真伪。中医药科研假说通常需要通过临床试验或实验研究直接验证。有些假说不能直接实验验证，则要采取间接验证。所谓间接验证，是用实验来检测假说的逻辑推论，它是运用逻辑推演与实践证明相结合的一种方式。

但是，我们也要客观认识到，科研假说的构成不是很完善的，因为假说受限于所处时代生产力和科学技术发展水平，因此会有错误的信息包含在内，一个事物也许需要多个假说来支撑。

在科研三大要素实施过程中，要以追求高水平的科研假说为目标，研究手段要紧扣科研假说来进行。在科研工作中常见有以下四种情况。

高水平科研假说＋高精尖研究手段＝高水平研究成果

高水平科研假说＋一般研究手段＝高水平研究成果

低水平科研假说＋高精尖研究手段＝一般水平研究成果

低水平科研假说＋一般研究手段＝低水平研究成果

第三节　科研课题的申报

一、科研课题的概念

确定科研选题和确立科研假说后，接下来就是填写科研课题申报书（对在读研究生而言，则是进行开题报告的工作），选择好科研设计，申报课题一旦成功，则开展课题研究工作。

科研课题是指在目标、期限、投资额、课题人员四个基本条件下进行的解决问题的活动。科研课题是科研活动的对象，这是形成科研能力不可缺少的要素。如果只有科研人员和科研手段，而没有可研究的课题，则前两个要素只能是潜在科研能力，不能形成现实的科研成果。科研能力由科研人员（劳动力）、科研手段（劳动工具）、科研课题（劳动对象）三者有机结合而构成。中医药科研应遵循"继承与创新并重，中医中药协调发展，现代化与国际化相互促进，多学科交叉融合"的原则确定课题。

科研课题根据级别、大小，依次称为：计划、项目、课题。

二、科研课题的来源

（一）来自自身实践的课题

自身实践课题来源于研究者平时工作中遇到的难以解释或无法解决的问题。例如：为什么会有同病异治？异病同治？病、证、症的区别是什么？等等。许多书刊在论述某些疾病时经常使用"机制还不明了""尚无有效疗法"之类的字眼；不少人对此司空见惯，也就不会进一步追究为什么或怎么办，甚至人云亦云，习以为常，其实这正是一些现成的研究课题。尽管有些问题已经有了初步的了解或提出了某种推测性解释，但研究者仍可以通过自己的研究和探索以加深对问题本质的了解，或对错误理论进行修正。

（二）来自他人实践的课题

别人向研究者提出的一些咨询或请教，若不能给予答复，而且在查遍有关资料后仍找不到答案或解释，这常常就是一个研究题目。这类问题通常是经过他人思考的产物，常又激发研究者的认识活动，拓展了探索思路。

在他人的实践结果中，也可能有一些不够令人满意或嫌不足的问题，对此研究者可以再进一步深入研究、探索。例如：某项研究虽属重点研究项目，但病例数太少，则研究者可以扩大样本含量作进一步研究；某项研究的观察指标不恰当或检测手段不够精密，研究者也可以研究更恰当的指标或检测手段，进一步验证和补充；其他还有如某些西医的病名如何与中医的病证相互对比联系等等。

有一些科研论文的末尾部分，往往都提示了下一步应该继续探讨的问题，这正是研究者通过自己的实践所发现的知识未及之处或空白点。科学研究具有连续性和继承性，对每一个问题的探索都是在前人已有的基础上向前推进的一步，前人在研究中指出的知识空白点往往都是该问题领域内新知识的滋生点。

（三）来自客观要求的课题

健康是人类的一大财富。医学的产生正是基于人类对于健康的自然需求，并在这种需求下不懈地发展和完善。客观上对医学的要求是什么？简单地说就是人类对健康的愿望应该得到最大限度的满足，而民族的兴旺及其身体素质的不断提高与增强也是医学科学所不可推卸的责任。

在这一前提下，有待医学科学解决的课题可谓数不胜数。几乎生命的每一个阶段都向医学科学提出大量的研究内容。因此，要有责任结合自己的专业并尽最大的努力，一点一滴地回答并解决这些问题。

（四）来自协作要求的课题

从总的方面来看，多学科协作研究已是现代科学发展中不可逆转的趋势；从小的方面来讲，一项研究课题也常常会涉及几个不同的专业或科室，因而"协作"便成为当今科研工作中的一种重要形式。一个较大课题常可分解成为若干个小题，或者是将一个题目分解成几个侧面，在相互联系下同步进行。对于这些小题或侧面，课题负责人往往是请求具有专长的单位或是个人给予承担与合作，对于后者来说，这便是来自协作要求的课题。它与机关单位共同发起的一项协作研究在性质上还有所不同。

来自协作要求的课题既具有主动性，又具有被动性。自己不用考虑课题题目；可接受也可不接受；一旦接受后，则必须在一个总体科研设计的指导下进行具体工作，保证进度并按期完成。

（五）来自上级指定的课题

根据科学技术的需要、国民经济建设及国防军事建设等的需要，国家可以指令性要求某些单位完成某些课题的研究，这是科研工作中的硬任务，必须保质保量，如期完成。

一般来说，来自上级指定的课题可以分为临时交付和定期下达两大类。各级领导机关皆可从其相应的角度（如全国角度、本省角度）提出一定时期内的科研任务，例如列入国家所谓五年规划中的医学方面的全国攻关项目、卫计委某一时期内的攻关和重点研究项目、各省（市）一定时期内的医学科学研究与技术发展重点等，皆属此类。

（六）来自公开招标的课题

随着市场经济的发展，竞争机制也引入了科学研究领域。公开招标于投标者来说，不再论资排辈而是择优支持，因此这是一个大的指挥竞赛场，是思维活动方面的一种较量，科研构思和研究路线将是能否夺标的关键。

总之，在医学科研领域内，有待研究的课题是众多的，范围是广泛的，来源渠道多种多样，每一个科研工作者均可根据本身的业务专长和工作特点，结合自己在医学实践中遇到的种种问题，选出最适合个人具体情况的研究题目。

三、课题的分类

根据课题经费的来源，科研课题分为纵向课题（国家各级政府支持的课题）、横向合作课题（与企事业单位合作的课题）和自筹课题，大致包括以下 6 类。

1. 国家级项目（课题） 国家科技部、国家自然科学基金、国家社会科学基金等批准立项的项目（课题）。

2. 省部级项目（课题） 国家教育部、国家卫生与计划生育委员会、国家中医药管理局、省科学技术厅、省社科规划办及其他部委批准立项的项目（课题）。

3. 厅、局级项目（课题） 省教育厅、省卫生与计划生育委员会、省中医药管理局、高校和其他厅局及市科技局批准立项的项目（课题）。（注：有部分省市将省教育厅项目列为省部级项目）

4. 横向项目 接受事业单位、企业或个人委托研究任务的项目（课题）。

5. 合作、协作项目（课题） 由项目负责人所在单位与外单位联合申报的项目（课题）为合作项目（课题）。个人参加外单位的项目（课题）为协作项目（课题）。

6. 自筹课题 自筹科研工作经费立项的课题。

所有项目的申请必须按照有关的规划、计划、项目指南或招标公告及申请和投标办法，认真填写有关申请书、投标书和表格。

中医药科研课题因定位不同而有不同的科研类型。如，"973"计划（中医理论专项）属于国家重大基础研究；国家自然科学基金属于自由探索基础研究；国家支撑计划属于应用技术研究；"863"计划属于前沿高新应用研究；中医药行业科研专项属于解决公益行业实际问题的应用研究；国家中医药管理局专项属于围绕行业需求的基础或应用性研究。

四、课题申报书的主要内容

科研课题的申请，课题获资助的情况常被视为衡量科研工作者所在单位的综合实力、科学研究水平和科研管理水平的重要标志。课题申报时必须填写课题申报书。课题申报书填写的过程中要注意相关指南和规范的要求，准确、全面地反映申请者的申报信息，以及申报者对该课题基本内容和大体框架的理解。填写的语言文字应规范，逻辑清晰。

1. 课题名称 课题名称是对科研选题和研究内容的高度凝练，涵盖处理因素、受试对象和实验效应三个要素的关系。题目不能太长，要简明扼要，要有创新。

2. 立题依据 交代科研选题的依据，说明其必要性和迫切性。

主要是分析本研究相关领域的国内外研究动态（历史沿革、目前研究状态、未来发展），找出存在的问题或争议，明确科研选题（着重说明该选题的不同特点、地位和价值）并提出自己的观点或假说。对于基础研究，应结合国际前沿的发展趋势着重论述研究课题的科学意义；应用基础研究，应在结合学科前沿的同时，围绕社会、经济发展中的科技问题，阐述应用发展前景；开发性研究（应用性研究），则要重点论述预期产生的经济效益或社会效益。

3. 研究目标 研究目标要明确而且不能太大，体现的是研究的深度而不是广度。最好有本人前期工作基础，前期有基础对于达到研究目标非常重要。

4. 主要研究内容和技术路线 研究内容是整个科研课题的最重要部分。研究内容要紧紧围绕研究目标，选择合适的科研设计，采用具体的研究方法和技术手段从理论和技术两方面来论述。科研设计是立题依据中研究思路的具体落实，要根据研究内容和目标而设定，没有良好的设计方案是不可能很好地验证科研假说，不可能有很好的科研结果的。科研设计方案的选择应说明受试对象的种类、样本数的确定和抽取、样本的分组等；说明处理因素的性质、处理方法等；说明实验效应观察的指标、实验方法等；科研设计还要包含数据的统计学处理。

技术路线是科研设计方案的技术流程，包括实验设计、实验步骤、研究方法、拟采用的技术等。这部分需要详实、具体，部分内容可用技术路线图表明。

5. 创新点及关键技术 创新点是课题的要点，说明本课题的独到之处、新颖性和在国内外所占据的地位。

关键技术主要说明研究手段的水平及难度，比如说处理方法是怎样进行质量控制的、实验效应是如何用指标或方法来表达的、对技术难点如何克服等。

6. 完成课题所具备的研究基础和条件 研究基础是指以往相关的课题工作和预初实验。以往相关的课题工作可证明完成该课题的科研能力，并可提供相关科研资料供该课题参考。预初实验的目的是熟悉方法、摸索条件，初步掌握受试对象对处理因素的反应情况，以及获得理性结果的最佳实验条件。因此，预实验对进行科研设计有重要作用。

完成课题的必备条件主要是课题研究内容、技术路线和解决关键技术所需的实验室条件（仪器设备、试剂、材料）、实验对象、课题组组成人员科研能力、科研经费保障等。如果有达不到的研究条件，要提出解决办法，以保证课题的顺利开展。

7. 研究进度计划 按照课题的研究周期合理制订每个工作阶段的计划，比如野外调查、工作调研阶段、实验阶段、数据统计处理阶段、论文撰写阶段等。

8. 预期成果形式 预期成果是围绕研究内容、技术路线创新点等通过实施过程最后产生的结果。成果形式可以是研究报告、论文、检测报告，也可以是人才培养、专利、专著等。

9. 经费预算　经费预算是课题开展的重要保障，是根据技术路线预测的费用，要合理安排使用，严格经费管理。经费预算通常包括仪器设备费、实验材料费、差旅费、会议费、资料印刷费、发表论文费等。

以国家自然科学基金项目为代表的一系列项目资助计划，在申报过程中都要求项目申报者对项目申请经费中支出的各项条款有明确的用途说明，并且在项目执行过程中要严格按照项目申报书经费的支出比例花销。因此，在项目申报时，一是要注意项目主管部门能给予的经费支持强度，申请金额不可过高；二是准确计算项目进行所需的各项费用。

10. 参考文献　课题申报书中从立题依据、主要研究内容、技术路线到创新点及关键技术等，都需要查阅相关文献以供参考，比如他人的观点、数据、资料和方法。参考文献的标注说明了科学依据的真实性，可供专家参阅、查找。参考文献的引用按先后顺序编排。

总之，申报科研课题，一定要明确科研选题，确立科研假说，填写申报书时研究目标要明晰，研究内容要清楚，研究条件要达到，研究经费要保障，各个环节缺一不可。只有这样，才能顺利申报成功。

第五章　开题报告及科技论文的撰写、答辩与发表 ▷▷▷

第一节　开题报告

开题报告是指硕士及博士研究生对科研课题的概况及工作计划，向有关专家进行陈述，并由专家进行评议的科研活动。该过程主要包括两个方面：①开题报告文字说明材料的撰写；②科研课题概况及工作计划的汇报。开题报告是在开题者完成科研选题、文献综述、假说建立、课题设计，并在预实验的基础上，对课题研究方案的可行性及创新性进行公开评议。

开题报告是经过科研选题后，在确定研究课题之前的一个重要环节。它是对选题的陈述，也是对选题的验证。要注意考虑"做什么"和"怎样做"。

课题在立题并进入实施阶段之前，尤其是研究生学位论文课题，必须进行开题报告，邀请专家评议，对科研选题的科学性、创新性、适用性和可行性进行综合评议，对课题的意义和背景、课题的内容和实施等有着十分重要的作用。

开题报告主要包括综述、研究内容、条件状况和预期结果等四个方面。

1. 综述　综，是综合所涉及学科领域的研究概况；述，不但是陈述，更多是评述，要有自己的科学观点和见解，注重分析研究。综述一定要以查阅文献为前提，所查阅的文献应与选题有关，但又不能局限，文献一般至少在 20 篇以上。综述包括对选题的历史沿革、国内外研究背景、选题的先进性与创新性等。

2. 研究内容　这是课题的核心部分，也是科学假说的形成与验证过程，要根据选题来确定具体研究内容，要求全面、详实、周密。具体包括实验设计、技术路线、拟解决的关键技术和问题、已有的研究基础、工作进度安排等。

3. 条件状况　主要是指硬条件和软条件。硬条件突出已有实验平台、仪器设备的优势，从而保证实验内容能顺利开展。软条件指课题经费、课题组人员的能力和分工，是课题开展及完成的保障。

4. 预期结果　通过完成研究内容后，来论证缜密的科学假说，阐明学术价值和应用价值，说明拟产生的科技成果形式和人才培养情况、产生的社会和经济效益等。

好的开题报告即是一篇好的科研论文，能够全面地体现课题主持人的专业理论水平和实践应用水平，体现良好的思维能力和科学人文素养，锻炼其组织能力和应变能力。

专家的质询和评价，是对课题最好的一次论证和检验。所以，开题报告重要且必要。

一、开题报告的目的和意义

1. 提供评议意见 研究生进行开题报告时，专家组一般由本学科及相关学科专家（5~7 人）组成。专家组将对该课题的研究方案进行严格的评议审核，而研究生主管部门则综合评议的意见，确定是否批准该选题。对于研究方案具有可行性及创新性的课题，将批准通过开题报告。对某些方面存在一定缺陷的课题，开题者应根据专家组的意见做相应的修改与调整。若课题存在严重不足，不具备开展研究的可能性，则不能批准该选题，须在规定时间后再次进行开题报告。

2. 增强科研水平 在开题报告中，专家组成员将对开题者的研究方案提出建议和意见，使课题内容得到进一步的补充和完善，从而提高该选题的研究水平。

3. 推动学术交流 开题报告除了可以对课题研究方案的可行性及创新性进行公开评议，也可以增进本学科及相关学科的学术交流。在此过程中，专家组成员将围绕开题报告的内容进行审核和讨论，各抒所见，相互借鉴与学习，推动学术交流，同样也是为开题者提供了一次良好的学习机会。

二、开题报告的主要内容

在开题报告的过程中，开题者应将研究目的、研究方案和预实验结果等方面向专家组做全面的汇报。开题报告的内容主要有如下 11 点。

1. 课题名称 课题名称要求文字精练，语义明了，用最恰当的文字组合来反映课题的特定内容。课题名称中的关键词应使用得当，要能体现科研的三大要素（研究对象、处理因素和实验效应），准确地表述课题的性质和内容，明确选题范围与大小。

2. 选题来源和依据 选题主要有 3 种来源：①来自于个人的专业经验或生活经验；②来自文献查阅；③来自于导师的建议。选题确定后，开题者需要对该选题的研究现状和进展，以及亟待解决的问题进行分析，着重说明该选题的依据、相关的国内外研究进展，及本课题的原创性与创新性。

3. 课题的目的和意义 选题的目的和意义可以从以下 5 个方面来看：①学术意义；②理论价值；③实践价值；④个体目的；⑤知识发展。开题者可以从上述几方面着手，针对该科学领域中仍然存在的问题或争议，提出自己的学术观点或科学假说，确定选题的目的和经研究后将要达成的目标。

4. 研究方案 研究方案就是选题后，研究生在正式开展研究之前拟定的整个课题研究的工作计划，它包括了课题研究的各方面内容和步骤，包括研究目的、研究内容、研究方法、技术路线和预期结果等。研究生应从理论和技术可行性两方面对研究方案中的各项内容进行详细论述，并要阐明拟采用的研究方法和技术手段的原创性和创新性。研究方法一定要具体，而不能只提及一个大的方法学概念，这样专家组才能有针对性地提出建议与意见。开展预试验的目的是为了说明研究内容和技术路线的可行性。开题报告一定要汇报预实验的结果，以证明其技术方法的可信度。技术路线是研究方案的技术流程，包括实验对象、实验步骤、技术方法、预期结果等，可采用简明的技术路线图表示，使专家组成员对此项研究有一个总体的了解。预期结果是指课题经研究后可能取得的成果，同时，开题者还要对其可能具有的重要应用价值和理论意义进行客观评价与预测。

5. 课题的创新点　创新是科学进步的推动者，研究生的科研工作在基础理论上或技术上必须要有一定的创新性或能提出新的见解。创新的范围可以是国际、国内、地区或单位，以及某一科研领域范围等。重点在于培养并树立研究生科研工作的创新意识。

6. 统计学处理　对于研究中所能得到的各种数据，应从统计学描述和统计推断的角度说明将要采用的统计指标和统计方法。如对于等级资料和计数资料，可用相对数（率及构成比等）来进行统计描述，而计量资料则可用均值 ± 标准差进行统计描述。等级资料和计数资料可以运用卡方检验来进行统计分析。两组计量资料均值的比较应采用 t 检验；3 组计量资料均值的比较应采用方差分析。必要时还要说明将采用何种统计分析软件及其版本（常用的统计学软件有 SPSS、SAS 及 R 语言等）。最后还应说明拟采用的检验水准，如 $\alpha = 0.05$，或 $P \leqslant 0.05$，即差异有统计学意义。

7. 必备条件　完成课题所必须具备的条件包括实验环境、仪器设备、试剂、实验对象（人或动物）、经费等，开题报告应对上述条件加以说明。对研究工作中可能遇到的困难和问题，及拟解决的办法和措施也应特别说明。

8. 工作计划　开题报告要有详细的研究工作计划，可分预实验、正式实验、数据分析与统计学处理、论文撰写等阶段，按季度或学期制订相应的工作任务，并列明每个阶段的工作内容和任务指标。

9. 经费预算　课题研究的经费预算应符合实际，不应盲目地追求高、精、尖的指标。经费预算是进行科学研究的重要保障，同时也反映了研究生对实验具体各环节的熟悉程度，是否能做到量体裁衣。经费预算应包括实验材料费、仪器设备使用费、资料和论文印刷费、协作费等。

10. 参考文献　开题报告中所涉及的选题来源和依据、课题的目的和意义、研究方案中的研究方法和创新点等，都应附上相应的参考文献予以支持，按引用的先后顺序进行编排，并列于开题报告的文末，以供专家组核查。所引文献应当是开题者亲自查阅的近 3 ～ 5 年的论著。

11. 文献综述　文献综述是开题报告中必不可缺少的。开题报告应有与本课题密切相关的文献综述内容。其反映了开题者对国内外相关研究进展的了解程度。

三、开题报告的一般程序和要求

1. 开题报告时间　开题者完成学位课程并获得规定学分后，在文献查阅、选题、科研设计和一定的预实验的基础上即可以进行开题报告。

2. 开题报告文字说明材料的撰写　举行开题报告会前，开题者应将开题报告所涉及的内容，按规定格式要求撰写成文字说明材料，并提前送达专家组成员。同时，应将开题报告的内容制成高质量、规范化电子幻灯片，供开题报告会时使用。

3. 科研课题概况及工作计划的汇报　举行开题报告会，开题者通过电子幻灯片对科研课题概况及工作计划进行汇报。开题报告会一般须邀请5~7名本学科及相关学科的专家参加并组成评议组。评议组成员中不能包括该开题报告会开题者的导师及指导小组成员，但他们与本专业的教师和相关研究生可以参加开题报告会作为旁听。开题报告会首先由开题者汇报开题报告所涉及的各项具体内容，然后由专家组成员提出质疑或建议。开题者可就相关问题进行解释性说明，也可就开题报告中的某些问题当场请教专家组成员。

4. 专家组严格把关　专家组要认真评议开题报告，严格把关。评议内容主要包括：①选题是否具有科学性、原创性、可行性、创新性，立题依据是否充分，是否具备重要的应用价值或理论意义；②指出研究方案的不足点或亟待完善的部分；③是否准许通过开题报告，若有争议者，则可进行投票表决。若原则上同意通过开题报告，但部分内容还需修改或调整者，应在规定时间内修改完毕并上交研究生主管部门备案。若开题报告未准许通过者，应在导师或指导小组的指导下重新准备，并在规定时间内重新举行开题报告会。若开题报告仍未能通过者，将终止其学业。

5. 填写开题报告表　开题报告会后，开题者应根据专家组的意见，对课题研究方案进行修改、补充和完善，并填写开题报告表，按相关规定程序经开题者所在院、系、主管部门审核，签字盖章后交研究生主管部门存档。

6. 开题报告后续工作　开题报告准许通过后，开题者应尽快进入课题实验阶段。在课题的具体实施中，原则上应按照开题报告时所通过的研究方案进行，不得随意更改研究方案。如因不可抗拒的原因或客观条件改变而必须中途调整研究方案者，原则上应按程序重新审批并再次进行开题报告。

第二节　科技论文的撰写、答辩与发表

一、科技论文的基本内涵

1. 撰写科技论文的目的与意义　科技论文（包括学术论文及学位论文）是研究和分析科学学术问题的论述说理性文章，也是科研成果的文字表现形式（包括书面和电子），在情报学中其又被称为原始论文或一次文献。科研人员通过文字说明，将自己的科研成果和学术见解公布于众，如此才能与国内外学术界进行交流，才能得到学术界的认可，也是进一步获得基金资助及科研奖励的重要依据。

撰写科技论文是科研人员的重要基本功之一，也是科研工作的重要组成部分。作为一名科研人员，除了具有扎实的专业知识和熟练的技能，还必须在科研领域有所建树。因此，具有一定的科技论文的写作能力也是必不可少的，这才能使自己在科研工作中所取得的成果及新的学术观点得到及时的传播。另外，在科技论文的撰写、修缮和发表的过程中也能及时地发现和解决问题，并能进一步提高自己的科研水平。随着科学研究的发展，科研人员越来越注重科技论文的质量，对科技论文写作水平的要求也越来越高。要想不断提高科技论文的撰写质量，首要解决的问题是能熟练掌握撰写科技论文的基本程序，及论文的基本结构与格式。在此前提下，坚持多读勤写，严谨认真，勤于思考，积攒经验，才能逐步提高撰写论文的水平。具体来说，其基本目的与意义可归纳如下。

（1）传播科学研究成果：科技论文是报道科研成果和学术观点的重要形式，而所有的科研成果和学术观点，只有在较广泛的范围内得到传播，才能产生科学价值和社会效益。

（2）促进学术思想的发展：所有学术思想，都是在重要科学探索和实践的基础上逐步形成并不断发展起来的。科技论文能对其进行深入探讨、论证、交流、完善与总结，是促进学术思想发展的重要途径。

（3）评价学术水平：公开发表的科技论文的质量和数量已成为衡量一个国家、地区及科研单位科技发展水平的重要标志之一。直接或间接地反映了个人、单位、地区乃至国家目前的科研水平及其在国际上的学术地位。发表科技论文的质量和数量也是考核专业技术人员业务水平和评定专业技术职务（称）的重要依据。

（4）促进科学发展：科技论文写作是一种具有创造性的脑力活动，是科研工作中不可缺少的重要一环。科研人员不仅要"做"科研，也要"写"科研，在写作论文的过程中，通过总结、归纳、演绎等逻辑思维的运用，可以从实验所得的数据信息中探究事物的本质与规律，在总结和论述研究成果的过程中能进一步拓展科研思路，并在科研工作中不断提高分析与解决问题的能力及专业理论水平。通过科技论文的写作，总结并提出新的科学假说，发现后续研究的切入点，并最终能推动科学研究的持续深入发展。

2. 科技论文分类

（1）国内学术期刊按其影响性可划分为核心期刊与一般期刊。核心期刊一般又可以分为"中文核心期刊"及"科技核心期刊"，其中"中文核心期刊"是指北京大学图书馆出版的《中文核心期刊要目总览》所收录的学术期刊；而"科技核心期刊"则来自于中国科学技术信息研究所出版的《中国科技论文统计源期刊》。另外，收录于中国科学引文数据库（Chinese Science Citation Database，简称CSCD）的学术期刊在国内外也是具有较大学术影响力的，国内一些科研院所及高等院校也把其核心库中的期刊认定为核心期刊。

（2）重要的国际学术期刊主要来源于世界三大著名的科技文献检索系统：科学引文索引（Science citation index，简称SCI）、工程索引（Engineering Index，简称EI）及科技会议录索引（Index to Scientific & Technical Proceedings，简称ISTP）。其中SCI是目前国际上被公认的最具权威的科技文献检索工具（由美国科学信息研究所评定出版），它不仅是一部重要的科技文献检索工具（用于最新科研成果查新及文献被引用情况的检索），而且也是目前最为普遍使用的学术评价工具。因此，科研成果能否在SCI收录的学术期刊中发表，已引起科研人员极大的关注并成为他们追求的目标。

3. 科技论文的要求　一篇科技论文的科学性与原创性是决定其质量的重要因素，而实用性、规范性及可读性也是书写科技论文的基本要求。

（1）科学性：科学性是判断事物是否符合客观事实的标准。科学性要求论文的内容必须真实可靠，其研究结果和结论具有重现性，可以被其他科研人员以同样的方法得到相同或高度相似的结果。科学性还要求撰写论文时，其中的概念、原理、定义、数据图表及参考文献等必须清楚、准确、前后一致。

（2）原创性：原创性也称为独创性或初创性，是科技论文价值水平的重要标尺，要求其内容与思想较已发表的文章有新的发现或见解。许多文章投稿后未被期刊录用，主要是因为作者仅仅重复了前人的或自己原有的工作内容，而没有进一步的创造与改进。

（3）实用性：任何科研的最终目的都在于应用，能够指导及推动实践工作的运行。论著的指导作用越强，产生的积极效果越明显，则越受读者欢迎。

（4）规范性：目前科技论文的写作已形成比较固定的模式，其内容与格式均具有确切的标准，撰写论文时，必须遵照期刊的书写格式与要求。

（5）可读性：可读性要求论文的语句要准确通顺、简洁明了，不存在模糊不清、抽象难懂及产生歧义的可能性。要使用规范化的科技语体，使得读者在较少的时间，获取更多的知识和信息。

4. 科技论文的分类　科技论文可以按照学术期刊的栏目进行分类，主要分为评论类、论著类及综述类等。

（1）评论类：常见栏目有述评、专论等。述评和专论类文章是作者就某一研究领域或研究专题进行较为系统而深入的阐述和精辟的评论，也可对其中某一方面进行深入的专论。要求观点明确，针对性强。某些情况下，在重要的文章前后附有编者的话、编者按、编后语等，也多属于评论类文章。

（2）论著类：论著（original article）也称为原著，包括实验研究、临床研究、临床报告、现场调查研究及教学改革研究等，均属于一次性文献。论著已形成了一种固定的格式，即题目（title）、作者署名及单位（author and affiliation）、摘要（abstract）、关键词（key word）、前言（introduction）、材料和方法（material and method）、结果（result）、讨论（discussion）、结论（conclusion）及参考文献（reference）。

（3）综述类：综述是在某一特定时间段内，作者针对某一学术问题，对相关文献资料进行归纳整理、综合分析而撰写成的一种专题性学术论文。文献综述充分反映了现阶段某一研究领域或某一方面学术问题的研究动态，以及作者对该研究方向的展望与建议。

二、学术论文的撰写与发表

1. 撰写格式、内容　国内学术论文目前已形成比较固定的结构与格式，其格式一般为论文标题（中英文）、作者署名与单位（中英文）、摘要（中英文）、关键词（中英文）、引言、材料与方法、结果、讨论、结论、致谢、参考文献等。大部分国外学术论文的结构与格式也是如此。

（1）论文标题：论文的标题也称为文题，其能表达论文的特定内容，并能体现研究的范围和深度，是一篇论文核心内容的高度凝练，具有吸引读者和帮助文献追踪和检索的作用。撰写学术论文的标题时，用词要准确、简洁、清楚，同时还要注意题目中句法的正确性，应准确地反映出文章的性质、研究对象及处理因素。

作者署名：学术论文的作者署名不仅代表着荣誉和利益，同时也表明了责任，参与署名的所有人都需要对发表研究成果的科学性和真实性负责，尤其是通讯作者（corresponding author）。通讯作者往往是该论文相关课题的负责人，也常是论文投稿和对审稿意见进行答复的主导者。其对该论文具有全面的责任，是论文知识产权所有者的代表。

另外，作者单位不仅有助于作者身份的识别，同时也是期刊编辑部或读者与作者进行联系所必需的信息。书写单位地址时，应给出完整的通讯地址，以免按论文中地址投递的邮件无法寄达作者本人。

（3）摘要：摘要是对全文核心内容的总体概述，是完整的独立短文，它包含了几乎与论文主体内容同等量的主要信息。一篇好的论文摘要通过读者阅读后，便可大体上知晓作者的研究目的与内容，并确定是否要继续阅读全文。

摘要本质上就是一篇高度概括的论文，其构成主要包括了以下内容：①目的（objective）：研究工作的目的或主要解决的问题；②方法（methods）：所用的方法学、仪器、试剂等；③结果（results）：数据，观察实验的结果，得到的效果、性能等；④结论（conclusions）：结果的比较、分析、评价、应用，提出的问题，后续研究的展望等。

（4）关键词：关键词是若干个（一般不超过6个）能代表论文主题的名词和词组，可用于文献检索。随着科研事业的快速发展，各学科论文总数也在急剧增加，因此，科研人员不可能通览其研究领域内的全部文献。目前随着网络信息化水平的提高，科研人员可以在相关文献数据库中进行关键词检索，从中能迅速搜索到所需的文献信息。中文关键词的选取可以参考中国医学科学院图书馆编译的《医学主题词注释字顺表》、中国中医科学院中医药信息研究所主编的《中国中医药学主题词表》、林美兰主编《医学主题词表（MeSH）中医药学主题词表》；英文关键词可以参考美国《医学检索》（index medicus，IM）的医学主题词表（medical subject headings，MeSH）。

（5）论文正文：论文正文是学术论文的主体部分，主要包括引言、材料与方法、结果、讨论、结论、致谢以及参考文献等部分。

①引言：引言也称为前言，是对论文写作目的与背景的阐述，并对论文阐述的内容具有导读的作用。因此，引言在论文中具有总揽全局的重要作用。引言基本由研究背景、存在问题和研究目的等三个方面组成。

②材料与方法：该部分是论文中论据的主要内容，是阐述论点、得出结果的重要步骤。研究结果能够被重复是科学研究的基本要求，而该部分则是快速判断这些结果是否能够被重复的重要信息源，是判断论文科学性的主要依据，也是作者创造精神的突出体现。

③结果：结果是作者科研成果的实质部分。该部分内容要求高度真实和准确，不能有任何虚假或模棱两可的表述。不论结果如何都应该如实地反映出来。为了体现出科学性和准确性，结果的表述要专一，不要加入作者的任何评论、分析和推理，即凡是研究结果蕴含的科学内涵或亟待说明的问题，均应留给讨论部分加以来阐述。

④讨论：该部分是论文的精华或灵魂，是作者对得到的各种资料进行分类、归纳、分析，并最终作出理论和规律的抽提与凝练。该部分的主要内容是对研究结果的解释和分析，判断结果部分是否能验证之前提出的科学假说，解释与预期结果存在差异的可能原因，提出自己的见解，以及新的问题或观点，评价其科学意义。讨论部分一定要基于研究结果，并紧紧围绕科学假说来进行阐述。按照逻辑推理的基本要求，进行正确的判断和推理，得出符合实际的结论。同时又要大胆地讨论研究工作的理论意义和可能的应用价值，清楚地告诉读者该项研究的新颖性和重要之处。

⑤结论：结论是根据自己的研究结果，并结合前人的科研成就对本文作出恰如其分的概括与总结。结论的内容通常是概述作者本人研究的主要认识或论点，一般包括最重要的结果及其蕴含的科学内涵或亟待解决的问题，可与前言部分相互呼应。

⑥致谢：是以书面形式对科研工作与论文撰写过程中给予帮助的人员的肯定与感谢，也是尊重他人贡献的表示。另外，在国外学术期刊中，该部分内容也通常是列明基金项目的地方。

⑦参考文献：该部分是一篇完整科技论文中所不可缺少的，其表明了作者对某一文献内容的参考与借鉴。所有学术期刊都会有相对固定的参考文献格式，目前国内学术期刊一般按照 GB/T 7714–2005 的标准来进行（部分期刊会有细微改动，以"投稿须知"为准），而国外学术期刊参考文献格式差异较大，具体需要参考该期刊的"投稿须知"或近期发表的学术论文。另外，目前也有一些较好的软件（例如 EndNote、CNKI E-Study 等）可以用于参考文献的管理，它们主要可以帮助作者更好地检索及整理参考文献，同时还能根据不同期刊参考文献格式的要求将引文插入到正文中的指定位置，并在文末自动形成参考文献列表。

2. 发表　论文只有在发表后，才能得到承认和经受实践的检验，科研成果只有发表才算成果。

论文的发表首先是要确定拟投稿期刊，明确该期刊的投稿要求。学术论文只有通过适宜的期刊进行刊登，才能被合适的读者所关注。如果选择的期刊不合适，论文就不能得到及时的评审与发表，以至于被类似研究得到首发权，失去创新性。

可以根据以下 3 个方面来选择投稿国内期刊：①根据研究内容拟投期刊；②根据读者对象拟投期刊；③根据所撰写的栏目类型拟投期刊。另外，要知晓本单位（机构）所认定的期刊类型及论文发表周期，若所投期刊不符合本单位（机构）的要求或无法及时发表，将会直接影响到科研人员的职称评定及研究生的毕业考核。

拟投稿 SCI 收录期刊时，除了可以从上述 3 个方面着手选择期刊外，还要对该期刊的影响因子（impact factor，IF）有所了解。影响因子为该刊前两年发表论文在统计当年被引用的总次数除以该刊前两年发表论文的总数，据此来判断期刊的被引用率。若某期刊中论文平均被引用的次数越多，则该期刊的影响力就越大。科学界通常用"影响因子"来表示影响力的大小。

论文的发表程序主要包括投稿、审稿、校样三3个过程。

（1）投稿：投稿前要再次按照拟投稿期刊的投稿须知认真检查原稿，确保所投稿件符合要求。国内期刊投稿时，一般需要附上加盖公章的推荐信，内容主要包括：①内容是否真实、数据是否准确、有无抄袭、有何创新之处；②有无一稿多投和重复发表的情况；③是否存在利益冲突；④署名有无争议。国外期刊投稿时需要附上投稿信（cover letter），目的在于明确拟订投稿期刊名称、投稿论文的栏目类型、通讯作者及联系方式（包括电话号码、传真号码、所在机构名及部门、所处城市及 E-mail 地址）。另外，投稿信可以要求适合的编辑处理稿件，还可以要求回避哪些审稿人，或建议由哪些审稿人担任审稿，同时提出要求的理由。

目前国内期刊的投稿方式主要有网络平台投稿（如中国实验方剂学杂志）及 E-mail 投稿（如中国药理学通报）。国外期刊的投稿方式主要为网络平台投稿，这些平台主要包括 ScienceDirect（http://www.sciencedirect.com/）（图 5-1）、Springer Link（http://link.springer.com./）（图 5-2）及 Wiley Online Library（http://onlinelibrary.wiley.com/）（图 5-3）等。

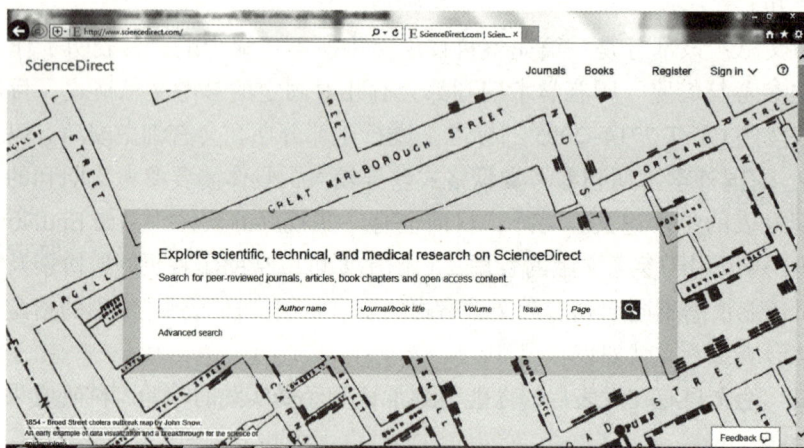

图 5-1　ScienceDirect 主页

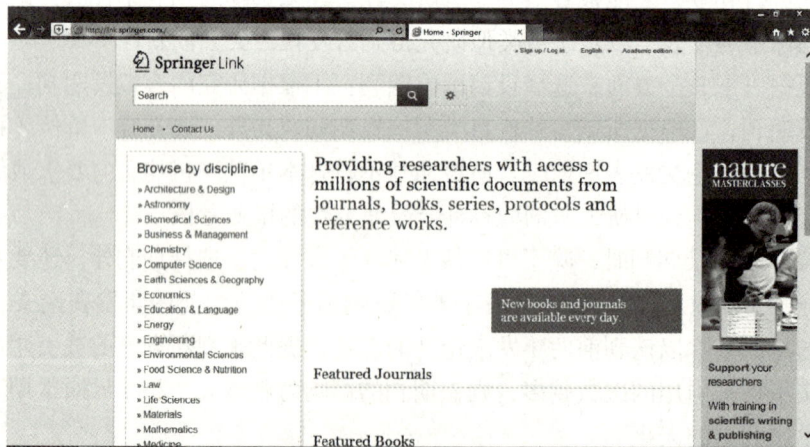

图 5-2　Springer Link 主页

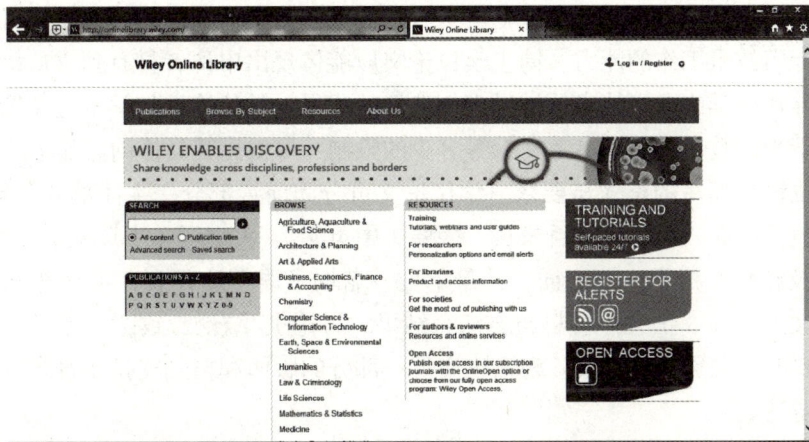

图 5-3　Wiley Online Library 主页

（2）审稿：审稿过程第一阶段是编辑检查稿件（国外期刊一般以 with editor 表示），看是否符合期刊的征稿范围、格式是否符合及内容有无遗漏。该环节若出现错误，立即退稿或修稿。通过编辑的稿件检查阶段后，将进入第二阶段的审稿人审稿阶段（国外期刊一般以 under review 表示）。第二阶段结束后，审稿人会对稿件作出总体评价，除了会提出具体的意见或建议外，还会做出直接的评定：接受（accept）、修改（大修，major revise；小修，minor revise）、拒稿（reject）。若要求进行修改，作者应仔细地阅读退改信和审稿人意见，若审稿人提的意见合理，须认真地进行修改，并逐条附上修改说明；若对审稿人提的意见无法进行修改，则须进行详细的说明以解释其中缘由。修改稿重新投回编辑部后，则进入第三阶段，在此阶段中，审稿人会对修改稿再一次进行评定，得出的结果仍然是上述 3 种可能性。

（3）校样：校样是编辑部对录用稿件进行编辑加工、排版后得出的一份样稿。校样阶段是出版前校对、编辑、作者对稿件的最后审阅阶段，是质量把关重要的一环，撰稿人切不可疏忽大意。审读校样时，首先对稿件全面浏览一遍，注意文字（或英文单词）有无前后颠覆或遗漏，然后再从头至尾逐字逐句仔细通读全文，检查其中语法及逻辑性，同时注意文题、署名、各级标题、图表顺序是否正确，最后对文稿编辑提出的疑问加以修改或说明。校样审读完毕，必须按规定时间发回编辑部，否则推迟发表，甚至取消资格。

三、学位论文的撰写与答辩

学位论文是学位申请者为取得所修学位而撰写的论文，分为学士学位论文、硕士学位论文、博士学位论文三种。因此，撰写规范的学位论文，是本科生和研究生都必须具备的基本功。

《中华人民共和国学位条例》及其《暂行实施办法》对学士、硕士、博士学位论文提出了确切的要求。学士学位论文应该能够反映出申请者可较好地掌握本门学科的基础理论、专业知识和基本技能，并具有从事科研工作或担负专门技术工作的基本能力。硕士学位论文要求申请者对研究的课题应当有新的见解，能体现出其具有从事科研工作或独立担负专门技术工作的能力。博士学位论文应能体现出申请者具有独立从事科研工作的能力，并在科学或专门技术领域做出创造性的成果。学位论文与学术论文撰写的区别点在于其不受字数、图表和参考文献等多少的限制，可根据其具体内容而定。

1. 学位论文撰写的格式与要求　学位论文可分为前置部分、主体部分及附录部分。前置部分包括封面、题名页、目录页、摘要（中英文）、关键词（中英文）、附表和插图清单，以及符号、标志、缩略词、计量单位、名词术语等注释表；主体部分内容主要有前言、文献综述、正文（材料与方法、结果、讨论）、结论、致谢、参考文献；附录部分由必要的相关资料所组成。整篇论文每一部分的版面和格式安排要符合本单位的要求，层次清楚。

若全篇论文的研究内容可以分为两部分以上，则各部分应通过相应编号区分开来。可写成第一部分、第二部分等。全文页码要连续编排且一律使用阿拉伯数字。封面和封底无需页码。目录页可单独编排页码。其余各部分的首页需要在另页的右页开始，且各部分之间要连续编排页码。每页的页码必须标注在相同位置，以便识别。

（1）封面、题名页：封面内容包括图书分类号、本单位代码、密级、题名、申请者姓名（学号）、指导教师姓名、申请学位级别、专业名称、申请日期等。一般在封面左上角按《中国图书资料分类法》注明分类号，便于信息交换和处理。学位论文的密级按国家规定的保密条例在右上角注明。申请学位级别应按《中华人民共和国学位条例暂行实施办法》规定的名称进行标注。专业名称系指学位申请者主修专业的名称。

题名页是论文录著的依据，除封面的内容外，必要时还可以补充地址，以及参加部分工作的合作者。

（2）目录页：目录页既是学位论文的提纲，又是学位论文组成的小标题。每项内容的末尾应注明页码。

（3）摘要：学位论文摘要由简短摘要与详细摘要两部分组成。简短摘要与学术论文摘要的写法相同，但字数会有所增加，通常单独成为一部分并从另页的右页开始，称摘要页。详细摘要是提交给学位论文评审委员会或同行评阅人审阅的，或是学位授予单位将学位论文摘要汇集成册所用，详细摘要字数可增加至 2000 ~ 3000 字，其可以充分反映出论文的主要内容。除了中文摘要外，学位论文还要有相应的英文摘要，也是单独成为一部分并从另页的右页开始，基本要求是在内容上要与中文摘要一致。

（4）关键词：学位论文一般可以选取 3 ~ 10 个词作为关键词，另起一行排在摘要的下方。英文关键词应与中文相对应，也另起一行排在英文摘要的下方。中英文关键词之间一般以分号隔开。关键词也可参照国内外公认的主题词表工具书所提供的规范词。

（5）附表和插图清单：学位论文中如果图表较多，可以分别列出清单置于目录页后。图的清单应有序号、图例和页码，表的清单应有序号、标题和页码。

（6）符号、标志、缩略词、计量单位、名词术语等注释表：根据实际需要，将上述数项内容的注释说明汇集成表，置于图表清单之后单独成页。

（7）前言：前言也称引言、序言、绪论、导言等，这部分是为了对选题依据作简要的论述，也是为了体现作者对这一研究领域的知识内容的掌握程度。因而也需要单独成章来阐述。前言应涵盖三方面的内容：①选题依据及拟解决的关键科学问题；②课题设计思路、采用的方法学，以及预期目标；③本研究在该学科领域中的学术地位及其理论意义或实际价值。

（8）正文：正文的撰写与学术论文的相同，其同样也是学位论文的核心部分，占最主要的篇幅，主要包含了以下几方面内容。

①材料与方法：该部分内容同学术论文，但文字叙述要更为详细、具体，要列明实验对象、药品试剂及主要仪器设备。另外，若运用了成熟的常规方法则不需要详细介绍，只要插入相关引文即可；对较成熟，但具体参数已发生改变且可显著影响实验结果的方法应详细介绍；对有重大改进的方法，需要重点详细描述改进部分并说明改进的理由。实验数据的表示方法及统计学处理方法也要说明，特殊的统计学方法需作详细表述。

②结果：该部分也同样是学位论文的核心部分，内容包括观察的现象、测定的数据、记录的图像和效果差异等。结果的表达可采用文字叙述、图、表及照片等。

③讨论：该部分是学位论文学术水平的主要体现，可充分体现出申请者的基础理论水平、逻辑思维能力，以及学术思想的深度和广度。该部分要对重要实验结果进行分析与解释，揭示其中的因果关系及规律，阐述所得结果的必然性与偶然性。还要说明重要结果和论点的理论意义和应用价值。另外，课题完成过程中出现的问题、差误和经验教训也要说明，并可以提出进一步研究的展望、设想、方向和建议。

④结论：学位论文的结论不是各部分内容中小结的简单重复，而是最终的整体结论。该部分内容应该准确、完整、精练，能高度概括本文的主要结果和论点，切忌重复摘要中的内容。

⑤致谢：致谢可以写在正文后面的单独一页，对下列几方面进行致谢：导师及指导小组成员；相关科学基金、合同单位、支持的企业、组织和个人；协助完成课题工作和提供便利条件的组织和个人；在研究工作中提供资料、图片、文献、研究思路及其他提供帮助的组织和个人。致谢不宜罗列过多，不必面面俱到，更不宜以致谢来沽名钓誉。

⑥参考文献：参考文献也是学位论文的重要组成部分。参考文献的格式一般也是参照 GB/T 7714–2005 的标准来进行（部分高校与研究机构会有细微改动）。

2. 学位论文的答辩　学位论文答辩除了能考查申请者的专业理论知识水平和学术水平，还能考查申请者的语言表达能力、逻辑思维能力和临场应变能力，甚至还能反映出个人的人格修养和学术道德，是综合检验学位论文质量的试金石。

（1）答辩的目的与意义：学位论文答辩要求申请者在答辩会上汇报自己论文中的内容，并能当面回答专家所提出的问题，也可以对一些学术观点进行辩解。学位论文答辩可以反映出申请者全部学业的综合水平，也是审核申请者学位论文质量和真实性，以及考察他们的理论知识功底、临场应变能力和语言表达能力的方式之一。

（2）答辩的过程

①汇报论文：答辩者一般用 20 ~ 30 分钟陈述学位论文内容。在此过程中，可以借助多媒体或幻灯片，边演示边介绍，并尽可能脱稿演讲。

②专家提问：专家一般以学位论文的内容为基础，并结合相关的知识进行提问。

③回答问题：答辩者汇报论文完毕后，要认真记录专家所提出的问题，以便做出完整恰当的答复。

④专家表决：答辩阶段结束后，除了专家和秘书以外的所有人员都要暂时离开会场，此时答辩委员会根据论文质量和答辩情况进行讨论和评议。最后，答辩委员会以无记名投票表决的方式决定论文答辩是否通过。一般情况下，至少要有 2/3 的答辩委员同意通过，才能认定答辩者通过论文答辩。此外，答辩委员会的投票结果要记录在案。

⑤宣布结果：所有人员重新进入答辩会场后，由答辩委员会主席宣读答辩委员会对论文答辩的《决议书》和投票表决结果。对未能通过答辩者，答辩委员会要提出论文修改意见，答辩者可在 1 年内修改论文后另行答辩。

（3）答辩的技巧：答辩前要熟悉论文，申请者必须对论文的全部内容了如指掌，特别是要对论文的主体部分和结论部分进行反复推敲。除此之外，还要对答辩过程中专家可能会提到的问题进行科学预测，提前准备。

答辩过程中，首先要消除紧张，做到落落大方。申请者应有足够的自信，站姿要挺拔，声音要洪亮，语言要清晰、流畅，对专家要有礼貌。在答辩会上，除了要保证仪容、仪表得体以外，首先要努力组织一个好的开头，做到开门见山，在一开始就能够吸引专家的注意力。加速过程中语速要适中，表情和肢体语言要恰当。回答专家问题时，要做到思路清晰，用语准确，不能含混不清、模棱两可。另外，全程还要控制好时间，灵活组织，如何在有限的时间内把要讲的内容讲完，并让听众完全理解所讲的内容，是答辩成功的关键。

第六章　科技成果的申报 ▷▷▷▷

　　"科技成果"的提法最初是源于"科学"一词，与"科学""技术"和"成果"三个概念密切相关。"科学"是以概念和逻辑的形成反映世界，科学的力量在于它能够进行分析和概括、发现客观规律，成为人们改造社会的指南。科学一般分为自然科学、社会科学、思维科学大类。"技术"是人类在利用自然、改造自然和解决社会问题中所运用的知识、经验、手段和方法，以及生产工具、生产工艺过程的总称。"成果"是指收获到的果实，常用于指工作或事业方面的成就。当"科学"一词在科技界得到推广后，一些具有中国特色的词汇便应运而生，如"科技成果"一词已经成为我国科技管理方面约定俗成的用语。

　　随着全球科技的飞速发展及科技研发投入的不断加大，强化和完善科技管理成为加快科技创新、提高科技支撑经济社会发展能力的必然要求。由于不同国家科技管理理念，以及不同创新主体对科技成果内涵的认识不同，目前对科技成果的概念尚没有统一的界定和分析。"科技成果"是我国科技管理的专有名词，在美国等西方国家的科技管理相关词汇中，没有发现类似于我国"科技成果"的统称，而一般以论文、论著、科技报告、专利、技术标准等作为科研项目研发所取得的具体结果。

第一节　科技成果的具体内容

一、概念

　　科技成果从广义上来讲是指科研人员在他所从事的某一科学技术研究项目或课题研究范围内，通过实验观察、调查研究、综合分析等一系列脑力、体力劳动所取得的，并经过评审或鉴定，确认具有学术意义和实用价值的创造性结果。它是科技工作者辛勤劳动的结晶，是人类重要的精神财富和物质财富；是一种具有特殊意义的生产力，也是衡量科学研究任务完成与否、质量优劣，以及科研人员贡献大小的重要标志，是国家的财富、智力的资源。由于科技活动涉及研究开发（包括基础研究、应用研究、试验发展）、研究开发成果转化和应用、科技服务 3 个部分，因此从广义上讲，科技成果应包含这三类科技活动所对应产生的成果。

　　狭义的科技成果是指由法定机关（一般指科技行政部门）认可，在一定范围内经实践证明先进、成熟、适用，能取得良好经济、社会或生态环境效益的科学技术成果，其内涵与知识产权和专有技术基本相一致，是无形资产中不可缺少的重要组成部分。

二、分类

科技成果的分类是对科技成果这一概念的进一步明晰，并在全国科技成果统计中作为科技成果性质的分类标准。科技成果目前大体可分为三大类。

1. 科学理论成果　包括基础理论研究和应用理论研究的成果。

2. 应用技术成果　包括新产品、新技术、新工艺、新设计、新设备、新材料、生物和矿产新品种、新资源，以及引进技术经消化、吸收、创新后取得的新成果。

3. 软件学研究成果　包括发展研究、决策科学、管理科学、科技情报、计量标准、计算机软件等。

三、条件

科技成果应符合以下三方面的条件。

1. 科技成果应具有创造性、先进性。创造性是指前人所没有或国内外所没有的，理论上有新的创见，技术上有新的提高；先进性应该在成果的技术价值和技术水平上有所提高。

2. 科技成果必须具有社会价值（科学价值、经济价值），并得到社会的公认。既要有实用性，又要符合科学规律，具备实施条件，满足社会要求，经济价值高。

3. 科技成果必须经过技术鉴定或评审。鉴定或评审应实行同行专家评议。认为合格，才能算作成果。

四、基本特征

科技成果的特征可以概括为以下几点。

1. 科学性　各类科技成果都必须通过考察、试验、研制、观测等一系列科学研究活动而取得，都是科学技术工作者对特定领域的科学技术问题进行研究，或通过实践而总结出的科学结论，表示成果的客观真实和系统严密的程度。

2. 新颖性　指是同类科技领域内为前所没有的、不为公众所知和使用的东西。在发现新物质、阐述物质运动规律方面有新的创见，对已知原理的应用有新的突破。

3. 先进性　指新的科技成果来源于现有科技成果，但高于现有科技成果，可以说是"青出于蓝而胜于蓝"，新的科技成果应具有突出的特点和明显的进步。

4. 创造性　即指成果的科学首创性。科技成果同现有技术相比必须具有实质性的特点和进步，尽管该实质性的特点和进步并不一定是显著的，层次上也可能存在一定差异，但无论如何，都必须具有一定的创造性和实用性。

5. 无形性　科技成果必须通过鉴定、验收、评估、评价或在刊物上公开发表等方式获得社会的承认或实践的检验。它不具实物形态，有的也可以以样品等有形财产的形式表现出来，但这只是无形资产的结晶或无形资产的载体。科技成果是有价值和使用价值的无形财产，在使用、实施过程中会不断地和超常规地增值。

科技成果的这些特征使它不同于一般实物，尤其是它的无形性特征决定了其受保护的特殊性，因此，对其保护途径的选择和协调对于加强科技成果知识产权保护至关重要。

第二节　科技成果的鉴定

科技成果鉴定是我国评价科技成果质量与水平的重要方式。国家科学技术委员会1994年出台的《科学技术成果鉴定办法》指出，科技成果鉴定是指有关科技行政管理机关聘请同行专家，按照规定的形式和程序，对科技成果进行审查和评价，并作出相应的结论。西方发达国家没有与我国"科技成果"类似的概念，西方发达国家所使用的科技评估是针对科技项目、科技计划、科技政策实施绩效的一种科技活动，由于其评价的对象涉及范围较广，因此其所使用的指标也有差别。

科技成果鉴定一般要从成果的创新性、技术特征、创造的经济社会效益、检测结果、达到的技术水平等方面进行评价。科技成果的经济社会效益是科技成果鉴定的一个重要指标，科技成果效益是从经济社会角度对科技成果的一种评价。

一、一般原则

1. 科技成果鉴定是指有关科技行政管理机关聘请同行专家，按照规定的形式和程序，对科技成果进行审查和评价，并作出相应的结论。科技成果鉴定工作是主管科技工作的政府机关的行政行为。

2. 科技成果鉴定工作的目的是正确判别科技成果的质量和水平，促进科技成果的完善和科技水平的提高，加速科技成果的推广应用。

3. 科技成果鉴定工作应当坚持实事求是、科学民主、客观公正、注重质量、讲求实效的原则，确保科技成果鉴定工作的严肃性和科学性。

4. 科技成果鉴定是科技行政管理部门评价科技成果的方法之一。国家鼓励科技成果通过市场竞争、社会实践和生产实践，以及学术上的百家争鸣等方法，得到评价和认可。

5. 科技成果鉴定严格实行归口管理，杜绝政出多门、多头管理带来的不良后果，以保证《鉴定办法》的有效贯彻。

国家科技部归口管理、指导和监督全国的科技成果鉴定工作，具体由国家科技部科技成果司负责执行。省、自治区、直辖市科技厅归口管理、监督本地区的科技成果鉴定工作，具体由省、自治区、直辖市科委的科技成果管理机构负责执行。国务院各有关部门负责管理、监督本部门的科技成果鉴定工作，具体由各有关部门的科技成果管理机构负责执行。

二、鉴定范围

1. 科技成果鉴定的范围是指列入国家和省、自治区、直辖市有关部门科技计划内的应用技术成果，以及少数科技计划外的应用技术成果。应用技术成果包括新产品、新技术、新工艺、新材料、新设计和生物、矿产新品种等。科技计划内的基础性研究、软科学研究等其他科技成果的验收和评价方法由国家科技部另行规定。

少数计划外的应用技术成果申请科技成果鉴定，必须具备下列条件。

（1）技术成熟并有明显的创造性；

（2）性能指标在国内同领域中处于领先水平；

（3）经实践证明能应用；

（4）对本行业或本地区的经济和社会发展以及科技进步具有重大的促进作用。

2. 下列科技成果不组织鉴定

（1）基础理论研究成果：基础理论研究成果是指自然科学中纯理论性研究的结果，主要表现形式为学术论文。

对于可以直接指导应用技术研究和开发的理论成果，它的作用不仅表现为论文的学术价值，还表现在被该理论指导的应用技术成果上，这种应用性理论成果可以视同应用技术成果，可以申请鉴定。

（2）软科学研究成果：软科学研究成果是指对推动决策科学化和管理现代化，促进科技、经济与社会的协调发展起重大作用的研究结果，主要表现形式为研究报告。

（3）已申请专利的应用技术成果：局部技术已申请专利但整体未申请专利的应用技术成果可以申请鉴定。

（4）已转让实施的应用技术成果。

（5）企业、事业单位自行开发的一般应用技术成果：企业、事业单位自行开发的一般应用技术成果，除重大应用技术成果外，应通过市场机制得到社会认可。

（6）国家法律、法规规定，必须经过法定的专门机构审查确认的科技成果。

3. 违反国家法律、法规规定，对社会公共利益、国家资源有破坏作用，对生态环境造成污染危害的科技成果（包括"三废"未达到国家排放标准的科技成果），各级科技行政管理部门不得受理鉴定的申请；已经受理，正在进行鉴定的，应立即停止鉴定；已经通过鉴定的，应当撤销。

三、鉴定形式

科技成果鉴定形式分为检测鉴定、会议鉴定和函审鉴定三种，三种鉴定形式具有同等效力。

1. 检测鉴定 凡通过国家、省、自治区、直辖市和国务院有关部门认定的专业技术检测机构检验、测试，性能指标可以达到鉴定目的的科技成果（如计量器具、仪器仪表、新材料等），组织鉴定单位应采用检测鉴定形式。专业技术检测机构出具的检测报告是检测鉴定的主要依据。专业技术检测机构应依据检测报告对检测项目作出质量和水平的评价。凭检测报告难于对被鉴定的科技成果作出质量和水平评价时，组织鉴定单位或主持鉴定单位可以会同专业技术检测机构聘请3～5名同行专家，成立检测鉴定专家小组，依据检测报告，提出综合评价意见。省、部级专业技术检测机构，由省、部科技主管部门按照国家科技委员会制订的专业技术检测机构认定标准确定，并报国家科技委员会备案。

2. 会议鉴定 对于需要组织同行专家进行现场考察或演示、测试和答辩的科技成果，组织鉴定单位可以采用会议鉴定形式。组织鉴定单位根据被鉴定科技成果的技术内容可聘请 7 ~ 15 同行专家组成鉴定委员会。鉴定委员会到会专家不得少于应聘专家的 4/5。被聘专家不得以书面意见或委派代表出席会议。组织鉴定单位或主持鉴定单位不得因专家不到会临时更换鉴定委员。鉴定结论必须经到会专家的 3/4 以上通过才有效。不同意见应在鉴定结论中明确记载。

3. 函审鉴定　不需要组织同行专家到现场进行考察、测试和答辩，由专家通过书面审查有关技术资料即可进行评价的科技成果，组织鉴定单位可以采用函审鉴定形式。函审鉴定由组织鉴定单位聘请 5 ~ 9 人组成函审组。提出书面函审意见的专家不得少于应聘专家的 4/5，鉴定结论必须依据函审专家 3/4 以上的意见形成。不同意见应在结论中明确记载。

四、科技成果申报流程

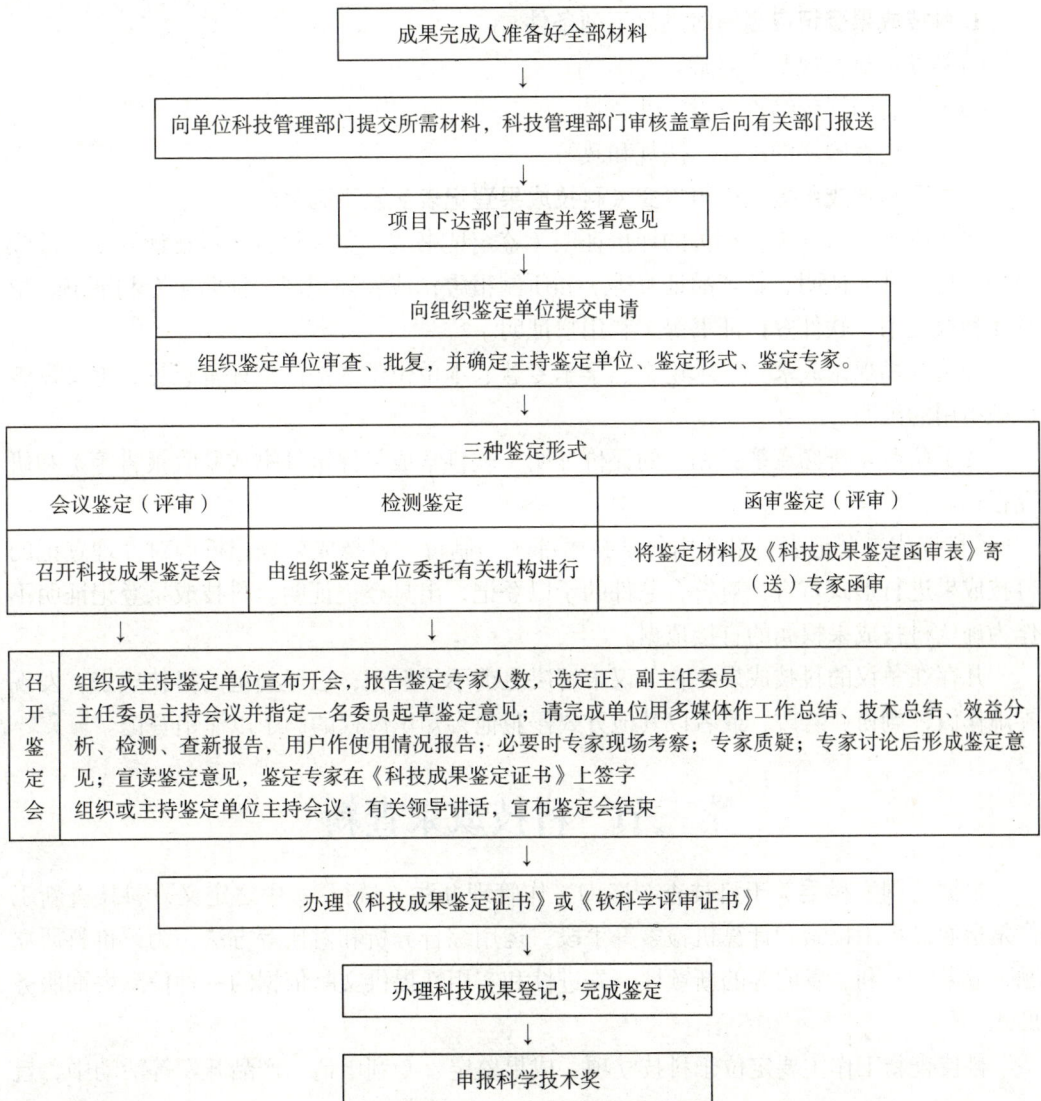

```
┌─────────────────────────────┐
│      成果完成人准备好全部材料      │
└─────────────────────────────┘
              ↓
┌───────────────────────────────────────────┐
│ 向单位科技管理部门提交所需材料，科技管理部门审核盖章后向有关部门报送 │
└───────────────────────────────────────────┘
              ↓
┌─────────────────────────────┐
│      项目下达部门审查并签署意见      │
└─────────────────────────────┘
              ↓
┌───────────────────────────────────────────┐
│            向组织鉴定单位提交申请            │
│  组织鉴定单位审查、批复，并确定主持鉴定单位、鉴定形式、鉴定专家。  │
└───────────────────────────────────────────┘
              ↓
```

三种鉴定形式		
会议鉴定（评审）	检测鉴定	函审鉴定（评审）
召开科技成果鉴定会	由组织鉴定单位委托有关机构进行	将鉴定材料及《科技成果鉴定函审表》寄（送）专家函审

召开鉴定会	组织或主持鉴定单位宣布开会，报告鉴定专家人数，选定正、副主任委员 主任委员主持会议并指定一名委员起草鉴定意见；请完成单位用多媒体作工作总结、技术总结、效益分析、检测、查新报告，用户作使用情况报告；必要时专家现场考察；专家质疑；专家讨论后形成鉴定意见；宣读鉴定意见，鉴定专家在《科技成果鉴定证书》上签字 组织或主持鉴定单位主持会议；有关领导讲话，宣布鉴定会结束

```
              ↓
┌───────────────────────────────────────────┐
│     办理《科技成果鉴定证书》或《软科学评审证书》     │
└───────────────────────────────────────────┘
              ↓
┌─────────────────────────────┐
│       办理科技成果登记，完成鉴定       │
└─────────────────────────────┘
              ↓
┌─────────────────────────────┐
│          申报科学技术奖          │
└─────────────────────────────┘
```

五、科技成果的登记

按照科技部《科技成果登记办法》要求，执行各级、各类科技计划（含专项）产生的科技成果应当登记，非财政投入产生的科技成果自愿登记；涉及国家秘密的科技成果，按照国家科技保密的有关规定进行管理。省、自治区、直辖市科学技术行政部门和国务院有关部门、直属机构、直属事业单位科技成果管理机构授权的科技成果登记机构，对符合登记条件的科技成果予以登记。

科技成果登记应当以客观、准确、及时为原则，充分利用现代信息技术，促进全国科技成果信息的交流。

科技成果完成人（含单位）可按直属或属地关系向相应的科技成果登记机构办理科技成果登记手续，不得重复登记。两个或两个以上完成人共同完成的科技成果，由第一完成人办理登记手续。

1. 科技成果登记应当同时满足下列条件

（1）登记材料规范、完整。

（2）已有的评价结论持肯定性意见。

（3）不违背国家的法律、法规和政策。

2. 办理科技成果登记应当提交《科技成果登记表》及下列材料

（1）应用技术成果：相关的评价证明（鉴定证书或者鉴定报告、科技计划项目验收报告、行业准入证明、新产品证书等）和研制报告；或者知识产权证明（专利证书、植物品种权证书、软件登记证书等）和用户证明。

（2）基础理论成果：学术论文、学术专著、本单位学术部门的评价意见和论文发表后被引用的证明。

（3）软科学研究成果：相关的评价证明（软科学成果评审证书或验收报告等）和研究报告。

《科技成果登记表》格式由科学技术部统一制订。科技成果登记机构对办理登记的科技成果进行形式审查，对符合条件的予以登记，出具登记证明。科技成果登记证明不作为确认科技成果权属的直接依据。

凡存在争议的科技成果，在争议未解决之前不予登记；已经登记的科技成果，发现弄虚作假，剽窃、篡改，或者以其他方式侵犯他人知识产权的，予以注销登记。

第三节　科技成果查新

根据《国家科委关于科技查新咨询工作管理办法（试行）》中之定义，科技查新工作是指通过手工检索和计算机检索等手段，运用综合分析和对比等方法，为评价科研立题、成果、专利、发明等的新颖性、先进性和实用性提供文献依据的一种信息咨询服务形式。

科技查新工作主要定位于科技立项、成果鉴定、专利申请、产品开发等活动中，旨在提高科技立项和科研成果的水平，避免科研项目低水平重复和成果鉴定、评奖失准等问题，促进科技立项和成果管理的科学化和规范化。科技查新工作的实质是为管理部门和科研人员提供决策依据的情报服务。在申报科技成果和科技奖时，为了保证成果鉴定、评估报奖等的权威性和科学性，必须要求提供科技成果查新报告。

通过科技查新可以了解国内外有关技术的发展水平、研究方向，是否已研究或正在研究，研究的深度及广度，已解决和尚未解决的问题等等。这样既可防止重复研究浪费国家的人力、财力，又能保证所上项目水平高、创新点多，研究及推广价值大。科技查新是文献检索和情报调研相结合的情报研究工作，它以文献为基础，以文献检索和情报调研为手段，以检出结果为依据，通过综合分析，对查新项目的新颖性进行情报学审查，写出有依据、有分析、有对比、有结论的查新报告。也就是说查新是以通过检出文献的客观事实来对项目或成果的新颖性作出结论。

一、概念

科技成果查新，也称为"科技成果检索"或"科技成果查重"，是指某项科研成果所属研究领域的国内外最新研究状况及水平进行的文献调研或检索，并给出调研或检索报告，为评价该项成果提供依据。科技查新机构出具的查新报告已成为成果鉴定时必须提交的重要材料之一。查新报告在科技成果鉴定中为专家评定决策提供极为有效的参考作用。

科技成果查新是指科研课题完成后，科研工作者为申报某种等级的科技成果奖的科研成果，向专家提出评奖的依据或证明的一种课题查新。科技成果查新的目的在于帮助专家公正、客观地评价研究成果，减少失误，保证成果的质量，增强科学的严肃性，实事求是地反映科研水平，对科技成果、报告等的新颖性、先进性、科学性和可靠性进行客观评价。虽然专家们的评定意见具有一定的权威性，但由于现代科技文献增长快速，人们不可能对所有的资料一次性查全、查准，要对一项科研成果做出正确的、客观的评价，除了尊重专家们的意见外，还需要借助科技成果查新，配合专家做出正确的结论。高质量的查新，结合专家丰富的专业知识，才可以保证鉴定、评审、验收、转化、奖励等的权威性和科学性。

二、基本术语

科技查新，简称查新，国家科学技术部《科技查新规范》[国科发计字〔2000〕544号]将其定义为"是指查新机构根据查新委托人提供的需要查证其新颖性的科学技术内容，按照本规范操作，并作出结论"。

查新机构，是指具有查新业务资质的信息咨询机构。

查新项目，是指被查证（待查证）的科学技术项目。

查新点，是指需要查证的内容要点。

新颖性，是指在查新委托日以前查新项目的科学技术内容部分或者全部没有在国内外出版物上公开发表过。

　　查新委托人，是指提出查新需求的自然人、法人或者其他组织。

　　查新员，是指具有中级（含）以上专业技术职称和查新资格，负责查新全部过程的查新人员。

　　审核员，是查新审核员的简称，是指具有高级专业技术职称和查新资格，负责审核查新员所做的查新工作是否规范，并向查新员提出审核意见的查新人员。

　　查新合同，是指查新委托人和查新机构约定，由查新机构处理查新委托人的查新事务的合同。

　　查新报告，是指查新机构用书面的形式就其处理的查新事务和得出的查新结论向查新委托人所做的正式陈述。

　　检索词，是指用于描述信息系统中的内容特征、外表特征和表达用户信息提问的专门语言的基本成分，是构成检索提问式的最基本的单元。

　　主题词，是指以规定概念为基准，经过规范化和优先处理，具有组配功能，能够显示词间语义关系的动态性的词或词组。主题词是主题词表的基本组成成分，是标引和检索文献的标准依据。在查新检索过程中，主题词是指经过主题词表标引，在检索系统实施检索时，从主题词表中选择的检索词。

　　关键词，是指出现在文献标题、文摘、正文中，对表征文献主题内容具有实质意义的语词，对揭示和描述文献主题内容是重要的、关键性的语词。

三、查新要求

　　查新要求是指查新委托人对查新所提出的具体愿望。一般分为以下四种情况。

1. 希望查新机构通过查新，证明在所查范围内国内外有无相同或者类似研究。
2. 希望查新机构对查新项目分别或者综合进行国内外对比分析。
3. 希望查新机构根据分析，对查新项目的新颖性作出判断。
4. 查新委托人提出的其他愿望。

四、科技查新的范围

　　科技查新项目的主要来源是科研单位或企业自选的，其研究内容是与科技查新项目有关的科技情报资料，包括目前的和历史性的文献资料，以及对查新项目创新性的评价。

　　查新的范围主要包括以下几方面：①申报国家级或省（部）级科学技术奖励的人或机构；②申报各级各类科技计划、各种基金项目、新产品开发计划的人或机构；③各级成果的鉴定、验收、评估、转化；④科研项目开题立项；⑤技术引进；⑥国家及地方有关规定要求查新的。

　　根据科技管理部门对项目查新文献范围的不同要求，可分为查新（指所有公开发表的文献）和专利查新（仅检索国内外专利，如国家"863"项目申请）；按地域范围，又分为国内、国外或国内外查新。

第四节 科技奖励

科技奖励就是对科技人员的赞许和鼓励，其目的是激发科技工作者的积极性和创造性。科技奖励的本质在于充分发挥和不断强化科技的社会功能，促进科技双重价值的实现，在对科技人员科研能力和科技成果进行肯定性评价的同时，推动科技进步和科技创新发展，促进经济发展和社会进步，提高国家在国际上的科技实力、学术地位、经济地位和综合实力。

一、我国现行科技奖励制度

新中国成立以后，我国科技奖励制度主要经历了四个阶段。

（一）初创阶段（1949—1977 年）

1950 年 8 月，国家政务院颁布了《政务院关于奖励有关生产的发明、技术改进及合理化建议的决定》，此时还通过了《保障发明权与专利暂行条例》。1955 年 8 月，国务院发布了《中国科学院科学奖金的暂行条例》和《中国科学院奖金委员会》条例规定。1957 年 1 月，国家首次对 1956 年的年度 34 项科学奖励进行了评审，并当众宣布了科技成果及获奖者的名单。1963 年 11 月，国务院发布了《发明奖励条例》和《技术改进条例》，大量改进了我国的科技奖励体制及科学技术研究，由于当时处于"左倾"时期，只对获奖者颁发了发明证书。直到 1966 年 5 月，科技奖励制度的发展起到了积极的激励作用，其中批准的发明奖励有 297 项。例如有重要成果奖的"原子弹""氢弹""人工合成牛胰岛素"等重要成果奖案例。

（二）恢复阶段（1978—1984 年）

恢复阶段是科技体制改革的重要探索时期。1978 年 3 月，党中央召开了具有重大历史意义的全国科学大会，在大会上对以往所取得的 7657 项科技创新成果进行了颁奖，这标志着我国科技奖励制度的恢复。此后，我国先后颁布了《中华人民共和国发明奖条例》《中华人民共和国自然科学奖条例》《合理化建议和技术改进奖励条例》《中华人民共和国专利法》《中华人民共和国科学技术进步奖条例》等一系列关于科技奖励工作的法规，对我国科技奖励进行了进一步的调整和改革，切实推动了我国科学技术事业的恢复和发展。

（三）发展阶段（1985—1994 年）

1985 年，国务院批准国家科委（现为科学技术部）设立了国家科学技术奖励工作办公室，负责统一管理全国科学技术奖励工作。同年，国家科学技术进步奖正式实施。科学技术进步奖的设立，不仅使我国科技奖励在原有基础上增添了新内容，还扩大了科技奖励的学科覆盖范围，在科技界和社会上都产生了极其广泛和重大的影响。1994 年，设立了中华人民共和国科学技术合作奖。随着《中华人民共和国科学技术进步法》的颁布、实施，我国科技奖励在奖励方式、科技奖励制度等方面呈现出多样化的趋势，形成了以国家科技奖励和省部级科技奖励等政府科技奖励为主，社会科技奖励为辅的科技奖励体系。

（四）改革完善阶段（1994 年至今）

1994 年 2 月 17 日，国家提出了"完善科技奖励制度，进一步激发和调动科技人员的积极性"。农村科技奖的设立完善了我国的科技奖励体系，鼓励各单位及组织和个人设置有关奖励基金，以此奖励做出重大成果的科技研究者。1996 年 10 月，国务院提出了"改革科技奖励制度，设立国家科技成果推广奖，建立科技工作评价体系和知识产权管理体系，形成新的科技工作激励机制"。我国科技奖励制度在《国家科学技术奖励条例》中形成了高度重视，并在原有的基础上进行了大力修改和完善。制度改革在 1999 年，国务院的第 265 号令颁布，体制改革对发展高科技、科技创新、实现产业化等社会层面起到了重要的推动作用。

二、国家科学技术奖

国家科学技术奖是根据 1999 年 5 月中华人民共和国国务院发布的《国家科学技术奖励条例》设立，是中华人民共和国在科学技术方面设立的国家级的奖励。国家科学技术奖包括国家最高科学技术奖、国家自然科学奖、国家技术发明奖、国家科学技术进步奖、中华人民共和国国际科学技术合作奖等 5 项国家科学技术奖。由国家科学技术奖励委员会负责对国家科学技术奖进行宏观管理和指导。五大奖项的形成，表明了我国科技奖励制度正在逐步完善。

国家最高科学技术奖、中华人民共和国国际科学技术合作奖不分等级。国家最高科学技术奖报请国家主席签署并颁发证书和奖金；国家自然科学奖、国家技术发明奖和国家科学技术进步奖由国务院颁发证书和奖金，奖项分为一、二等奖两个等级；对做出特别重大科学发现或者技术发明的公民，对完成具有特别重大意义的科学技术工程、计划、项目等做出突出贡献的公民、组织，可以授予特等奖；中华人民共和国国际科学技术合作奖由国务院颁发证书。

三、省、部级科技奖

目前，全国有 30 个省、自治区、直辖市，5 个计划单列市副省级和新疆建设兵团设立了省级科学技术奖励，另有 3 个部委和中央军委所属的四个部设立了部级科学技术奖励。

省部级科技奖励面向地方科技进步和经济建设开展奖励工作，以促进经济发展和科技进步为目标，面向行业或地方的需要建立了行之有效的运行机制，发挥了政府科技奖励的宏观调控作用。获奖成果对解决地方生产生活中难点和热点、推动科技成果的转化，产生了显著的经济和社会效益，对促进地方的经济建设和社会发展都起到了重要作用。

四、社会力量科学技术奖

社会力量科学技术奖是指国家机构以外的社会组织和个人，利用非国家财政性经费，在我国国内面向社会设立的经常性的科学技术奖。与政府设立的科技奖励相比，社会力量设立科学技术奖没有政府科技奖的权威性和吸引力，但一些社会力量设奖机构在学术或行业领域内的权威性得到了该学科领域科技人员的认同，成为政府科技奖的有力补充，在推动行业科技进步中发挥着越来越重要的作用。社会力量设奖主要作用有以下几方面。

（一）推动了学科和行业领域的科技进步

在部级科技奖励取消后，一段时间曾出现了行业科技奖励评审空白，而以行业学会、协会为主体的社会力量设奖不断增加和完善，弥补了奖励资源的不足。

（二）丰富了我国科学技术奖励内容和体系

绝大多数社会力量设奖以其鲜明的特色、规范的运作，赢得了良好的社会声誉，丰富了我国的科技奖励内容，在构建我国科技奖励体系中发挥重要的作用。

如中国科学院和中国银行出资设立的"陈嘉庚科学奖"、中国工程院设立的"光华工程科技奖""中国汽车工业科学技术奖""湖南省袁隆平农业科技奖"等奖项，独具特色，在行业和学科领域中形成了自己的特色和声望，在社会上树立了品牌和形象。特别是西部几个省区社会力量设立科学技术奖，对促进西部地区科技进步，弥补和平衡该地区奖励资源产生了积极影响，丰富了我国科技奖励体系。

（三）促进了各奖项管理机构间的相互学习和交流

通过研讨会、交流会等多种形式的活动，扩大了社会力量设奖的影响，树立起较好的信誉。有些社会力量设立科学技术奖在设立时就以高起点、创品牌为目标，不断提高授奖质量，得到了科技界的肯定和认同。如由香港何善衡、梁球琚、何添、利国伟先生各捐资亿元港币在港成立"何梁何利基金"，设立的"何梁何利科学与技术成就奖"和"何梁何利科学与技术进步奖"，奖励那些在长期致力于推进中国的科学技术进步方面贡献卓著，并取得国际高水平学术成就的中国公民。该奖以其严格的评选标准、较大的奖励强度、有效的宣传和鲜明的特色为国内所瞩目。

第七章　中医药科研中常用的统计方法 ▷▷▷▷

第一节　统计学中常用的几个基本概念

一、总体、样本与个体

根据研究目的确定的研究对象的全体称为总体。样本是总体中有代表性的一部分，实验过程中往往选用样本进行实验，而不是总体，因为总体的数量一般较大。样本（或总体）中的一个单位叫个体。例如，测定某药厂生产的去痛片的片重差异，该批药片的全体称为总体，每片去痛片称为一个个体，取其中的 20 片即为一个样本。

二、误差

统计上所说的误差，是指测量值与真实值之差，以及样本指标与总体指标之差，主要包括三种。

1. 系统误差　在收集资料过程中，由于仪器不准，标准试剂未经校正等原因，使观察结果成倾向性的偏大或偏小，称为系统误差。系统误差影响原始资料的准确性，应力求避免，如果已经发生，要尽量查明原因，予以校正。

2. 随机测量误差　在收集资料过程中，即便方法统一，仪器及标准试剂已经校正，但由于各种偶然的因素影响，造成同一对象多次测定的结果不完全一致，这种误差往往没有固定倾向，而是有的稍高，有的稍低。随机测量误差是不可避免的，但应努力做到仪器性能及操作方法稳定，使其控制在一定的允许范围内，必要时做统计处理。

3. 抽样误差　即使消除了系统误差，并把随机测量误差控制在允许范围内，样本平均数与总体平均数间仍然可能有差异，这种差异叫抽样误差，这是由于个体差异造成的。

三、概率

概率即机率，是反映某一事件发生的可能性大小的值，中医药科研统计中常用 P 表示概率。

必然发生的事件，其概率是 1；不可能发生的事件，其概率为 0。概率越接近 1，表明事件发生的可能性越大；概率越接近于 0，表明事件发生的可能性越小，中医药科研统计论文中常见到 $P \leqslant 0.05$（或 $P \leqslant 0.01$），即表示事件发生的可能性等于或小于 5%（或 1%）。

四、样本均数

均数是表示一组观察值的水平和集中趋势的统计指标，常用的是算术平均数，算术平均数简称为均数。样本均数用 $\bar{x}$ 表示，设有容量为 n 的样本，则

$$\bar{x} = \frac{1}{n}\left(x_1 + x_2 \cdots + x_n\right)$$

亦可写成 $\bar{x} = \sum_{i=1}^{n} x_i$，样本均数是一个随机变量。

例1：某班第一大组共有男同学 10 人，其身高分别为 168cm、172cm、153cm、166cm、178cm、177cm、159cm、167cm、180cm 和 175cm，求这 10 个人的平均身高。

$$\bar{x}(\text{cm}) = \frac{1}{n}\left(x_1 + x_2 + \cdots + x_n\right) = \frac{168+172+153+166+178+177+159+167+180+175}{10}$$
$$= 169.5（\text{cm}）$$

五、样本方差

样本方差常用 SD^2 表示。方差是用来度量随机变量和均值之间的偏离程度，通俗点讲，就是和中心偏离的程度。

设有容量为 n 的样本 x_1，x_2，$\cdots$，x_n，则

$$SD^2 = \frac{1}{n-1}\sum_{i=1}^{n}\left(x_i - \bar{x}\right)^2$$，样本方差是一个随机变量。

例2：某药厂生产的片剂随机抽取 6 片，测定其崩解时间分别为：28 分钟、17 分钟、22 分钟、33 分钟、30 分钟和 26 分钟，求该片剂崩解时间的方差。

根据题意可求：

$$\bar{x}(\text{分钟}) = \frac{1}{n}\left(x_1 + x_2 + \cdots + x_n\right) = 26\text{分钟}$$

$$SD^2 = \frac{1}{n-1}\sum_{i=1}^{n}\left(x_i - \bar{x}\right)^2 = \frac{(28-26)^2 + (17-26)^2 + (22-26)^2 + (33-26)^2 + (30-26)^2}{6-1} = 33.2$$

六、标准差

标准差常用 SD 表示。标准差是用来衡量样本中各变量值分散程度的统计值，其计算公式如下。

$$SD = \sqrt{\frac{\sum_{i=1}^{n}\left(x_i - \bar{x}\right)^2}{n-1}}$$

例3：计算例 2 中的标准差。

根据题意可得：$SD = \sqrt{SD^2} = \sqrt{33.2} = 5.76$

多个样本的合并标准差，可用下列公式计算：

$$SD_{\text{合并}} = \frac{\sqrt{(n_1-1)SD_1^2 + (n_2-1)SD_2^2 + \cdots + (n_k-1)SD_k^2}}{n_1 + n_2 + \cdots + n_k - k}$$

七、标准误

标准误常用 SE 表示。标准误是衡量从同一总体中抽取数个样本，其样本均数离散程度的统计值，其计算公式如下。

$$SE = \sqrt{\frac{SD^2}{n}}$$

例4：计算例2中的标准误。

根据题意可得：$SE = \sqrt{\frac{SD^2}{n}} = \sqrt{\frac{33.2}{6}} = 2.35$

当两个样本含量不等时所计算的合并标准误，可用下列公式计算：

$$SE_{合并} = SD_{合并} \cdot \sqrt{\frac{1}{n_1} + \frac{1}{n_2}}$$

八、变异系数

变异系数常用 CV 表示。变异系数是反映观察值离散程度的，特别适合于两组观察值单位不同，或者单位相同，但均数相差较大时，用标准差无法进行比较，就应计算成变异系数进行比较，其计算公式如下：

$$CV = \frac{SD}{\bar{x}} \times 100\%$$

例4：计算例2中的变异系数，根据题意可得：

$$CV = \frac{SD}{\bar{x}} \times 100\% = \frac{5.36}{33.2} \times 100\% = 17.35\%$$

九、自由度

自由度常用 f 表示。自由度是指样本中独立自变量的个数，一个样本的自由度一般比样本含量小1，即：

$$f = n - 1$$

f 为自由度，n 为样本数。

第二节　t 检验

在数据统计过程中，常常需要由实验结果来判断某一药物是否有作用，某一药物的作用是否比另一类似药物强；或者要确定在某种因素影响下，该药的作用是否有变化等等。解决这些问题，需要运用统计方法对实验数据进行处理，说明哪些差别可能是由于生物差异和实验误差造成的，哪些差别才是真正的差别。这种统计方法就是显著性测验，或称显著性检验。常见的显著性检验有 t 检验、F 检验和 x^2 检验。本节主要介绍 t 检验，F 检验和 x^2 检验将在下面的章节中介绍。

t 检验是用来检验两组均数是否具有差异的检验。

根据计算结果可得：

当 $t < t_{0.05}$，则 $P > 0.05$，差别无显著意义。

当 $t \geqslant t_{0.05}$，则 $P \leqslant 0.05$，差别有显著意义。

当 $t \geqslant t_{0.01}$，则 $P \leqslant 0.01$，差别有非常显著意义。

一、样本均数与总体均数的比较

样本均数与已知总体均数的比较，是推断样本是否为该总体的随机样本，计算方法如下。

1. 计算标准误 SE

$$SE = \sqrt{\frac{SD^2}{n}} = \frac{SD}{\sqrt{n}}$$

2. 计算 t 值

$$t = \frac{|\bar{x} - \mu|}{SE}$$

其中：$\bar{x}$ 为样本均数，μ 为总体均数。

3. 确定自由度 f

$$f = n - 1$$

4. 查 t 值表得 $t_{0.05}$ 及 $t_{0.01}$，与 t 对比得 P 值，并做出结论。

例1：大量统计资料表明，健康人红细胞平均直径为 7.2μm，现有一医院对某患者血液中红细胞做随机测量大小，测得 10 个红细胞的平均直径为 7.8μm，标准差为 0.473μm，问该患者红细胞平均直径与健康人有无显著差异？

解：健康人红细胞平均直径为 7.2μm，即为总体均数，记作 $\mu = 7.2$μm。

另据题意：$\bar{x} = 7.8$μm　　$SD = 0.473$　　　$n = 10$

（1）$SE = \dfrac{SD}{\sqrt{n}} = \dfrac{0.473}{\sqrt{10}} = 0.150$

（2）$t = \dfrac{|\bar{x} - \mu|}{SE} = \dfrac{|7.8 - 7.2|}{0.150} = 4.000$

（3）$f = n - 1 = 10 - 1 = 9$

（4）在 t 值中查 $t_{0.01}(9) = 3.250$，$t_{0.05}(9) = 2.262$，由于 $t = 4.000 > t_{0.01}(9) = 3.250$，$P < 0.01$，即该患者红细胞大小与正常人红细胞之间有非常显著的差异。

二、配对比较

配对比较即同对或同一受试对象分别给予不同处理的比较。

例2：升白1号治疗白细胞减少症患者 10 人，治疗前后白细胞数见表 7-1，问该药是否有升高白细胞作用。

表 7-1　升白 1 号治疗白细胞减少的疗效观察

病例号（x）	白细胞计数		治疗前后白细胞计数差
	治疗前	治疗后	
1	3200	4100	900
2	3090	4010	920
3	2230	3350	1120
4	1800	3100	1300
5	1900	3090	1190
6	3400	4300	1000
7	2900	3800	900
8	2700	3600	900
9	3300	5400	2100
10	3200	5800	2600

解：假设升白 1 号对患者的白细胞升高无影响。即治疗前后的白细胞差数的总体均数为 0，记作 $\mu = 0$

通过计算得：$\bar{x} = 1293$，$SD = 585.796$

$$SE = \frac{SD}{\sqrt{n}} = \frac{585.796}{\sqrt{10}} = 185.245$$

$$t = \frac{|\bar{x} - \mu|}{SE} = \frac{|1293 - 0|}{185.245} = 6.980$$

$$f = 10 - 1 = 9$$

在 t 值中查 $t_{0.01}(9) = 3.250$，$t_{0.05}(9) = 2.262$，由于 $t = 6.980 > t_{0.01}(9) = 3.250$，$P < 0.01$，即升白 1 号能非常显著地升高患者的白细胞数目。

三、两个样本均数的比较

进行两个样本均数的比较时，两样本的样本数可以相同，也可以不同，统计量 t 的计算方法如下。

1. 计算两样本的合并标准差 $SD_{合并}$

$$SD_{合并} = \frac{\sqrt{(n_1 - 1)SD_1^2 + (n_2 - 1)SD_2^2}}{n_1 + n_2 - 2}$$

再计算两样本的合并标准误 $SE_{合并}$

$$SE_{合并} = SD_{合并} \cdot \sqrt{\frac{1}{n_1} + \frac{1}{n_2}}$$

2. 计算统计量 t

$$t = \frac{|\bar{x}_1 - \bar{x}_2|}{SE_v}$$

3. 自由度 $f = n_1 + n_2 - 2$

4. 查 t 值表得 $t_{0.05}$ 及 $t_{0.01}$，与 t 对比得 P 值，并作出结论。

例3：为比较两个批号中某中药胶囊的苦参碱含量，分别随机抽取 5 颗胶囊按同一方法进行含量测定，得表 7–2 数据，问这两个批号胶囊中的苦参碱含量是否有差异。

表 7–2　两个批号胶囊中的苦参碱含量

	含量（mg/g）				
	1	2	3	4	5
X	1.871	1.823	1.899	1.881	1.888
Y	1.822	1.847	1.892	1.873	1.854

解：$\bar{x} = 1.872$　　$SD = 0.0294$　　$SD_x^2 = 0.000867$　　$n_1 = 5$

　　$\bar{y} = 1.858$　　$SD = 0.0265$　　$SD_y^2 = 0.000703$　　$n_2 = 5$

$$SD_{合并} = \frac{\sqrt{(n_1 - 1)SD_x^2 + (n_2 - 1)SD_y^2}}{n_1 + n_2 - 2} = \frac{\sqrt{4 \times 0.000867 + 4 \times 0.000703}}{5 + 5 - 2} = 0.0280$$

$$SE_{合并} = SD_{合并} \cdot \sqrt{\frac{1}{n_1} + \frac{1}{n_2}} = 0.0280 \times \sqrt{\frac{1}{5} + \frac{1}{5}} = 0.0177$$

$$t = \frac{|\bar{x} - \bar{y}|}{SE_{合并}} = \frac{|1.872 - 1.858|}{0.0177} = 0.791$$

$$f = n_x + n_y - 2 = 5 + 5 - 2 = 8$$

在 t 值中查 $t_{0.01}(8) = 3.355, t_{0.05}(8) = 2.306$，由于 $t = 0.791 < t_{0.05}(8) = 2.306$，$P > 0.05$，说明两个批号的苦参含量无显著性差异。

四、t' 检验

前面介绍的两样本均数差别的 t 检验，适合于两总体方差齐性的情况。如被检验的两样本方差差异较大，且有显著意义，则须校正 t 检验，即用 t' 检验来代替 t 检验。具体步骤如下。

1. 做方差齐性检验。计算公式如下。

$$F = SD_1^2（大）/ SD_2^2（小）$$

根据两组样本的自由度 f_1、f_2，查 $F_{0.05}(f_1, f_2)$ 的值，如 $F > F_{0.05}(f_1, f_2)$，即 $P < 0.05$，方差不齐性，需做 t' 检验，否则做 t 检验。

2. 根据两样本的具体数据求校正标准误（SE'）。

$$SE' = \sqrt{\frac{SD_1^2}{n_1} + \frac{SD_2^2}{n_2}} = \sqrt{SE_1^2 + SE_2^2}$$

3. $t' = \dfrac{|\bar{x}_1 - \bar{x}_2|}{SE'}$

4. $t'_{0.05} = \dfrac{SE_1^2 \cdot t_{0.05}(f1) + SE_2^2 \cdot t_{0.05}(f2)}{SE_1^2 + SE_2^2}$ $\qquad$ $t'_{0.01} = \dfrac{SE_1^2 \cdot t_{0.01}(f1) + SE_2^2 \cdot t_{0.01}(f2)}{SE_1^2 + SE_2^2}$

如 $t' > t'_{0.01}$（或 $t' > t'_{0.05}$），说明 $P < 0.01$（或 0.05）。说明两个样本均数有非常显著的差异（显著性差异），否则差异不显著。

第三节　方差分析

一、单因素多样本均数的比较

在中医药科研工作中，经常会遇到多个总体均值的检验问题，出现这种情况，可用方差分析来处理，即 F 检验。这里对方差分析中常见单因素多个样本均数的比较进行介绍。

例1：现有 4 种药物，在同一时间内分别测定其给药后的镇痛百分率，数据如表 7-3。

表 7-3　4 种药物镇痛效果

	药物 A（%）	药物 B（%）	药物 C（%）	药物 D（%）		
1	100.0	58.0	64.0	74.0		
2	102.0	56.0	68.0	78.0		
3	104.0	57.0	62.0	77.0		
4	98.0	53.0	64.0	75.0		
$\sum_{j=1}^{ni} x_{ij}$	404.0	224.0	258.0 （$\sum x$）	304.0	1190.0	（$\sum x$）
n_i	4	4	4 （n）	4	16	（n）
$\bar{x}_i$	101.0	56.0	64.5 （$\bar{x}$）	76.0	74.4	（$\bar{x}$）
$\sum_{j=1}^{ni} x_{ij}^2$	40824.0	12558.0	16660.0 （$\sum x^2$）	23114.0	93156.0	（$\sum x^2$）

要讨论以上四种药物的镇痛率之间的差异，可以采用方差分析来比较。从表中的 16 个数据可以看出，每一组药物内和每组药物间的痛阈提高百分率是不同的。为了描

述这种不同，在此引入三个变量：总离差平方和（$S_{总}$）、组间离差平方和（$S_{组间}$）、组内离差平方和（$S_{组内}$）：

$$S_{总}=S_{组间}+S_{组内}=\sum_{i=1}^{k}\sum_{j=1}^{ni}\left(Xij-\overline{\overline{x}}\right)^2$$

$$S_{组内}=\sum_{i=1}^{k}\sum_{j=1}^{ni}\left(\overline{x_{ij}}-\overline{x}\right)^2$$

$$S_{组间}=\sum_{i=1}^{k}ni\left(\overline{x_i}-\overline{\overline{x}}\right)^2$$

将离差平方和除以自由度（f）所得到的值称为均方（MS），组间均方与组内均方的比值为 F 值：

$$F_{[k-1\ \ k(n-1)]}=\frac{\mathrm{MS}_{组间}}{\mathrm{MS}_{组内}}=\frac{\mathrm{S}_{组间}\ /(k-1)}{\mathrm{S}_{组内}\ /k(n-1)}$$

F 值是一个服从 F 分布的统计量，给定 $\alpha=0.01$，查 F 分布表可得 $F_{0.01}$，若 $F_{[k-1,\ k(n-1)]}>F_{0.01}$，则组间差异显著。

现将例 1 中给定的实验数据具体计算如下。

$$S_{组内}=\sum_{i=1}^{k}\sum_{j=1}^{ni}\left(\overline{x}_{ij}-\overline{x}\right)^2$$

药物 A：$\sum_{j=1}^{4}\left(x_{1j}-\overline{x_1}\right)^2=(100-101)^2+(102-101)^2+(104-101)^2+(98-101)^2$

$$=1+1+9+9=20$$

药物 B：$\sum_{j=1}^{4}\left(x_{2j}-\overline{x_2}\right)^2=(58-56)^2+(56-56)^2+(57-56)^2+(53-56)^2=4+0+1+9=14$

药物 C：$\sum_{j=1}^{4}\left(x_{3j}-\overline{x_3}\right)^2=(64-64.5)^2+(68-64.5)^2+(62-64.5)^2+(64-65.5)^2$

$$=0.25+12.25+6.25+0.25=19$$

药物 D：$\sum_{j=1}^{4}\left(x_{4j}-\overline{x_4}\right)^2=(74-76)^2+(78-76)^2+(77-76)^2+(75-76)^2=4+4+1+1=10$

$S_{组内}=$ 20+14=19+10 = 63

$S_{组间}=\sum_{i=1}^{k}n_i\left(\overline{x}-\overline{x}\right)^2=4(101-74.4)^2+4(56-74.4)^2+4(64.5-74.4)^2+4(76-74.4)^2$

$$=4(707.6+338.6+98.0+2.56)=4587.04$$

$$F_{(k-1\ \ k(n-1))}=\frac{\mathrm{MS}_{组间}}{\mathrm{MS}_{组内}}=\frac{\mathrm{S}_{组间}\ /(k-1)}{\mathrm{S}_{组内}\ /k(n-1)}$$

$$F(3,12)=\frac{4587.04/3}{63/12}=291.2$$

查 F 值表，得 $F_{0.01}(3,12)=5.95,F(3,12)=291.2>F_{0.01}(3,12)=5.95,P<0.01$，

说明 4 种药物镇痛率的差异高度显著。

从上面实例可以看到方差分析的原始计算过程，在实际工作中，常采用以下步骤进行，以简化计算。

1. $G = \dfrac{\left(\sum x\right)^2}{n}$

则 $G = \dfrac{1190^2}{16} = 88506.25$

2. $S_{总} = \sum\limits_{i=1}^{k}\sum\limits_{j=1}^{ni}\left(x_{ij} - \overline{\overline{x}}\right)^2 = \sum x^2 - \dfrac{\left(\sum x\right)^2}{n} = \sum x^2 - G$

则 $S_{总} = 93156 - 88506.25 = 4649.75$

3. $S_{组间} = \sum\limits_{i=1}^{k} ni\left(\overline{x_i} - \overline{x}\right)^2 = \dfrac{\sum\limits_{i=1}^{k}\left(\sum\limits_{j=1}^{ni} X_{ij}\right)^2}{n_i} - G$

则 $S_{组间} = \dfrac{402^2 + 224^2 + 258^2 + 304^2}{4} - 88506.25$

$= \dfrac{163216 + 50176 + 66564 + 92416}{4} - 88506.25 = 4586.75$

4. $S_{组内} = S_{总} - S_{组间}$

则 $S_{组内} = 4649.75 - 4586.75 = 63$

5. $F_{[k-1,\ k(n-1)]} = \dfrac{MS_{组间}}{MS_{组内}} = \dfrac{S_{组间}\ /\ (k-1)}{S_{组内}\ /\ k(n-1)}$

则 $F_{[k-1,\ k(n-1)]} = \dfrac{4587.04\ /\ 3}{63\ /\ 12} = 291.2$

由此可以看出，两种方法计算的结果是一致的，但后者比前者的计算大大简化。本例方差分析的结果列于下表 7-4 中。

表 7-4　方差分析结果

变异来源	离差平方和	自由度	均方	F	$F_{0.01}$（3，12）	P
总变异	4649.75	15				
组间变异	4586.75	3	1528.91	291.2	5.95	< 0.01
组内变异	63	12	5.25			

二、多重比较法

通过方差分析，若检验所得各组均数之间无显著性差异，则不需作进一步处理，但是当各水平均数之间有显著性差异时，则需进一步分析哪些组间的差异是显著的，哪些是不显著的，这种比较称为多重比较，现将最常见的 q 检验法介绍如下。

$$q = \frac{\max\limits_{ij}\left|\overline{x}_i - \overline{x}_j\right|}{\frac{s_{\text{组内}}}{\sqrt{n_i}}}$$

在显著水平 a 下，由多重比较中的 q 表可查临界值 $qa[k-1, k(n-1)]$，若 $q > qa$，则认为组间有显著性差异。

即：当

$$\max\limits_{i_j}\left|\overline{x}_i - \overline{x}_j\right| > \frac{S_{\text{组内}}}{\sqrt{n_i}} \cdot qa\left[k-1, k(n-1)\right]$$

$$\left|\overline{x}_i - \overline{x}_j\right| za_i \frac{S_{\text{组内}}}{\sqrt{n_i}} \cdot qa\left[k-1, k(n-1)\right]$$

组间有显著差异。

现在对例题 1 做多重比较分析。

令：$D = \dfrac{S_{\text{组内}}}{\sqrt{n_i}} \cdot qa[k-1 \quad k(n-1)] = \dfrac{63}{4} \cdot q_{0.05}(3\ 12) = \dfrac{63}{4} \times 3.77 = 59.38$

4 个均数的两两间差的绝对值列表如表 7–5 所示。

表 7–5　4 个均数两两间差的绝对值

$\left|x_i - x_j\right|$	$\overline{x}_2$=224	$\overline{x}_3$=258	$\overline{x}_4$=304
$\overline{x}_1$=404	180*	146*	100*
$\overline{x}_2$=224		34	80*
$\overline{x}_3$=258			46

表中右上角记符号"*"者为大于 D = 59.38 的数。

由表可以看出：药物 A 与药物 B、药物 C、药物 D 有显著性差异，药物 B 与药物 D 也有显著性差异，其余两两间差异不显著。

作为练习，读者可以计算本例中 α =0.01 时的情况，结果是一致的。

第四节　卡方检验

卡方检验是用以检验两个或两个以上样本率或构成比之间差别的显著性，是一种常见的、用途广的显著性检验方法。

一、四格表的卡方检验

四格表的卡方检验是卡方检验中最简单的一种，在临床实验中，常以表 7–6 的形式出现。

表 7-6　卡方检验

	阳性数	阴性数	合计
第 1 组	a	b	a+b
第 2 组	c	d	c+d
合　计	a+c	b+d	N=a+b+c+d

现要判断第 1 组和第 2 组两个样本率（或构成比）之间有无显著性差异，可用卡方检验。首先计算统计量：

$$\chi^2 = \frac{N\left(\left|ad-bc\right|-0.5N\right)^2}{(a+b)(c+d)(a+c)(b+d)}$$

再在 χ^2 表中查 χ^2（f），并根据 χ^2 与 χ^2（f）的大小判断 P 值。

当 $\chi^2 < \chi^2_{0.05}$ 则 $P > 0.05$　　差别无显著意义；

当 $\chi^2 \geq \chi^2_{0.05}$ 则 $P < 0.05$　　差别有显著意义；

当 $\chi^2 \geq \chi^2_{0.01}$ 则 $P < 0.01$　　差别有非常显著意义。

例 1：两种药物治疗某种疾病的疗效如表 7-7 所示，试判断这两种药效的疗效是否有差异。

表 7-7

	治愈人数	未治愈人数	合计
药物 A	80	45	125
药物 B	68	52	120
合计	148	97	245

$$\chi^2 = \frac{N\left(\left|ad-bc\right|-0.5N\right)^2}{(a+b)(c+d)(a+c)(b+d)} = \frac{245\left(\left|4160-3060\right|-0.5\times245\right)^2}{125\times120\times148\times97} = 1.087$$

四格表的自由度为 1，

由 χ^2 可知：$\chi^2_{0.05}$（1）= 3.841

由于 $\chi^2 < \chi^2_{0.05}$（1），$P > 0.05$，说明药物 A 和药物 B 治疗这种疾病的疗效差异不显著。

二、R×C 表的 χ^2 检验

R×C 表是四格表的推广和延伸，其一般形式如下。

| | j | | | | 合计 |
	1	2	…	c	
1	O_{11}	O_{12}	…	O_{1c}	$\sum_i O_{1j}$
2	O_{21}	O_{22}	…	O_{2c}	$\sum_i O_{2j}$
i …	…	…	…	…	…
R	O_{11}	O_{12}	…	O_{1c}	$\sum_i O_{1j}$
合计	$\sum_j O_{i1}$	$\sum_j O_{i2}$	…	$\sum_j O_{ic}$	$\sum_i O_{1j}$

判断 1，2，…，R 之间是否有差异，可按以下步骤进行。

统计量 $\chi^2 = N\left(\sum_{ij} \dfrac{O_{ij}^2}{\sum_i O_{ij} \times \sum_j O_{ij}} - 1\right)$

自由度 $f = (R-1)(C-1)$

确定置信水平，由 χ^2 分布表查出 χ_a^2。

如 $\chi^2 > \chi_a^2$，$P < a$，说明有显著性差异，反之，则无差异。

例2：三种药物治疗某种疾病疗效如表 7-8 所示，试判断这三种药物疗效是否有差异。

表 7-8

	治愈	有效	无效	合计
第1组（中药组）	50	20	10	80
第2组（西药组）	30	12	4	46
第3组（中药＋西药组）	58	43	2	103
合 计	138	75	16	229

$$\chi^2 = 229\left(\frac{50^2}{80\times138} + \frac{20^2}{80\times75} + \frac{10^2}{80\times16} + \frac{30^2}{46\times138} + \frac{12^2}{46\times75} + \frac{4^2}{46\times16} + \frac{58^2}{138\times103} + \frac{43^2}{75\times103}\right.$$

$$\left. + \frac{2^2}{16\times103} - 1\right) = 229(0.226 + 0.0667 + 0.0781 + 0.1418 + 0.0417 + 0.0217 + 0.2367$$

$$+ 0.2393 + 0.00242 - 1) = 12.46$$

自由度 $f = (R-1)(C-1) = (3-1)(3-1) = 4$

查 χ^2 表，得 $\chi_{4(0.05)}^2 = 9.49$

$\chi^2 > \chi_{4(0.05)}^2$，$P < 0.05$

结论：三种药物疗效之间有显著性差异。

第五节　直线相关与回归

一、直线相关与回归的方法

在实验中，经常会遇到这样两组数据：$i=1, 2, \cdots n$，它们既存在着密切的数量关系，又不像函数关系那样能以一个变量的数值精确地求出另一个变量的数值，这类变量之间的关系称为相关关系。

(x_i, y_i) 这一组数据在平面直角坐标系中可能形成很多种图形，如直线、曲线、抛物线、圆等。其中最简单的是直线，直线的一般表达式为 $y = a + bx$，因此在考察两组数据相关性的问题时，应尽量将其转变成直线关系，或通过数学转换变成直线关系。如当 $x_i = x_1$ 时，$y_i = y_1$，当 $x_i = x_2$ 时，$y_i = y_2$，$\cdots x_i = x_n$ 时，$y_i = y_n$。那么 x_i 与 y_i 之间是否存在线性关系呢？通过如下的计算来说明。

$$\Leftrightarrow L_{xx} = \sum_{i=1}^{n} \left(x_i - \bar{x} \right)^2$$

$$L_{yy} = \sum_{i=1}^{n} \left(y_i - \bar{y} \right)^2$$

$$L_{xy} = \sum_{i=1}^{n} \left(x_i - \bar{x} \right)\left(y_i - \bar{y} \right)$$

r 为相关系数

$$L_{xy} r = \frac{L_{xy}}{\sqrt{L_{xx} L_{yy}}}$$

相关系数的自由度 $f = n - 2$，根据 f 可以查相关系数检验表进行检验，当相关系数检验显著后，认为回归是有效的，这时可将直线回归的数学表达式中的参数进一步计算出来：

$$\hat{b} = \frac{L_{xy}}{L_{xx}} \quad \hat{a} = \bar{y} - b\bar{x}$$

当 $\hat{a}$，b 算出来，直线方程则可表示为：

$$\hat{y} = \hat{a} + b\bar{x}$$

例1：某药物的降解反应中，时间 t 与药物浓度存在以下关系。

t（min）	0	16	32	48	64	80
c/co（%）	100	99.09	98.27	97.27	96.27	95.28

问 t 与 c/c_o 之间是否有线性关系，相关系数是多少，并写出回归方程。

解：`x = 40　`y = 97.7

$$L_{xx} = \sum_{i=1}^{n} \left(x_i - \bar{x} \right)^2 = (0 - 40)^2 + (16 - 40)^2 + (32 - 40)^2 + (48 - 40)^2 + (64 - 40)^2$$

$$+\left(80-40\right)^2 = 4480$$

$$L_{yy} = \sum_{i=1}^{n}\left(y_i - \bar{y}\right)^2 = \left(100-97.7\right)^2 + \left(99.09-97.7\right)^2 + \left(98.27-97.7\right)^2 + \left(97.27-97.7\right)^2$$

$$+\left(96.27-97.7\right)^2 + \left(95.28-97.7\right)^2 = 15.63$$

$$L_{xy} = \sum_{i=1}^{n}\left(x_i - \bar{x}\right)\left(y_i - \bar{y}\right)^2 = -40\times2.3 - 24\times1.39 - 8\times0.57 + 8\times\left(-0.43\right) + 24\times\left(-1.43\right)$$

$$+40\times\left(-2.42\right) = -264.28$$

$$r = \frac{L_{xy}}{\sqrt{L_{xx}L_{yy}}} = -0.9995$$

$$F = 6 - 2 = 4，取 \ \alpha = 0.01$$

查表知：$r_{0.01} = 0.917$，由于 $|r| > r_{0.01}$，故认为 t 与 c/c。相关极显著，两者有线性关系。

$$\hat{b} = \frac{L_{xy}}{L_{xx}} = -0.059$$

$$\hat{a} = \bar{y} - b\bar{x} = 97.7 - \left(-0.059\right)\times40 = 100.06$$

得回归方程：$c/c_o = -0.059t + 100.06$

二、直线相关与回归的应用注意事项

1.进行直线相关与回归分析时一定要有实际意义，观察值应是同质的，不能随便把两组毫无关系的观察值作回归与相关分析，这就需要对两变量有充分的认识和了解。

2.回归分析时，若 x 为自定值（如给药剂量），那么 y 一定是随机且服从正态分布的变量，若 x 和 y 都是随机变量，要求 x 和 y 服从双变量正态分布。

3.回归方程的适用范围一般以 x 的取值范围为限，超出范围可能会导致严重错误，因此，该范围不能随意外延扩展。

4.一般进行分析时应先作散点图，观察散点的排布趋势有无直线关系（有的可能是曲线关系），若有，可进一步计算 r、b、a。

5.临床试验研究数据仅是样本资料，必然存在随机误差（抽样误差），因此对 r、b 应作假设检验。

t 值表

f	P（2）: P（1）:	0.50 0.25	0.20 0.10	0.10 0.05	0.05 0.025	0.02 0.01	0.01 0.005	0.005 0.0025	0.002 0.001	0.001 0.0005
1		1.000	3.078	6.314	12.706	31.821	63.657	127.321	318.309	636.619
2		0.816	1.886	2.920	4.303	6.965	9.925	14.089	22.327	31.599
3		0.765	1.638	2.353	3.182	4.541	5.841	7.453	10.215	12.924

续表

f	P(2): 0.50 P(1): 0.25	0.20 0.10	0.10 0.05	0.05 0.025	0.02 0.01	0.01 0.005	0.005 0.0025	0.002 0.001	0.001 0.0005
4	0.741	1.533	2.132	2.776	3.747	4.604	5.598	7.173	8.610
5	0.727	1.476	2.015	2.571	3.365	4.032	4.773	5.893	6.869
6	0.718	1.440	1.943	2.447	3.143	3.707	4.317	5.208	5.959
7	0.711	1.415	1.895	2.365	2.998	3.499	4.029	4.785	5.408
8	0.706	1.397	1.860	2.306	2.896	3.355	3.833	4.501	5.041
9	0.703	1.383	1.833	2.262	2.821	3.250	3.690	4.297	4.781
10	0.700	1.372	1.812	2.228	2.764	3.169	3.581	4.144	4.587
11	0.697	1.363	1.796	2.201	2.718	3.106	3.497	4.025	4.437
12	0.695	1.356	1.782	2.179	2.681	3.055	3.428	3.930	4.318
13	0.694	1.350	1.771	2.160	2.650	3.012	3.372	3.852	4.221
14	0.692	1.345	1.761	2.145	2.624	2.977	3.326	3.787	4.140
15	0.691	1.341	1.753	2.131	2.602	2.947	3.286	3.733	4.073
16	0.690	1.337	1.746	2.120	2.583	2.921	3.252	3.686	4.015
17	0.689	1.333	1.740	2.110	2.567	2.898	3.222	3.646	3.965
18	0.688	1.330	1.734	2.101	2.552	2.878	3.197	3.610	3.922
19	0.688	1.328	1.729	2.093	2.539	2.861	3.174	3.579	3.883
20	0.687	1.325	1.725	2.086	2.528	2.845	3.153	3.552	3.850
21	0.686	1.323	1.721	2.080	2.518	2.831	3.135	3.527	3.819
22	0.686	1.321	1.717	2.074	2.508	2.819	3.119	3.505	3.792
23	0.685	1.319	1.714	2.069	2.500	2.807	3.104	3.485	3.768
24	0.685	1.318	1.711	2.064	2.492	2.797	3.091	3.467	3.745
25	0.684	1.316	1.708	2.060	2.485	2.787	3.078	3.450	3.725
26	0.684	1.315	1.706	2.056	2.479	2.779	3.067	3.435	3.707
27	0.684	1.314	1.703	2.052	2.473	2.771	3.057	3.421	3.690
28	0.683	1.313	1.701	2.048	2.467	2.763	3.047	3.408	3.674
29	0.683	1.311	1.699	2.045	2.462	2.756	3.038	3.396	3.659

续表

f	P（2）: 0.50 P（1）: 0.25	0.20 0.10	0.10 0.05	0.05 0.025	0.02 0.01	0.01 0.005	0.005 0.0025	0.002 0.001	0.001 0.0005
30	0.683	1.310	1.697	2.042	2.457	2.750	3.030	3.385	3.646
31	0.682	1.309	1.696	2.040	2.453	2.744	3.022	3.375	3.633
32	0.682	1.309	1.694	2.037	2.449	2.738	3.015	3.365	3.622
33	0.682	1.308	1.692	2.035	2.445	2.733	3.008	3.356	3.611
34	0.682	1.307	1.091	2.032	2.441	2.728	3.002	3.348	3.601
35	0.682	1.306	1.690	2.030	2.438	2.724	2.996	3.340	3.591
36	0.681	1.306	1.688	2.028	2.434	2.719	2.990	3.333	3.582
37	0.681	1.305	1.687	2.026	2.431	2.715	2.985	3.326	3.574
38	0.681	1.304	1.686	2.024	2.429	2.712	2.980	3.319	3.566
39	0.681	1.304	1.685	2.023	2.426	2.708	2.976	3.313	3.558
40	0.681	1.303	1.684	2.021	2.423	2.704	2.971	3.307	3.551
50	0.679	1.299	1.676	2.009	2.403	2.678	2.937	3.261	3.496
60	0.679	1.296	1.671	2.000	2.390	2.660	2.915	3.232	3.460
70	0.678	1.294	1.667	1.994	2.381	2.648	2.899	3.211	3.436
80	0.678	1.292	1.664	1.990	2.374	2.639	2.887	3.195	3.416
90	0.677	1.291	1.662	1.987	2.368	2.632	2.878	3.183	3.402
100	0.677	1.290	1.660	1.984	2.364	2.626	2.871	3.174	3.390
200	0.676	1.286	1.653	1.972	2.345	2.601	2.839	3.131	3.340
500	0.675	1.283	1.648	1.965	2.334	2.586	2.820	3.107	3.310
1000	0.675	1.282	1.646	1.962	2.330	2.581	2.813	3.098	3.300
∞	0.6745	1.2816	1.6449	1.9600	2.3263	2.5758	2.8070	3.0902	3.2905

F 值表（方差齐性检验用）

$P = 0.05$（双侧）

f_2	f_1（较大均方的自由度）															f_2
	2	3	4	5	6	7	8	9	10	12	15	20	30	60	00	
1	799	364	899	922	937	948	957	963	969	977	985	993	1001	1010	1018	1
2	39.0	39.2	39.2	39.3	39.3	39.3	39.4	39.4	39.4	39.4	39.4	39.4	39.5	39.5	39.5	2
3	10.0	15.4	15.1	14.9	14.7	14.6	14.5	14.5	14.4	14.3	14.2	14.2	14.1	14.0	13.9	3
4	10.6	9.98	9.60	9.36	9.20	9.07	8.98	8.90	8.84	8.75	8.66	8.56	8.46	8.36	8.26	4
5	8.43	7.76	7.39	7.16	6.98	6.85	6.76	6.68	6.62	6.52	6.43	6.33	6.23	6.12	6.01	5
6	7.26	6.60	5.23	5.99	5.82	5.69	5.60	5.52	5.46	5.37	5.27	5.17	5.06	4.96	4.85	6
7	6.54	5.89	5.52	5.28	5.12	4.99	4.90	4.82	4.76	4.67	4.57	4.47	4.36	4.25	4.14	7
8	6.06	5.42	5.05	4.82	4.65	4.53	4.43	4.36	4.29	4.20	4.10	4.00	3.89	3.78	3.67	8
9	5.71	5.08	4.72	4.48	4.32	4.20	4.10	4.03	3.96	3.87	3.77	3.67	3.56	3.45	3.33	9
10	5.46	4.83	4.47	4.24	4.07	3.95	3.85	3.78	3.72	3.62	3.52	3.42	3.31	3.20	3.08	10
11	5.26	4.63	4.27	4.04	3.88	3.76	3.66	3.59	3.53	3.43	3.33	3.23	3.12	3.00	2.88	11
12	5.10	4.47	4.12	3.89	3.73	3.61	3.51	3.44	3.37	3.28	3.18	3.07	2.96	2.85	2.72	12
13	4.96	4.35	4.00	3.77	3.60	3.48	3.39	3.31	3.25	3.15	3.05	2.95	2.84	2.72	2.59	13
14	4.86	4.24	3.89	3.66	3.50	3.38	3.28	3.21	3.15	3.05	2.95	2.84	2.73	2.61	2.49	14
15	4.76	4.15	3.80	3.58	3.41	3.29	3.20	3.12	3.06	2.96	2.86	2.76	2.64	2.52	2.39	15
16	4.69	4.08	3.73	3.50	3.34	3.22	3.12	3.05	2.99	2.89	2.79	2.68	2.57	2.45	2.32	16
17	4.62	4.01	3.66	3.44	3.28	3.16	3.06	2.98	2.92	2.82	2.72	2.62	2.50	2.38	2.25	17
18	4.56	3.95	3.61	3.38	3.22	3.10	3.00	2.93	2.87	2.77	2.67	2.56	2.44	2.32	2.19	18
19	4.51	3.90	3.56	3.33	3.17	3.05	2.96	2.88	2.82	2.72	2.62	2.51	2.39	2.27	2.13	19
20	4.46	3.86	3.51	3.29	3.13	3.01	2.91	2.84	2.77	2.68	2.57	2.46	2.35	2.22	2.08	20
21	4.42	3.82	3.47	3.25	3.09	2.97	2.87	2.80	2.73	2.64	2.53	2.42	2.31	2.18	2.04	21
22	4.38	3.73	3.44	3.21	3.05	2.93	2.84	2.76	2.70	2.60	2.50	2.39	2.27	2.14	2.00	22
23	4.35	3.75	3.41	3.18	3.02	2.90	2.81	2.73	2.67	2.57	2.47	2.36	2.24	2.11	1.97	23
24	4.32	3.72	3.38	3.15	2.99	2.87	2.78	2.70	2.64	2.54	2.44	2.33	2.21	2.08	1.93	24

续表

f_2	f_1（较大均方的自由度）															f_2
	2	3	4	5	6	7	8	9	10	12	15	20	30	60	00	
25	4.29	3.69	3.35	3.13	2.97	2.85	2.75	2.68	2.61	2.51	2.41	2.30	2.18	2.05	1.91	25
26	4.26	3.67	3.33	3.10	2.94	2.82	2.73	2.65	2.59	2.49	2.39	2.28	2.16	2.03	1.88	26
27	4.24	3.65	3.31	3.08	2.92	2.80	2.71	2.63	2.57	2.47	2.36	2.25	2.13	2.00	1.85	27
28	4.22	3.63	3.29	3.06	2.90	2.78	2.69	2.61	2.55	2.45	2.34	2.23	2.11	1.98	1.83	28
29	4.20	3.61	3.27	3.04	2.88	2.76	2.67	2.59	2.53	2.43	2.32	2.21	2.09	1.96	1.81	29
30	4.18	3.59	3.25	3.03	2.87	2.75	2.65	2.57	2.51	2.41	2.31	2.19	2.07	1.94	1.79	30
31	4.16	3.57	3.23	3.01	2.85	2.73	2.63	2.56	2.49	2.40	2.29	2.18	2.06	1.92	1.77	31
32	4.15	3.56	3.22	2.99	2.84	2.71	2.62	2.54	2.48	2.38	2.27	2.16	2.04	1.90	1.75	32
33	4.13	3.54	3.20	2.98	2.82	2.70	2.61	2.53	2.47	2.37	2.26	2.15	2.03	1.89	1.73	33
34	4.12	3.53	3.19	2.97	2.81	2.69	2.59	2.52	2.45	2.35	2.25	2.13	2.01	1.87	1.72	34
35	4.11	3.52	3.18	2.96	2.80	2.68	2.58	2.50	2.44	2.34	2.23	2.12	2.00	1.86	1.70	35
36	4.09	3.50	3.17	2.94	2.78	2.66	2.57	2.49	2.43	2.33	2.22	2.11	1.99	1.85	1.69	36
37	4.08	3.49	3.16	2.93	2.77	2.65	2.56	2.48	2.42	2.32	2.21	2.10	1.97	1.84	1.67	37
38	4.07	3.48	3.14	2.92	2.76	2.64	2.55	2.47	2.41	2.31	2.20	2.09	1.96	1.82	1.66	38
39	4.06	3.47	3.13	2.91	2.75	2.63	2.54	2.46	2.40	2.30	2.19	2.08	1.95	1.81	1.65	39
40	4.05	3.46	3.13	2.90	2.74	2.62	2.53	2.45	2.39	2.29	2.18	2.07	1.94	1.80	1.64	40
42	4.03	3.45	3.11	2.89	2.73	2.61	2.51	2.43	2.37	2.27	2.16	2.05	1.92	1.78	1.61	42
44	4.02	3.43	3.09	2.87	2.71	2.59	2.50	2.42	2.35	2.25	2.15	2.03	1.91	1.77	1.60	44
46	4.00	3.41	3.08	2.86	2.70	2.58	2.48	2.40	2.34	2.24	2.13	2.02	1.89	1.75	1.58	46
48	3.99	3.40	3.07	2.84	2.68	2.56	2.47	2.39	2.33	2.23	2.12	2.01	1.88	1.73	1.56	48
50	3.97	3.39	3.05	2.83	2.67	2.56	2.46	2.38	2.32	2.22	2.11	1.99	1.87	1.72	1.54	50
60	3.92	3.34	3.01	2.79	2.63	2.51	2.41	2.33	2.27	2.17	2.06	1.94	1.81	1.67	1.48	60
80	3.86	3.28	2.95	2.73	2.57	2.45	2.35	2.28	2.21	2.11	2.00	1.88	1.75	1.60	1.40	80
∞	3.69	3.12	2.79	2.57	2.41	2.29	2.19	2.11	2.05	1.94	1.83	1.71	1.57	1.39	1.00	∞

F 值表（方差分析用）

$P = 0.05$

f_2	f_1（较大均方的自由度）															f_2
	1	2	3	4	5	6	7	8	9	10	12	14	16	18	20	
1	161	200	216	225	230	234	237	239	241	242	244	245	246	247	248	1
2	18.5	19.0	19.2	19.2	19.3	19.3	19.4	19.4	19.4	19.4	19.4	19.4	19.4	19.4	19.4	2
3	10.1	9.55	9.28	9.12	9.01	8.94	8.89	8.85	8.81	8.79	8.74	8.71	8.69	8.67	8.66	3
4	7.71	6.94	6.59	6.39	6.26	6.16	6.09	6.04	6.00	5.96	5.91	5.87	5.84	5.82	5.80	4
5	6.61	5.79	5.41	5.19	5.05	4.95	4.88	4.82	4.77	4.74	4.68	4.64	4.60	4.58	4.56	5
6	5.99	5.14	4.76	4.53	4.39	4.28	4.21	4.15	4.10	4.06	4.00	3.96	3.92	3.90	3.87	6
7	5.59	4.74	4.35	4.12	3.97	3.87	3.79	3.73	3.68	3.64	3.57	3.53	3.49	3.47	3.44	7
8	5.32	4.46	4.07	3.84	3.69	3.58	3.50	3.44	3.39	3.35	3.28	3.24	3.20	3.17	3.15	8
9	5.12	4.26	3.86	3.63	3.48	3.37	3.29	3.23	3.18	3.14	3.07	3.03	2.99	2.96	2.94	9
10	4.96	4.10	3.71	3.48	3.33	3.22	3.14	3.07	3.02	2.98	2.91	2.86	2.83	2.80	2.77	10
11	4.84	3.98	3.59	3.36	3.20	3.09	3.01	2.95	2.90	2.85	2.79	2.74	2.70	2.67	2.65	11
12	4.75	3.89	3.49	3.26	3.11	3.00	2.91	2.85	2.80	2.75	2.69	2.64	2.60	2.57	2.54	12
13	4.67	3.81	3.41	3.18	3.03	2.92	2.83	2.77	2.71	2.67	2.60	2.55	2.51	2.48	2.46	13
14	4.60	3.74	3.34	3.11	2.96	2.85	2.76	2.70	2.65	2.60	2.53	2.48	2.44	2.41	2.39	14
15	4.54	3.68	3.29	3.06	2.90	2.79	2.71	2.64	2.59	2.54	2.48	2.42	2.38	2.35	2.33	15
16	4.49	3.63	3.24	3.01	2.85	2.74	2.66	2.59	2.54	2.49	2.42	2.37	2.33	2.30	2.28	16
17	4.45	3.59	3.20	2.96	2.81	2.70	2.61	2.55	2.49	2.45	2.38	2.33	2.29	2.26	2.23	17
18	4.41	3.55	3.16	2.93	2.77	2.66	2.58	2.51	2.46	2.41	2.34	2.29	2.25	2.22	2.19	18
19	4.38	3.52	3.13	2.90	2.74	2.63	2.54	2.48	2.42	2.38	2.31	2.26	2.21	2.18	2.16	19
20	4.35	3.49	3.10	2.87	2.71	2.60	2.51	2.45	2.39	2.35	2.28	2.22	2.18	2.15	2.12	20
21	4.32	3.47	3.07	2.84	2.68	2.57	2.49	2.42	2.37	2.32	2.25	2.20	2.16	2.12	2.10	21
22	4.30	3.44	3.05	2.82	2.66	2.55	2.46	2.40	2.34	2.30	2.23	2.17	2.13	2.10	2.07	22
23	4.28	3.42	3.03	2.80	2.64	2.53	2.44	2.37	2.32	2.27	2.20	2.15	2.11	2.07	2.05	23
24	4.26	3.40	3.01	2.78	2.62	2.51	2.42	2.36	2.30	2.25	2.18	2.13	2.09	2.05	2.03	24

续表

f_2	f_1（较大均方的自由度）															f_2
	1	2	3	4	5	6	7	8	9	10	12	14	16	18	20	
25	4.24	3.39	2.99	2.76	2.60	2.49	2.40	2.34	2.28	2.24	2.16	2.11	2.07	2.04	2.01	25
26	4.23	3.37	2.98	2.74	2.59	2.47	2.39	2.32	2.27	2.22	2.15	2.09	2.05	2.02	1.99	26
27	4.21	3.35	2.96	2.73	2.57	2.46	2.37	2.31	2.25	2.20	2.13	2.08	2.04	2.00	1.97	27
28	4.20	3.34	2.95	2.71	2.56	2.45	2.36	2.29	2.24	2.19	2.12	2.06	2.02	1.99	1.96	28
29	4.18	3.33	2.93	2.70	2.55	2.43	2.35	2.28	2.22	2.18	2.10	2.05	2.01	1.97	1.94	29
30	4.17	3.32	2.92	2.69	2.53	2.42	2.33	2.27	2.21	2.16	2.09	2.04	1.99	1.96	1.93	30
32	4.15	3.29	2.90	2.67	2.51	2.40	2.31	2.24	2.19	2.14	2.07	2.01	1.97	1.94	1.91	32
34	4.13	3.28	2.88	2.65	2.49	2.38	2.29	2.23	2.17	2.12	2.05	1.99	1.95	1.92	1.89	34
36	4.11	3.26	2.87	2.63	2.48	2.36	2.28	2.21	2.15	2.11	2.03	1.98	1.93	1.90	1.87	36
38	4.10	3.24	2.85	2.62	2.46	2.35	2.26	2.19	2.14	2.09	2.02	1.96	1.92	1.88	1.85	38
40	4.08	3.23	2.84	2.61	2.45	2.34	2.25	2.18	2.12	2.08	2.00	1.95	1.90	1.87	1.84	40
42	4.07	3.22	2.83	2.59	2.44	2.32	2.24	2.17	2.11	2.06	1.99	1.93	1.89	1.86	1.83	42
44	4.06	3.21	2.82	2.58	2.43	2.31	2.23	2.16	2.10	2.05	1.98	1.92	1.88	1.84	1.81	44
46	4.05	3.20	2.81	2.57	2.42	2.30	2.22	2.15	2.09	2.04	1.97	1.91	1.87	1.83	1.80	46
48	4.04	3.19	2.80	2.57	2.41	2.29	2.21	2.14	2.08	2.03	1.96	1.90	1.86	1.82	1.79	48
50	4.03	3.18	2.79	2.56	2.40	2.29	2.20	2.13	2.07	2.03	1.95	1.89	1.85	1.81	1.78	50
60	4.00	3.15	2.76	2.53	2.37	2.25	2.17	2.10	2.04	1.99	1.92	1.86	1.82	1.78	1.75	60
80	3.96	3.11	2.72	2.49	2.33	2.21	2.13	2.06	2.00	1.95	1.88	1.82	1.77	1.73	1.70	80
100	3.94	3.09	2.70	2.46	2.31	2.19	2.10	2.03	1.97	1.93	1.85	1.79	1.75	1.71	1.68	100
125	3.92	3.07	2.68	2.44	2.29	2.17	2.08	2.01	1.96	1.91	1.83	1.77	1.72	1.69	1.65	125
150	3.90	3.06	2.66	2.43	2.27	2.16	2.07	2.00	1.94	1.89	1.82	1.76	1.71	1.67	1.64	150
200	3.89	3.04	2.65	2.42	2.26	2.14	2.06	1.98	1.93	1.88	1.80	1.74	1.69	1.66	1.62	200
300	3.87	3.03	2.63	2.40	2.24	2.13	2.04	1.97	1.91	1.86	1.78	1.72	1.68	1.64	1.61	300
∞	3.84	3.00	2.60	2.37	2.21	2.10	2.01	1.94	1.88	1.83	1.75	1.69	1.64	1.60	1.57	∞

F 值表（方差分析用）

$P = 0.05$

f_2	f_1（较大均方的自由度）															f_2
	22	24	26	28	30	35	40	45	50	60	80	100	200	500	00	
1	249	249	249	250	250	251	251	251	252	252	252	253	254	254	254	1
2	19.5	19.5	19.5	19.5	19.5	19.5	19.5	19.5	19.5	19.5	19.5	19.5	19.5	19.5	19.5	2
3	8.65	8.64	8.63	8.62	8.62	8.60	8.59	8.59	8.58	8.57	8.56	8.55	8.54	8.53	8.53	3
4	5.79	5.77	5.76	5.75	5.75	5.73	5.72	5.71	5.70	7.69	5.67	5.66	5.65	5.64	5.63	4
5	4.54	5.53	4.52	4.50	4.50	4.48	4.46	4.45	4.44	4.43	4.41	4.41	4.39	4.37	4.37	5
6	3.86	3.84	3.83	3.82	3.81	3.79	3.77	3.76	3.75	3.74	3.72	3.71	3.69	3.68	3.67	6
7	3.43	3.41	3.40	3.39	3.38	3.36	3.34	3.33	3.32	3.30	3.29	3.27	3.25	3.24	3.23	7
8	3.13	3.12	3.10	3.09	3.08	3.06	3.04	3.03	3.02	3.01	2.99	2.97	2.95	2.94	2.93	8
9	2.92	2.90	2.89	2.87	2.83	2.84	2.83	2.81	2.80	2.79	2.77	2.76	2.73	2.72	2.71	9
10	2.75	2.74	2.72	2.71	2.70	2.68	2.66	2.65	2.64	2.62	2.60	2.59	2.56	2.55	0.54	10
11	2.63	2.61	2.59	2.58	2.57	2.55	2.53	2.52	2.51	2.49	2.47	2.46	2.43	2.42	2.40	11
12	2.52	2.51	2.49	2.48	2.47	2.44	2.43	2.41	2.40	2.38	2.36	2.35	2.32	2.31	2.30	12
13	2.44	2.42	2.41	2.39	2.38	2.36	2.34	2.33	2.31	2.30	2.27	2.26	2.23	2.22	2.21	13
14	2.37	2.35	2.33	2.32	2.31	2.28	2.27	2.25	2.24	2.22	2.20	2.19	2.16	2.14	2.13	14
15	2.31	2.29	2.27	2.26	2.25	2.22	2.20	2.19	2.18	2.16	2.14	2.12	2.10	2.08	2.07	15
16	2.25	2.24	2.22	2.21	2.19	2.17	2.15	2.14	2.12	2.11	2.08	2.07	2.04	2.02	2.01	16
17	2.21	2.19	2.17	2.16	2.15	2.12	2.10	2.09	2.08	2.06	2.03	2.02	1.99	1.97	1.96	17
18	2.17	2.15	2.13	2.12	2.11	2.08	2.06	2.05	2.04	2.02	1.99	1.98	1.95	1.93	1.92	18
19	2.13	2.11	2.10	2.08	2.07	2.05	2.03	2.01	2.00	1.98	1.96	1.94	1.91	1.89	1.88	19
20	2.10	2.08	2.07	2.05	2.04	2.01	1.99	1.98	1.97	1.95	1.92	1.91	1.88	1.86	1.84	20
21	2.07	2.05	2.04	2.02	2.01	1.98	1.96	1.95	1.94	1.92	1.89	1.88	1.84	1.82	1.81	21
22	2.05	2.03	2.01	2.00	1.98	1.96	1.94	1.92	1.91	1.89	1.86	1.85	1.82	1.80	1.78	22
23	2.02	2.00	1.99	1.97	1.96	1.93	1.91	1.90	1.88	1.86	1.84	1.82	1.79	1.77	1.76	23
24	2.00	1.98	1.97	1.95	1.94	1.91	1.89	1.88	1.86	1.84	1.82	1.80	1.77	1.75	1.73	34

续表

f_2	f_1（较大均方的自由度）															f_2
	22	24	26	28	30	35	40	45	50	60	80	100	200	500	00	
25	1.98	1.96	1.95	1.93	1.92	1.89	1.87	1.86	1.84	1.82	1.80	1.78	1.75	1.73	1.71	25
26	1.97	1.95	1.93	1.91	1.90	1.87	1.85	1.84	1.82	1.80	1.78	1.76	1.73	1.71	1.69	26
27	1.95	1.93	1.91	1.90	1.88	1.86	1.84	1.82	1.81	1.79	1.76	1.74	1.71	1.69	1.67	27
28	1.93	1.91	1.90	1.88	1.87	1.84	1.82	1.80	1.79	1.77	1.74	1.73	1.69	1.67	1.65	28
29	1.92	1.90	1.88	1.87	1.85	1.83	1.81	1.79	1.77	1.75	1.73	1.71	1.67	1.65	1.64	29
30	1.91	1.89	1.87	1.85	1.84	1.81	1.79	1.77	1.76	1.74	1.71	1.70	1.66	1.64	1.62	30
32	1.88	1.86	1.85	1.83	1.82	1.79	1.77	1.75	1.74	1.71	1.69	1.67	1.63	1.61	1.59	32
34	1.86	1.84	1.82	1.80	1.80	1.77	1.75	1.73	1.71	1.69	1.66	1.65	1.61	1.59	1.57	34
36	1.85	1.82	1.81	1.79	1.78	1.75	1.73	1.71	1.69	1.67	1.64	1.62	1.59	1.56	1.55	36
38	1.83	1.81	1.79	1.77	1.76	1.73	1.71	1.69	1.68	1.65	1.62	1.61	1.57	1.54	1.53	38
40	1.81	1.79	1.77	1.76	1.74	1.72	1.69	1.67	1.66	1.64	1.61	1.59	1.55	1.53	1.51	40
42	1.80	1.78	1.76	1.74	1.73	1.70	1.68	1.66	1.65	1.62	1.59	1.57	1.53	1.51	1.49	42
44	1.79	1.77	1.75	1.73	1.72	1.69	1.67	1.65	1.63	1.61	1.58	1.56	1.52	1.49	1.48	44
46	1.78	1.76	1.74	1.72	1.71	1.68	1.65	1.64	1.62	1.60	1.57	1.55	1.51	1.48	1.46	46
48	1.77	1.75	1.73	1.71	1.70	1.67	1.64	1.62	1.61	1.59	1.56	1.54	1.49	1.47	1.45	48
50	1.76	1.74	1.72	1.70	1.69	1.66	1.63	1.61	1.60	1.58	1.54	1.52	1.48	1.46	1.44	50
60	1.72	1.70	1.68	1.66	1.65	1.62	1.59	1.57	1.56	1.53	1.50	1.48	1.44	1.41	1.39	60
80	1.68	1.65	1.63	1.62	1.60	1.57	1.54	1.52	1.51	1.48	1.45	1.43	1.38	1.35	1.32	80
100	1.65	1.63	1.61	1.59	1.57	1.54	1.52	1.49	1.48	1.45	1.41	1.39	1.34	1.31	1.28	100
125	1.63	1.60	1.58	1.57	1.55	1.52	1.49	1.47	1.45	1.42	1.39	1.36	1.31	1.27	1.25	125
150	1.61	1.59	1.57	1.55	1.53	1.50	1.48	1.45	1.44	1.41	1.37	1.34	1.29	1.25	1.22	150
200	1.60	1.57	1.55	1.53	1.52	1.48	1.46	1.43	1.41	1.39	1.35	1.32	1.26	1.22	1.19	200
300	1.58	1.55	1.53	1.51	1.50	1.46	1.43	1.41	1.39	1.36	1.32	1.30	1.23	1.19	1.15	300
∞	1.54	1.52	1.50	1.48	1.46	1.42	1.39	1.37	1.35	1.32	1.27	1.24	1.17	1.11	1.00	∞

F 值表（方差分析用）

$P = 0.01$

f_2	f_1（较大均方的自由度）															f_2
	1	2	3	4	5	6	7	8	9	10	12	14	16	18	20	
1	4052	5000	5403	5625	5754	5859	5928	5981	6022	6056	6106	6142	6169	6190	6209	1
2	98.5	99.0	99.2	99.2	99.3	99.3	99.4	99.4	99.4	99.4	99.4	99.4	99.4	99.4	99.4	2
3	34.1	30.8	29.5	28.7	28.2	27.9	27.7	27.5	27.3	27.2	27.1	26.9	26.8	26.8	26.7	3
4	21.2	18.0	16.7	16.0	15.5	15.2	15.0	14.8	14.7	14.5	14.4	14.2	14.2	14.1	14.0	4
5	16.3	13.3	12.1	11.4	11.0	10.7	10.5	10.3	10.2	10.1	9.89	9.77	9.68	9.61	9.55	5
6	13.7	10.9	9.78	9.15	8.75	8.47	8.26	8.10	7.98	7.87	7.72	7.60	7.52	7.45	7.40	6
7	12.2	9.55	8.45	7.85	7.46	7.19	6.99	6.84	6.72	6.62	6.47	6.36	6.27	6.21	6.16	7
8	11.3	8.65	7.59	7.01	6.63	6.37	6.18	6.03	5.91	5.81	5.67	5.56	5.48	5.41	5.36	8
9	10.6	8.02	6.99	6.42	6.06	5.80	5.61	5.47	5.35	5.26	5.11	5.00	4.92	4.86	4.81	9
10	10.0	7.56	6.55	5.99	5.64	5.39	5.20	5.06	4.94	4.85	4.71	4.60	4.52	4.46	4.41	10
11	9.65	7.21	6.22	5.67	5.32	5.07	4.89	4.74	4.63	4.54	4.40	4.29	4.21	4.15	4.10	11
12	9.33	6.93	5.95	5.41	5.06	4.82	4.64	4.50	4.39	4.30	4.16	4.05	3.97	3.91	3.86	12
13	9.07	6.70	5.74	5.21	4.86	4.62	4.44	4.30	4.19	4.10	2.96	3.86	3.73	3.71	3.66	13
14	8.86	6.51	5.56	5.04	4.70	4.46	4.23	4.14	4.03	3.94	3.80	3.70	3.62	3.56	3.51	14
15	8.68	6.36	5.42	4.89	4.56	4.32	4.14	4.00	3.89	3.80	3.67	3.56	3.49	3.42	3.37	15
16	8.53	6.23	5.29	4.77	4.44	4.20	4.03	3.89	3.78	3.69	3.55	3.45	3.37	3.31	3.26	16
17	8.40	6.11	5.18	4.67	4.34	4.10	3.93	3.79	3.68	3.59	3.46	3.35	3.27	3.21	3.16	17
18	8.29	6.01	5.39	4.58	4.25	4.01	3.84	3.71	3.60	3.51	3.37	3.27	3.19	3.13	3.68	18
19	8.18	5.93	5.01	4.50	4.17	3.94	3.77	3.63	3.52	3.43	3.30	3.10	3.12	3.05	3.00	19
20	8.10	5.85	4.94	4.43	4.10	3.37	3.70	3.56	3.46	3.37	3.23	3.13	3.05	2.99	2.94	20
21	8.02	5.78	4.87	4.37	4.04	3.81	3.64	3.51	3.40	3.31	3.17	3.07	2.99	2.93	2.88	21
22	7.95	5.72	4.82	4.31	3.99	3.76	3.59	3.45	3.35	3.26	3.12	3.02	2.94	2.88	2.83	22
23	7.88	5.66	4.76	4.26	3.94	3.71	3.54	3.41	3.30	3.21	3.07	2.97	2.89	2.83	2.78	23
24	7.82	5.61	4.72	4.22	3.90	3.67	3.50	3.36	3.26	3.17	3.03	2.93	2.85	2.79	2.74	24

续表

f_2	f_1（较大均方的自由度）															f_2
	1	2	3	4	5	6	7	8	9	10	12	14	16	18	20	
25	7.77	5.57	4.68	4.18	3.86	3.63	3.46	3.32	3.22	3.13	2.99	2.89	2.81	2.75	2.70	25
26	7.72	5.53	4.64	4.14	3.82	3.59	3.42	3.29	3.18	3.09	2.96	2.86	2.78	2.72	2.66	26
27	7.68	5.49	4.60	4.11	3.78	3.56	3.39	3.26	3.15	3.06	2.93	2.82	2.75	2.68	2.63	27
28	7.64	5.45	4.57	4.07	3.75	3.53	3.36	3.23	3.12	3.03	2.90	2.79	2.72	2.65	2.60	28
29	7.60	5.42	4.54	4.04	3.73	3.50	3.33	3.20	3.09	3.00	2.87	2.77	2.69	2.62	2.57	29
30	7.56	5.39	4.51	4.02	3.70	3.47	3.30	3.17	3.07	2.98	2.84	2.74	2.66	2.60	2.55	30
32	7.50	5.34	4.46	3.07	3.65	3.43	3.26	3.13	3.02	2.93	2.80	2.70	2.62	2.55	2.50	32
34	7.44	5.29	4.42	3.93	3.61	3.39	3.22	3.09	2.98	2.89	2.76	2.66	2.58	2.51	2.46	34
36	7.40	5.25	4.38	3.89	3.57	3.35	3.18	3.05	2.95	2.86	2.72	2.62	2.54	2.48	2.43	36
38	7.35	5.21	4.34	3.86	3.54	3.32	3.15	3.02	2.92	2.83	2.69	2.59	2.51	2.45	2.40	38
40	7.31	5.18	4.31	3.83	3.51	3.29	3.12	2.99	2.89	2.80	2.66	2.56	2.48	2.42	2.37	40
42	7.28	5.15	4.29	3.80	3.49	3.27	3.10	2.97	2.86	2.78	2.64	2.54	2.46	2.40	2.34	42
44	7.25	5.12	4.26	3.78	3.47	3.24	3.08	2.95	2.84	2.75	2.62	2.52	2.44	2.37	2.32	44
46	7.22	5.10	4.24	3.76	3.44	3.22	3.06	2.93	2.82	2.73	2.60	2.50	2.42	2.35	2.30	46
48	7.20	5.08	4.22	3.74	3.43	3.20	3.04	2.91	2.80	2.72	2.58	2.48	2.40	2.33	2.28	48
50	7.17	5.06	4.20	3.72	3.41	3.19	3.02	2.89	2.79	2.70	2.56	2.46	2.38	2.32	2.27	50
60	7.08	4.98	4.13	3.65	3.34	3.12	2.95	2.82	2.72	2.63	2.59	2.39	2.31	2.25	2.20	60
80	6.96	4.88	4.04	3.56	3.26	3.04	2.87	2.74	2.64	2.55	2.42	2.31	2.23	2.17	2.12	80
100	6.90	4.82	3.98	3.51	3.21	2.99	2.82	2.69	2.59	2.50	2.37	2.26	2.19	2.12	2.07	100
125	6.84	4.78	3.94	3.47	3.17	2.95	2.79	2.66	2.55	2.47	2.33	2.23	2.15	2.08	2.03	125
150	6.81	4.75	3.92	3.45	3.14	2.92	2.76	2.63	2.53	2.44	2.31	2.20	2.12	2.06	2.00	150
200	6.76	4.71	3.88	3.41	3.11	2.89	2.73	2.60	2.50	2.41	2.27	2.17	2.09	2.02	1.97	200
300	6.72	4.68	3.85	3.38	3.08	2.86	2.70	2.57	2.47	2.38	2.24	2.14	2.06	1.99	1.94	300
∞	6.63	4.61	3.78	3.32	3.02	2.80	2.64	2.51	2.41	2.32	2.18	2.08	2.00	1.93	1.88	∞

F 值表（方差分析用）

P=0.01

f_2	22	24	26	28	30	35	40	45	50	60	80	100	200	500	∞	f_2
						f_1（较大均方的自由度）										
1	6220	6234	6240	6250	6258	6280	6286	6300	6302	6310	6334	6330	6352	6361	6366	1
2	99.5	99.5	99.5	99.5	99.5	99.5	99.5	99.5	99.5	99.5	99.5	99.5	99.5	99.5	99.5	2
3	26.6	26.6	26.6	26.5	26.5	26.5	26.4	26.4	26.4	26.3	26.3	26.2	26.2	26.1	26.1	3
4	14.0	13.9	13.9	13.9	13.8	13.8	13.7	13.7	13.7	13.7	13.6	13.6	13.5	13.5	13.5	4
5	9.51	9.47	9.43	9.40	9.38	9.33	9.29	9.26	9.24	9.20	9.16	9.13	9.08	9.04	9.02	5
6	7.35	7.31	7.28	7.25	7.23	7.18	7.14	7.11	7.09	7.06	7.01	6.99	6.93	6.90	6.88	6
7	6.11	6.07	6.04	6.02	5.99	5.94	5.91	5.88	5.86	5.82	5.78	5.75	5.70	5.67	5.65	7
8	5.32	5.28	5.25	5.22	5.20	5.15	5.12	5.00	5.07	5.03	4.99	4.96	4.91	4.88	4.86	8
9	4.77	4.73	4.70	4.67	4.65	4.60	4.57	4.54	4.52	4.48	4.44	4.42	4.36	4.33	4.31	9
10	4.36	4.33	4.30	4.27	4.25	4.20	4.17	4.14	4.12	4.08	4.04	4.01	3.96	3.93	3.91	10
11	4.06	4.02	5.99	3.96	3.94	3.89	3.86	3.83	3.81	3.78	3.73	3.71	3.66	3.62	3.60	11
12	3.82	3.78	3.75	3.72	3.70	3.65	3.62	3.59	3.57	3.54	3.49	3.47	3.41	3.38	3.36	12
13	3.62	3.59	3.56	3.53	3.51	3.46	3.43	3.40	3.38	3.34	3.30	3.27	3.22	3.19	3.17	13
14	3.46	3.43	2.40	3.37	3.35	3.30	3.27	3.24	3.22	3.18	3.14	3.11	3.06	3.03	3.00	14
15	3.33	3.29	3.26	3.24	3.21	3.17	3.13	3.10	3.08	3.05	3.00	2.98	2.92	2.89	2.87	15
16	3.22	3.18	3.15	3.12	3.10	3.05	3.02	2.99	2.97	2.93	2.89	2.86	2.81	2.78	2.75	16
17	3.12	3.08	3.05	3.03	3.00	2.96	2.92	2.89	2.87	2.83	2.79	2.76	2.71	2.68	2.65	17
18	3.03	3.00	2.97	2.94	2.92	2.87	2.84	2.81	2.78	2.75	2.70	2.68	2.62	2.59	2.57	18
19	2.96	2.92	2.89	2.87	2.84	2.80	2.76	2.73	2.71	2.67	2.63	2.60	2.55	2.51	2.49	19
20	2.90	2.86	2.83	2.80	2.78	2.73	2.69	2.67	2.64	2.61	2.56	2.54	2.48	2.44	2.42	20
21	2.84	2.80	2.77	2.74	2.72	2.67	2.64	2.61	2.58	2.55	2.50	2.48	2.42	2.38	2.36	21
22	2.78	2.75	2.72	2.69	2.67	2.62	2.58	2.55	2.53	2.50	2.45	2.42	2.36	2.33	2.31	22
23	2.74	2.70	2.67	2.64	2.62	2.57	2.54	2.51	2.48	2.45	2.40	2.37	2.32	2.28	2.26	23
24	2.70	2.66	2.63	2.60	2.58	2.53	2.49	2.46	2.44	2.40	2.36	2.33	2.27	2.24	2.21	24

续表

f_2	f_1（较大均方的自由度）															f_2
	22	24	26	28	30	35	40	45	50	60	80	100	200	500	∞	
25	2.66	2.62	2.59	2.56	2.54	2.49	2.45	2.42	2.40	2.36	2.32	2.29	2.23	2.19	2.17	25
26	2.62	2.58	2.55	2.53	2.50	2.45	2.42	2.39	2.36	2.33	2.28	2.25	2.19	2.16	2.13	26
27	2.59	2.55	2.52	2.49	2.47	2.42	2.38	2.35	2.33	2.29	2.25	2.22	2.16	2.12	2.10	27
28	2.56	2.52	2.49	2.46	2.44	2.39	2.35	2.32	2.30	2.26	2.22	2.19	2.13	2.09	2.06	28
29	2.53	2.49	2.46	2.44	2.41	2.36	2.33	2.30	2.27	2.23	2.19	2.16	2.10	2.06	2.03	29
30	2.51	2.47	2.44	2.41	2.39	2.34	2.30	2.27	2.25	2.21	2.16	2.13	2.07	2.03	2.01	30
32	2.46	2.42	2.39	2.36	2.34	2.29	2.25	2.22	2.20	2.16	2.11	2.08	2.02	1.98	1.96	32
34	2.42	2.38	2.35	2.32	2.30	2.25	2.21	2.18	2.16	2.12	2.07	2.04	1.98	1.94	1.91	34
36	2.38	2.35	2.32	2.29	2.26	2.21	2.17	2.14	2.12	2.08	2.03	2.00	1.94	1.90	1.87	36
38	2.35	2.32	2.28	2.26	2.23	2.18	2.14	2.11	2.09	2.05	2.00	1.97	1.90	1.86	1.84	38
40	2.33	2.29	2.26	2.23	2.20	2.15	2.11	2.08	2.06	2.02	1.97	1.94	1.87	1.83	1.80	40
42	2.30	2.26	2.23	2.20	2.18	2.13	2.09	2.06	2.03	1.99	1.94	1.91	1.85	1.80	1.78	42
44	2.28	2.24	2.21	2.18	2.15	2.10	2.06	2.03	2.01	1.97	1.92	1.89	1.82	1.78	1.75	44
46	2.26	2.22	2.19	2.16	2.13	2.08	2.04	2.01	1.99	1.95	1.90	1.86	1.80	1.75	1.73	46
48	2.24	2.20	2.17	2.14	2.12	2.06	2.02	1.99	1.97	1.93	1.88	1.84	1.78	1.73	1.70	48
50	2.22	2.18	2.15	2.12	2.10	2.05	2.01	1.97	1.95	1.91	1.86	1.82	1.76	1.71	1.68	50
60	2.15	2.12	2.08	2.05	2.03	1.98	1.94	1.90	1.88	1.84	1.78	1.75	1.68	1.63	1.60	60
80	2.07	2.03	2.00	1.97	1.94	1.89	1.85	1.81	1.79	1.75	1.69	1.66	1.58	1.53	1.49	80
100	2.02	1.98	1.94	1.92	1.89	1.84	1.80	1.76	1.73	1.69	1.63	1.60	1.52	1.47	1.43	100
125	1.98	1.94	1.91	1.88	1.85	1.80	1.76	1.72	1.69	1.65	1.59	1.55	1.47	1.41	1.37	125
150	1.96	1.92	1.88	1.85	1.83	1.77	1.73	1.69	1.66	1.62	1.56	1.52	1.43	1.38	1.33	150
200	1.93	1.89	1.85	1.82	1.79	1.74	1.69	1.66	1.63	1.58	1.52	1.48	1.39	1.33	1.28	200
300	1.89	1.85	1.82	1.79	1.76	1.71	1.66	1.62	1.59	1.55	1.48	1.44	1.35	1.28	1.22	300
∞	1.83	1.79	1.76	1.72	1.70	1.64	1.59	1.55	1.52	1.47	1.40	1.36	1.25	1.15	1.00	∞

q 值表

上行：P=0.05　　下行：P=0.01

f	组数								
	2	3	4	5	6	7	8	9	10
5	3.64	4.60	5.22	5.67	6.03	6.33	6.58	6.80	6.99
	5.70	6.98	7.80	8.42	8.91	9.32	9.67	9.97	10.24
6	3.46	4.34	4.90	5.30	5.63	5.90	6.12	6.32	6.49
	5.24	6.33	7.03	7.56	7.97	8.32	8.61	8.87	9.10
7	3.34	4.16	4.63	5.06	5.36	5.61	5.82	6.00	6.16
	4.95	5.92	6.54	7.01	7.37	7.68	7.94	8.17	8.37
8	3.26	4.04	4.53	4.89	5.17	5.40	5.60	5.77	5.92
	4.75	5.64	6.20	6.62	6.96	7.24	7.47	7.68	7.86
9	3.20	3.95	4.41	4.76	5.02	5.24	5.43	5.59	5.74
	4.60	5.43	5.96	6.35	6.66	6.91	7.13	7.33	7.49
10	3.15	3.88	4.33	4.65	4.91	5.12	5.30	5.46	5.60
	4.48	5.27	5.77	6.14	6.43	6.67	6.87	7.05	7.21
12	3.08	3.77	4.20	4.51	4.75	4.95	5.12	5.27	5.39
	4.32	5.05	5.50	5.84	6.10	6.32	6.51	6.67	6.81
14	3.03	3.70	4.11	4.41	4.64	4.83	4.99	5.13	5.25
	4.21	4.89	5.32	5.63	5.88	6.08	6.26	6.41	6.54
16	3.00	3.65	4.05	4.33	4.56	4.74	4.90	5.03	5.15
	4.13	4.79	5.19	5.49	5.72	5.92	6.08	6.22	6.35
18	2.97	3.61	4.00	4.28	4.49	4.67	4.82	4.96	5.07
	4.07	4.70	5.09	5.38	5.60	5.79	5.94	6.08	6.20
20	2.95	3.58	3.96	4.23	4.45	4.62	4.77	4.90	5.01
	4.02	4.64	5.02	5.29	5.51	5.69	5.84	5.97	6.09
30	2.89	3.49	3.85	4.10	4.30	4.46	4.60	4.72	4.82
	3.89	4.45	4.80	5.05	5.24	5.40	5.54	5.65	5.76
40	2.86	3.44	3.79	4.04	4.23	4.39	4.52	4.63	4.73
	3.82	4.37	4.70	4.93	5.11	5.26	5.39	5.50	5.60

续表

f	组数								
	2	3	4	5	6	7	8	9	10
60	2.83	3.40	3.74	3.98	4.16	4.31	4.44	4.55	4.65
	3.76	4.28	4.59	4.82	4.99	5.13	5.25	5.36	5.45
120	2.80	3.36	3.68	3.92	4.10	4.24	4.36	4.47	4.56
	3.70	4.20	4.50	4.71	4.87	5.01	5.12	5.21	5.30
∞	2.77	3.31	3.63	3.86	4.03	4.17	4.29	4.39	4.47
	3.64	4.12	4.40	4.60	4.76	4.88	4.99	5.08	5.16

χ^2 值表

f	P												
	0.995	0.990	0.975	0.950	0.900	0.750	0.500	0.250	0.100	0.050	0.025	0.010	0.005
1	…	…	…	…	0.02	0.10	0.45	1.32	2.71	3.84	5.02	6.63	7.88
2	0.01	0.02	0.02	0.10	0.21	0.58	1.39	2.77	4.61	5.99	7.38	9.21	10.60
3	0.07	0.11	0.22	0.35	0.58	1.21	2.37	4.11	6.25	7.81	9.35	11.34	12.84
4	0.21	0.30	0.48	0.71	1.06	1.92	3.36	5.39	7.78	9.49	11.14	13.28	14.86
5	0.41	0.55	0.83	1.15	1.61	2.67	4.35	6.63	9.24	11.07	12.83	15.09	16.75
6	0.68	0.87	1.24	1.64	2.20	3.45	5.35	7.84	10.64	12.59	14.45	16.81	18.55
7	0.99	1.24	1.69	2.17	2.83	4.25	6.35	9.04	12.02	14.07	16.01	18.48	20.28
8	1.34	1.65	2.18	2.73	3.40	5.07	7.34	10.22	13.36	15.51	17.53	20.09	21.96
9	1.73	2.09	2.70	3.33	4.17	5.90	8.34	11.39	14.68	16.92	19.02	21.67	23.59
10	2.16	2.56	3.25	3.94	4.87	6.74	9.34	12.55	15.99	18.31	20.48	23.21	25.19
11	2.60	3.05	3.82	4.57	5.58	7.58	10.34	13.70	17.28	19.68	21.92	24.72	26.76
12	3.07	3.57	4.40	5.23	6.30	8.44	11.34	14.85	18.55	21.03	23.34	26.22	28.30
13	3.57	4.11	5.01	5.89	7.04	9.30	12.34	15.98	19.81	22.36	24.74	27.69	29.82
14	4.07	4.66	5.63	6.57	7.79	10.17	13.34	17.12	21.06	23.68	26.12	29.14	31.32
15	4.60	5.23	6.27	7.26	8.55	11.04	14.34	18.25	22.31	25.00	27.49	30.58	32.80

续表

f	P												
	0.995	0.990	0.975	0.950	0.900	0.750	0.500	0.250	0.100	0.050	0.025	0.010	0.005
16	5.14	5.81	6.91	7.96	9.31	11.91	15.34	19.37	23.54	26.30	28.85	32.00	34.27
17	5.70	6.41	7.56	8.67	10.09	12.79	16.34	20.49	24.77	27.59	30.19	33.41	35.72
18	6.26	7.01	8.23	9.39	10.86	13.68	17.34	21.60	25.99	28.87	31.53	34.81	37.16
19	6.84	7.63	8.91	10.12	11.65	14.56	18.34	22.72	27.20	30.14	32.85	36.19	38.58
20	7.43	8.26	9.59	10.85	12.44	15.45	19.34	23.83	28.41	31.41	34.17	37.57	40.00
21	8.03	8.90	10.28	11.59	13.24	16.34	20.34	24.93	29.62	32.67	35.48	38.93	41.40
22	8.64	9.54	10.98	12.34	14.04	17.24	21.34	26.04	30.81	33.92	36.78	40.29	42.80
23	9.26	10.20	11.69	13.09	14.85	18.14	22.34	27.14	32.01	35.17	38.08	41.64	44.18
24	9.89	10.86	12.40	13.85	15.66	19.04	23.34	28.24	33.20	36.42	39.36	42.98	45.56
25	10.52	11.52	13.12	14.61	16.47	19.94	24.34	29.34	34.38	37.65	40.65	44.31	46.93
26	11.16	12.20	13.84	15.38	17.29	20.84	25.34	30.43	35.56	38.89	41.92	45.64	48.29
27	11.81	12.88	14.57	16.15	18.11	21.75	26.34	31.53	36.74	40.11	43.19	46.96	49.64
28	12.46	13.56	15.31	16.93	18.94	22.66	27.34	32.62	37.92	41.34	44.46	48.28	50.99
29	13.12	14.26	16.05	17.71	19.77	23.57	28.34	33.71	39.09	42.56	45.72	49.59	52.34
30	13.79	14.95	16.79	18.49	20.60	24.48	29.34	34.80	40.26	43.77	46.98	50.89	53.67
40	20.71	22.16	24.43	26.51	29.05	33.66	39.34	45.62	51.80	55.76	59.34	63.69	66.77
50	27.99	29.71	32.36	34.76	37.69	42.94	49.33	56.33	63.17	67.50	71.42	76.15	79.49
60	35.53	37.48	40.48	43.19	46.46	52.29	59.33	66.98	74.40	79.08	83.30	88.38	91.95
70	43.28	45.44	48.76	51.74	55.33	61.70	69.33	77.58	85.53	90.53	95.02	100.42	104.22
80	51.17	53.54	57.15	60.39	64.28	71.14	79.33	88.13	96.58	101.88	106.63	112.33	116.32
90	59.20	61.75	65.65	69.13	73.29	80.62	89.33	98.64	107.56	113.14	118.14	124.12	128.30
100	67.33	70.06	74.22	77.93	82.36	90.13	99.33	109.14	118.50	124.34	129.56	135.81	140.17

第八章　中医肿瘤领域研究——以国家自然科学基金申报为例 ▷▷▷▷

一、以肿瘤领域的研究热点作为选题思路的突破口

1. 选题路径　选题的基本思维路径：捕捉想法→验证创新性和科学性→建立假说→确定选题→完成标书。

科研选题都是在实践中捕捉到了解决科学问题的思路，再经过查阅大量的文献验证其创新性，或临床调查其实用性，或动物预实验验证其可行性，然后梳理思路，理清方向，结合前期研究基础提出科学假说，最后按照申请书要求完成标书。

2. 选题关键

（1）把握热点：科研选题的关键是要把握当前肿瘤领域的前沿动态，从中选择切入点。结合自己导师课题的研究方向，将前沿研究热点纳入进来，使得课题研究体现出延续性、深入性及创新性。避免脱离临床疗效机制的研究，克服盲目应用高新技术等倾向。

（2）理论指导：中医领域的国家自然科学基金申请必须有中医药理论指导。无中医药理论指导的中医、中药研究项目不能申报国家自然科学基金中医药学科（H27/H28/H29），但是可以申报西医的药物学科（H30）或药理学科（H31）或临床相关学科（H01–H26）。

（3）重视指南：重视指南给出的信息。在每年的申报指南中均有研究方向的提示，也可以参考学科发展规划。2016 年 6 月 14 日，《国家自然科学基金"十三五"发展规划》发布，其医学科学部优先发展领域与肿瘤相关信息如下。

①发育、炎症、代谢、微生态、微环境等共性病理新机制研究

主要研究方向：重点研究发育—老化机制、炎症可控化机制、细胞代谢机制、微生态局部与全身互作机制、神经—内分泌—免疫网络、组织器官或病变区域微环境特性等疾病发生、发展、转归、康复过程的共性科学问题，为各种器官的急性衰竭、自身免疫损伤、慢性功能退化、组织修复、恶性肿瘤等一系列疾病过程提供新视角和新干预策略。

②基因多态、表观遗传与疾病的精准化研究

主要研究方向：利用中国病例资源，通过全基因组关联研究、外显子组深度测序和

表观遗传分析，精确鉴定各种疾病的易感位点；通过分子—细胞—器官—整体的现代疾病研究策略，加强分子网络关键节点的精准研究，为疾病防治提供有效的候选靶点。

③肿瘤复杂分子网络、干细胞调控及其预测干预

主要研究方向：构建基因转录调控、细胞代谢与信号转导网络、蛋白质相互作用网络等肿瘤的系统调控网络，揭示网络交互调控在肿瘤发生发展中的作用；研究肿瘤干细胞在肿瘤发生发展、复发转移和耐药过程中的分子机制；明确肿瘤的精细分子分型，为肿瘤预测早期、早诊及干预提供依据。

④免疫相关疾病机制及免疫治疗新策略

主要研究方向：深化各类器官特异性和全身性自身免疫疾病的新机制研究，加强各种重大疾病（肿瘤、感染性疾病、器官移植排异等）的免疫病理机制研究，解读疾病发生发展中免疫稳态的关键作用与机制；创新性发掘各种细胞免疫治疗、免疫基因治疗、单抗靶向治疗、免疫功能蛋白药物等免疫治疗新途径、新策略。

⑤中医理论的现代科学内涵及其对中药发掘的指导价值研究

主要研究方向：加大对中医基础理论和中药研发的研究投入；加强证候与病证结合、藏象基础研究和功能机制研究、经络研究等，深入挖掘其中现代科学内涵；深入解析常用中药方剂的物质基础，并在中医理论指导下实现中药现代化。

【练习题】

请写出 3 个具有可行性的选题。按照思维路径写出每一步思考的理由和依据。

二、中医肿瘤领域科研标书的撰写技巧

1. 题目

【举例】题目进化过程

2011 年，葛根散抑制结直肠癌肝转移作用机制的研究（未中标）

2012 年，葛根散调控 CT26 结肠癌小鼠肝脏微环境抑制肝转移的机制研究（未中标）

2013 年，基于 Toll 样受体信号通路探讨肝脏微环境中 SDF-1/CXCR4 轴对结直肠癌肝转移的影响机制及葛根散的干预研究（未中标）

2014 年，基于"治未病"理论探讨葛根散通过 SDF-1/CXCR4 轴干预结直肠癌肝转移的作用及机制（中标）

【要素分析】

科学假设的四要素：临床问题、科学问题、靶标分子和作用机制。把四要素放入标题中。从示例中可以看出，临床问题是"结直肠癌肝转移"，科学问题是"基于'治未病'理论"，靶标分子和作用机制是"围绕 SDF-1/CXCR4 轴"。在读完标题之后，是不是可以大致理解申请人的立项依据：结直肠癌肝转移是困扰临床的问题，而 SDF-1/CXCR4 轴是探讨结直肠癌肝转移机制的热点领域，治未病理论是中医特色。申请人前期工作发现了葛根散具有抑制结直肠癌肝转移的作用，且其机制是与 SDF-1/CXCR4 轴相关的，因此申请人拟进一步探讨葛根散抑制结直肠癌肝转移的分子机制，丰富中医理论，研究其临床意义等等。这就是国家自然科学基金的逻辑性，从题目中就能解读出项

目的科学假说及关键科学问题。

【学习点】通过（基于）中医理论探讨分子介导通路（途径）在疾病的科学问题中的作用机制。

2. 摘要　摘要只有 400 字，短短 400 字需要反映当前研究中存在的某一个问题，最新研究表明问题与当前研究热点有什么密切相关，将问题与热点相结合提出科学假说，把课题的研究内容、采用的主要方法、预期结果、理论意义及应用前景等简述出来。一定要充分利用好 400 字。

【学习点】针对……现状，发现……与……密切相关，提出……假说，采用……方法进行研究，检测主要……指标，探索……问题，对阐明……机制或揭示……规律或者……有重要的意义。

项目的立项依据：指研究意义、国内外研究现状及发展动态分析，需结合科学研究发展趋势来论述科学意义；或结合国民经济和社会发展中迫切需要解决的关键科技问题来论述其应用前景。附参考文献。

这部分内容必须包括"研究意义"和"国内外研究现状及发展动态分析"，这两点可分开写，也可以糅合在一起写，对于前期基础较少者，建议分成两个部分来写。

【学习点】

第一段：相当于将摘要扩写至 600 字左右。

第二段：关于临床问题的小综述，600 字左右。主要是分析目前现状，有什么临床问题亟待解决，以及申请人的前期工作结果。

点题：基于目前的研究现状，我们认为（提出的临床科学问题）在解决（临床问题）过程中起到重要/关键作用。

第三段：关于科学问题的小综述，1000 字左右。主要回顾本领域的最新研究进展，总结申请人在这方面的关键性工作基础。

点题：目前关于（科学问题）的相关研究较多集中于（某一个方面），而本课题组发现（前期基础），由此推测（靶标分子）在（科学问题）中具有重要的调节作用，由此提出科学假设：……（在 100 字以内将提出的科学假设描述清楚）

第四段：关于靶标分子的小综述，1000 字左右。主要讲清楚靶标分子的研究背景，与项目领域的相关性，阐述自己从前期基础中得到的创新认识。

点题：课题组在前期实验中发现靶标分子在（科学问题）中具有积极的作用，这可能与（科学问题）的内在机制相关，且这一发现尚未见报道。

最后一段：概括性总结，500 字以内。

点题：在前期工作基础上，本项目拟研究……，阐明……，评价……，验证……，为进一步研究（科学问题）奠定基础，同时为丰富（中医理论）提供了新的思路。

【小技巧】核心语句标注下划线或加粗，以利于评审人快速抓住重点！

【注意点】

①请谨慎使用"填补空白""国内首创""国际领先"等词语。

②千万不要把平时写的综述直接复制粘贴到申请书里。

③与研究内容无关的领域无需写进来。

④研究热点一定要与中医理论契合，避免牵强附会。

【练习题】跟导师商量或自行选择 3 个中医肿瘤领域的研究热点，完成 3 份小综述。要求：1000 ~ 1500 字，参考文献以近 3 年的为主，文献量在 20 篇以内，英文文献比例不能少于 50%。

【热点举例】炎症与肿瘤发生、肠道菌群和肿瘤、ceRNA 与肿瘤的发生发展、表观遗传与肿瘤耐药、肿瘤干细胞与 EMT……

4. 项目的研究内容、研究目标，以及拟解决的关键科学问题

（1）研究内容：研究内容的撰写最好依据逻辑线条渐次展开，比如临床相关性研究、体外实验、体内实验、分子机制。

【学习点】

第一、靶标分子与临床因素之间的相关性

这部分主要是用 150 ~ 200 字解释"……靶标分子与临床因素之间的相关性"的具体内容。既然是医学部的课题，需要充分利用临床资源，最主要是各种组织标本和随访资料。临床上无法进行分子水平的操作，因此只能进行相关性研究：即了解靶标分子的表达改变与疾病发生、发展之间的关系，明确靶标分子在诊断或治疗中的转化医学价值。

第二、靶标分子在某一科学问题中的作用机制

这部分主要是用 150 ~ 200 字解释"……靶标分子在某一科学问题中的作用机制"的具体内容。靶标分子的确定是课题立论的基础，往往在前期工作中已经完成了部分工作，在这里需要有一个框架性的研究延伸。这一部分研究既包含细胞层次，又包含动物层次，体外、体内研究相互配合的设计更受青睐。

第三、靶标分子调控的信号通路和分子机制

这部分主要是用 150 ~ 200 字解释"……靶标分子调控的信号通路和分子机制"的具体内容。机制研究是"国家自然科学基金"的偏好所在，因此这一部分事实上是由最主要的研究内容组成，一般占课题一半的工作量。考虑到分子机制的无穷扩展性，该部分也比较容易进行灵活的内容控制，这也是"青年基金"和"面上基金"转换的钥匙。从立项依据看，两者基本没有写法的差异；从研究内容看，主要是在机制研究的内容设计上，"青年基金"仅仅关注于一个点，而"面上基金"会多问几个问题来做系统性阐释。

【注意点】

①每一条研究内容的撰写最好是先提炼出一句话（一行字以内），后用 150 ~ 200 字对其进行解释。

②提炼出的那一句话稍作修改即可作为研究目标。

③青年基金 2~3 项研究内容即可，太多可能会导致专家认为研究者无足够的时间和精力去完成。地区和面上项目 3 ~ 5 项研究内容大致可以了。

（2）研究目标：研究目标与研究内容保持一致性。研究目标就是归纳研究内容解答的问题，每一点一句话，与研究内容对应。常用这样一些句式：明确……关系，揭

示……规律，理解……作用，阐明……机制等。比如研究内容中"【学习点】"每段的第一句话即可以作为研究内容的概括，稍作修改后可以作为研究目标。

①探讨……靶标分子与临床因素之间的相关性，进一步验证其临床疗效。

②阐明……靶标分子在某一科学问题中的作用机制。

③揭示……靶标分子调控的信号通路和分子机制。

④印证……科学问题在中医理论中的体现。

（3）拟解决的关键科学问题：注意两个重点词——关键和科学。首先必须是科学问题，不能是一般的技术问题和实验条件问题；其次是关键问题，是在整个研究中理论上和关键技术上的瓶颈问题，提出 1 ~ 2 个关键科学问题之后，必须给出解决方案。拟解决的关键科学问题最好与创新点遥相呼应。

5. 可行性分析

【学习点】

（1）科研能力良好，技术成熟稳定：这一段主要用 200 字左右简单介绍申请者拥有丰富的科研经验和能力，背景良好，能熟练操作课题所涉及的细胞生物学和分子生物学技术等。

（2）课题思路清晰，前期基础扎实：本课题组主要研究 ×× 疾病，对该疾病的发展现状有比较清晰的认识，在此基础上发现 ×× 靶标分子的指标可以作为改善 ×× 治疗水平的新的靶点，具有重要的现实意义。×× 靶标分子在不同肿瘤组织中表达显著升高，已经报道与 ×× 肿瘤相关，对其深入研究有希望发掘该基因的应用前景。在前期工作中已成功验证了其中存在 ×× 靶标分子表达。因此，本课题思路清晰，前期基础扎实，具有可操作性。

（3）技术平台成熟，设备保障有力：本课题组已熟练掌握 ×× 相关功能研究的技术和方法，细胞实验平台和动物实验平台也比较成熟。同时，基因芯片与生物信息学分析方面与 ×× 大学有着良好的合作关系，可以获得技术支持和帮助。本课题组具备细胞生物学、分子生物学必需的仪器设备，学院还拥有 SPF 级动物房，建有肿瘤标本库，保留了大量的 ×× 标本，包括组织蜡块、新鲜组织（液氮保存）、基因组 DNA、全血和血清，可以为本试验提供标本来源。

（4）依托单位支持，保障实施有力：这一段主要用 200 字左右介绍依托单位，包括学科地位、科技奖项、承担课题，教授、副教授数量等，表现综合实力强，科研能力和技术力量雄厚。如，×× 医院一向重视科研工作，具有多科协作的优良传统，能够在经费、仪器、设备和人员上保障本课题的顺利完成。

6. 本项目的特色与创新之处 特色与创新之处要延续课题前面的逻辑思路，要保持整个课题前后的一致性。如何提炼特色与创新之处，可按以下几点总结。

（1）×× 靶标分子具有 ×× 作用是否是申请人的发现？如果是，则可以作为一个创新点。

（2）×× 靶标分子介导 ×× 通路发挥 ×× 效应的机制是否是申请人的发现？如果是，则可以作为一个创新点。

（3）结合科学问题，××调控通路是否是一种新机制解释？如果是，则可以作为一个创新点。

（4）结合临床问题，××是否具有临床转化价值？首次提出其临床转化价值，则可以作为一个创新点。

（5）结合中医理论，该理论是否首次用这种方法或路径来解释？如果是，则可以作为一个创新点。

【注意点】

①青年基金2～3项创新点，面上项目3～4项创新点恰到好处，不宜过多。因此按照上述方法能总结出2～3条即可，无需全部罗列。

②如果申请人过多地借鉴文献中的思路，甚至照搬靶标分子和通路，就会发现无法总结出那么多条创新，这种情况下可以从研究方法、模型、观察指标等细节入手寻找亮点。

③项目的特色与项目的创新之处严格说起来是不一样的，但是刚接触时可以放在一起写，以后慢慢体会如何区分。

7. 年度研究计划及预期研究结果

【示例】

年度研究计划

2017-01～2017-12：回顾性收集组织标本，分析临床病理及预后的相关性；完成年度报告1份，发表论文1篇，参与学术会议1次。

2018-01～2018-12：通过实时定量PCR和western blot实验方法检测××靶标分子的表达水平改变；完成年度报告1份，发表论文2～3篇，参与学术会议1次。

2019-01～2019-12：通过细胞实验验证××靶标分子的××作用；完成年度报告1份，发表论文2～3篇，参与学术会议2次。

2020-01～2020-12：利用××实验验证靶分子之间的相互作用关系，建立××作用机制认识。总结归纳，补充实验。完成结题报告。发表论文2～3篇，参与学术会议1次。

预期研究结果

（1）探讨××靶标分子与临床因素之间的相关性，进一步验证其临床疗效。

（2）阐明××靶标分子在某一科学问题中的作用机制，揭示××靶标分子调控的信号通路和分子机制。

（3）印证××科学问题在中医理论中的体现。

（4）发表论文5～8篇，其中1篇SCI论文，4篇北大核心论文。

（5）培养博士研究生1名，硕士研究生2名。

【注意点】

年度计划可一年写，也可半年写，最好有每年完成任务的量化指标。

由（1）～（3）可以看出，预期结果与研究目标要保持一致性。还要有量化指标，5篇论文是基本量，只能更高，不能降低；SCI和北大核心论文是结题的必备材料。还可以根据实际情况增加申报专利 ×× 项、编撰书籍 ×× 部等等。

8. 研究基础　第一段 200 字左右，概括性地写清楚是与本项目立项、顺利实施而做的前期工作，包括必要的预实验、实验方法的建立、动物模型的建立等工作和成绩，以及开展本课题研究以来已做的工作及取得的初步成绩。

第二段将前期工作成绩中与本项目密切相关的实验结果、论文、获奖等罗列出来。一定要有文章和相应的材料支撑，不要说空话。

最后一段可以将发表的论文、专利、专著等列表。

【注意点】

①与本项目无关的东西请果断删掉。

②最好每一段都有一个小标题。

9. 工作条件　包括已具备的实验条件，尚缺乏的实验条件和拟解决的途径。

【注意点】

尚缺乏的实验条件里面如果提到某一个非常关键的设备需要购买，或某一个关键技术需要培训，会让专家认为你尚不具备开展本项目的能力。

写出来的仪器设备、试剂药品等一定要与本项目相关。

10. 申请人、课题组成员介绍

【注意点】

①严格按照国家自然科学基金申请书的模板撰写，不要擅自删减格式。

②未发表的文章不必列出。

③参加者的业绩不宜明显比项目主持人强。

④课题组成员职称、学历结构要合理，要有博士，3 ~ 5 名研究生。

⑤专业配置合理，可以有病理专业、统计学专业、药学专业等。

11. 承担科研项目情况

【注意点】

① 1 ~ 2 项即可。

②删掉与本项目无关的项目。

12. 完成自然科学基金项目情况　一定要说明该项目与申请项目的关系。

13. 经费申请说明

【示例】

（1）研究经费：×× 万元。主要用于科研业务、实验材料、仪器设备和实验室改装等费用。

①科研业务费：×× 万元。其中，基因芯片分析 ×× 万元，靶基因预测分析、测试费 ×× 万元，统计分析费用 ×× 万元，参加国内外学术会议（几人、几次、每次标准多少）×× 万元，论著发表和版面费等（几篇）×× 万元。

②引物（数量 × 单价）×× 万元，GFP 载体（数量 × 单价）×× 万元，miRNA（数量 × 单价）×× 万元，芯片及抑制剂、裸鼠等（数量 × 单价）×× 万元。

③仪器设备费：×× 万元。

④实验室改装费：××万元。

⑤协作费：××万元。（如需，可填写，例如：与××大学××实验室开展协作研究费用）

（2）国际合作与交流费：××万元，主要用于邀请国外××大学××教授指导讲学××万元，课题组××人参加肿瘤大会××次、交流费用××万元。

（3）劳务费：××万元，仅用于直接参加项目研究的研究生、博士后人员的劳务费用。

【注意点】

填写前请仔细阅读最新版《国家自然科学基金资助项目资金管理办法》。

14. 课题组成员亲笔签名

【注意点】

一定要亲笔签名，这是规定！同时可以让每个参与者都清楚自己的参与项目，防止超项。

【练习题】

根据本章节内容及最新版的《国家自然科学基金项目指南》，撰写1份国家自然科学基金地区科学基金申请书交给自己的导师。

第九章　科研项目举例——风湿病研究 ▷▷▷▷

一、学科属性及特点

风湿病是一类以侵犯关节、骨骼、肌肉、血管及有关软组织或结缔组织为主的疾病，其中多数为自身免疫性疾病。发病多较隐蔽而缓慢，病程较长，且大多具有遗传倾向。诊断及治疗均有一定难度，血液中能检测出多种的自身免疫性抗体，可能与不同人类白细胞抗原亚型有关。非甾体类抗炎药（NSAID）、糖皮质激素和免疫抑制剂对该病有较好的短期或长期的缓解性作用。

广义上认为，凡是引起骨关节、肌肉疼痛的疾病皆可归属为风湿病。延续下来，至今在风湿病分类上，广义的已有 200 多种疾病，包括了感染性、免疫性、代谢性、内分泌性、遗传性、退行性、肿瘤性、地方性、中毒性等多种原因引起的疾病。狭义上应该仅限于内科与免疫相关范畴的几十种疾病。其中有些病还是跨学科的，如痛风、骨性关节炎、感染性关节炎等。

风湿免疫病学在国际上已有上百年的发展历史，但在我国内科学中却是"最年轻"的一个专业学科。中国风湿病学科发展的重点与方向主要为以下四个方面：①建立临床与基础应用研究一体化的转化医学研究示范基地，建立符合国际规范的疾病早期预防、诊断和治疗的研究队列及高质量的生物样本数据库，重点是实现信息化管理和社会化运营。②创立并优化基于基因组学、生物学、整合医学、医学信息学和生物信息学研究的技术体系。③建立并发展具有专业化、规范化、规模化运行的分子医学临床检测实验室，培育专业人才团队。④制订和优化分子标志谱/物、疾病分型标准及技术方法，大力发展应用于临床个体化综合防治、重大疾病整体防治的诊疗方案和高新技术。⑤精准医学是一种理念，也是一种医学研究模式，更是一种趋势，精准医学研究计划将引起一场以临床医学为主导的医学研究浪潮。精准医学是转化医学的终极版，是循证医学的升级版。所有的疾病最终都将走向精准治疗，风湿免疫性疾病是最值得做精准治疗的一类疾病。

此外，基础研究仅靠风湿学界是远远不够的，还应注重与基础学科国家重点实验室的合作，强强联合，利用转化医学从基因学、蛋白分子学、发病机制、各疾病分层、药物学等多角度进行研究。最终构建与生物标本库相结合的临床资料数据库，并以此作为转化医学的最佳应用平台，开展具有中国特色的风湿病研究，通过制订适合国人的指南，使中国风湿病的诊疗水平跃居世界前列，最终走出中国特色的风湿病学科发展之道。

二、项目名称

如何确定题目及选题思路？题目是申请标书的精髓和核心，表达的是立项依据和研究内容的统一，是研究方法和研究结果的统一。要求表达方法简洁明了，语言修辞正确，具有召唤力和可信度。

1. 初定题目　对于科研选题来说，要针对临床问题或自己熟悉的研究方向，最好是在既往研究的基础上提炼出重要的科学问题。确定研究方向后，首要的是定题。吸引眼球的题目会使评委更多地对该标书进行研究，大多数评委不会逐字逐句对标书进行审阅，他们的眼睛更像扫描仪，一目十行，而申请人在写标书过程中最为得意的部分如果没有通过题目醒目地呈现，只是隐藏在字里行间，这就使评委可能错过这部分。好的题目要达到画龙点睛的效果，当然，在选题方面，创新是第一位。

题目举例：

①基于 FAK/Calpain 为中心的信号转导网络调控血小板活化探讨 ×× 对 AA 大鼠作用机制。

②基于体内动态变化成分民族药 ×× 抗风湿药效物质基础及其质量控制研究。

③ ×× 治疗类风湿关节炎的体内药效物质基础及其代谢机制研究。

④从 $EphB_4$/$ephrinB_2$ 逆向信号调控滑膜及骨髓中破骨细胞分化探讨肾虚在绝经后 RA 发展中的作用。

⑤通过 $JMJD_3$ 调控 p62 依赖的巨噬细胞自噬的机制研究。

⑥瘦素通过促进 B 细胞免疫异常参与狼疮发病的机制研究。

⑦基于 TLR_4/NF-κB 信号通路的 ×× 治疗痛风性关节炎机制研究。

⑧特异性 miRNAs 在急性痛风性关节炎中的作用机制及白藜芦醇干预效果研究。

⑨基于 TLR/MyD_{88}/NF-κB 受体信号通路和 $NALP_3$ 炎性体研究 ×× 治疗痛风性关节炎的机制。

2. 文献检索　初步拟定题目后，要针对所拟定的题目内容进行文献检索，查阅国内外文献研究进展进行创新性检索。文献的检索要以近五年为主，但也要浏览过去十年、二十年甚至以前的文献，看看既往的研究做了哪些内容，还存在什么问题需要解决。

文献检索中要注意以下几个方面：①紧跟本专业方向前沿科学家，看看他们在做什么、做了什么，从中找出可能存在的问题，一旦找准研究点，站在"巨人的肩膀上"，离成功就会更近。②紧跟研究热点，每个研究热点一般在 5 ~ 10 年，针对研究热点进行选题，比较容易获得立项。③善于总结，不论什么研究方向，国内文献成千上万，如何选取适合自己的文献非常重要。

3. 预实验　预实验是在正式实验之前，用标准物质或只用少量样品进行实验，以便摸出最佳的实验条件，为正式实验打下基础，或临床实验之前先进行动物实验。

预实验的作用：通过预实验为正式实验选择最佳实验材料，通过预实验能准确地控制无关变量，以免由于设计不周，盲目开展实验而造成人力、物力、财力的浪费。预实验也必须像正式实验一样认真进行才有意义。

坚持自己喜欢的研究点，只有自己熟悉和有兴趣的研究方向及研究内容，才能在持之以恒后，最终获得成功。切忌研究方向分散，因为成功的科学家，往往一生只研究一个点。

三、项目概述

项目概述就是简单概括一下课题的主要内容，通过一段简短的话，评委一看就知道这个课题主要讲的是什么内容。不同的申请格式不一样，如工程类、重大研究项目等均要求项目概述，但对于基本项目如国家自然科学基金项目、省厅级基金项目等申请书，一般没有项目概述，而是研究摘要。

项目概述包括研究项目的大致情况，如总规模、总投资、大致的研究内容、负责人等等，是方案主要内容的提炼。

研究摘要包括主要研究方法、研究内容、研究目标、科学意义及预期成果等。一般格式如：采用……方法，进行……研究，阐明……机制或揭示……规律，为……奠定基础／提供……思路，预期达到……

举例如下。

标题：基于 NF-κB 信号介导的 RA 模型鼠大关节破坏机制及苗药黑骨藤提取靶向保护作用。

摘要：类风湿关节炎（RA）关节破坏的主要因素是关节滑膜细胞内 TNF-α、IL-1β 等致炎因子的增高，引起细胞内蛋白激酶的持续激活，最终导致滑膜细胞信号传导异常及滑膜细胞的增殖与凋亡失衡。在滑膜成纤维细胞的增殖过程中，核周因子-κB（NF-κB）信号是启动致炎因子的主要"开关"，其信号途径的激活，诱生致炎因子 TNF-α、IL-1β 等的高表达，导致关节破坏。因此，控制 NF-κB 途径的非正常激活，下调炎症性细胞因子的表达，成为 RA 治疗的新途径。本课题通过构建 RA 模型大鼠，研究关节滑膜细胞中致炎因子 IL-1β、TNF-α 和炎性启动因子 NF-κB 的表达情况，探讨 RA 模型鼠关节滑膜破坏的机制；采用苗药黑骨藤提取物对 RA 大鼠模型关节滑膜细胞 NF-κB 信号进行靶向干预，探讨黑骨藤提取物对 RA 模型鼠大关节保护机制。

写作注意：①撰写方法可以灵活应用，不一定拘泥于以上的表述，可以首先阐明研究的意义，然后再灵活展开。②一定要行文流畅，条理要清晰。首先是什么，其次什么，然后是什么。因为摘要在以后的计划书和结题中都有显示，所以一定要字斟句酌。③摘要字数有限，资源宝贵，因此要特别注意重点突出，讲明课题研究现状、课题意义、课题构想和预期结果。

四、立项依据

立题依据即为什么要进行这个项目的研究，一般包括科学问题的提出、研究动态、项目的科学意义和参考文献。通过立题依据阐述与本课题相关的同类研究，国内外目前的动态和水平，提供背景资料，说明课题的起点。要紧紧围绕申请项目的主题，从研究领域切入，简要论述国内外研究成果，并引出当前的热点研究方向。从研究方向展开，较详细地分析国内外的研究进展，阐明在该方向上存在的问题。围绕存在的问题，结合国内外以往的研究结果、当前的现状及今后的发展趋势，详细论述和分析这些问题产生的原因，提出该方面的空白点、未知数以及研究的难点、焦点，从而为申请项目确立研究目标奠定充分的立论基础。

立题依据的撰写要注意以下几个方面。

①立题依据部分一般5000字左右为宜，国内外研究现状及分析一定要准确，但绝不能偏激。②课题研究的具体问题和研究意义要言之有物。③立论依据要非常突出，理论性课题一定要有新观点，应用性课题一定要实用，与现有理论或方法比较具有明显的先进性。④要有可预见的成果。⑤任何重要的论点都要有文献标注，参考文献要新，最好是当年的，要注意引用Science、Nature、Annual Reviews系列近期权威文献，增加申请书立论依据的权威性。⑥最好包括已有工作基础，将已有相关结果及发表的期刊列上，增加立题依据的可信度。⑦撰写方法问题：从课题入手，简要论述国内外研究成果，并引出当前的热点研究方向；从研究方向展开，详细分析国内外的研究进展，阐明机制或新方法的关键问题所在；围绕关键问题，详细论述国内外以往的研究结果、当前的现状及今后的发展趋势；综合分析后提出目前尚未解决的问题。⑧撰写立题依据可能存在的问题：文献阅读量不够，对国内外现状缺乏真正了解，提出的问题别人已解决——低水平重复；对研究方法不熟悉，简单移植或夸大其作用，缺乏实际应用的可行性——无法实现预期目标；对国内外现状只是简单罗列，缺乏归纳分析，缺乏逻辑性和针对性——总结与表达不够。⑨注意事项：注意逻辑性和层次感，并随时点题；文字表达要精雕细琢，避免假大空；参考文献必须提供作者全名、出处；参考文献必须引用最近3年的高质量文献；要注意参考国内相关专业知名专家的论著；文献回顾不能回避国内外的最新研究进展。

1. 项目研究意义

举例：针对上述的研究题目"基于NF-κB信号介导的RA模型鼠大关节破坏机制及苗药黑骨藤提取靶向保护作用"，其研究意义可以写作如下。

类风湿关节炎（rheumatoid arthritis，RA）是一种多因素导致的自身免疫性复杂性疾病，患病率占世界总人口数的0.5%~1%，具有发病率高、复发率高和致残率高的特点。在RA自然病程中，3~5年致残率为60%，病程30年的致残率为90%，大约35%的RA患者在10年内丧失工作能力，是世界上导致残疾的主要疾病之一，有"不死的癌症"之称。RA主要表现为关节疼痛、肿胀，晚期关节强直、畸形和功能障碍，最终丧失劳动力，对患者的生理功能、心理功能、社会活动和日常生活等带来不良影响，严重影响患者的生活质量。我国RA年发病率为0.32%~0.4%，发病高峰年龄为45～55岁，其患病率随年龄的增加而增加。据统计，我国有成年RA患者400万～500万，其中老年RA患者约占120万；而在我国13亿多人口中，每年新增加的RA患者可达40万。我国民族医药在治疗RA方面因其毒副作用小、疗效显著，体现了其优越性，越来越受到人们的关注。民族医药制剂克服了汤药治疗的局限性，具有服用方便、患者痛苦小、疗效高、毒副作用小、经济实用等特点。××来源于贵州民间经验方，以贵州苗药为主要材料，经临床研究证明对 RA 患者有确切疗效，对其进行深入研究，探讨其治疗机制，对于提高 RA 的治疗效果、改善生活质量，具有广阔的临床研究前景。

在研究意义的撰写中，首先要提出问题，再对问题进行阐述，引申出研究本课题的重要意义及应用前景。在实际书写中，研究意义部分也可以与国内外研究现状联合起来进行阐述。

2. 国内研究动态分析　国内外研究现状是指所研究的项目目前研究进展和概况，只有把研究现状说清楚，才能了解该方向还需要进一步研究的内容是什么，而这一研究方向是否有意义，和前面所述研究意义形成呼应。

举例：针对上述题目，国内外研究进展的书写可以如下。

RA 的发病机制尚不清楚。关节滑膜是 RA 发病的靶器官，成纤维样滑膜细胞是滑膜组织的重要组成部分，其可以大量分泌促炎性细胞因子、化学趋化因子、基质蛋白降解酶等，持续刺激滑膜细胞，作用于滑膜细胞信号传导途径的不同部位，引起细胞内蛋白激酶的持续激活，导致滑膜细胞信号传导异常及滑膜细胞的增殖与凋亡失衡。

RA 关节滑膜成纤维细胞的增殖可分为 3 个环节：胞外刺激信号、胞内信号转导及核内基因转录的活化。诱发滑膜细胞增殖的刺激因素主要包括白细胞介素 1β（IL-1β）、肿瘤坏死因子 -a（tTNF-α）、表皮生长因子（EGF）、转化生长因子 β（TGF-β）、血小板衍生因子（PDGF）和胰岛素样生长因子 -1（IGF-1）等。不同刺激因素诱发的基因表达模式不尽相同，其取决于启动的信号转导通路。胞内信号转导通路是胞外刺激与核内基因活化的偶联环节，对滑膜细胞过度增殖起重要作用。因此，信号转导通路成为阻止 RA 关节滑膜细胞增殖、防治骨质破坏的重要治疗靶点。大量研究表明，丝裂原活化蛋白激酶（mitogen-activated protein kinases，MAPK）信号转导途径是胞外信号引起细胞核内反应的重要通道之一，参与细胞的形成、转运、凋亡、分化及生长增殖等多种生理过程。MAPK 信号通路的活化是 RA 慢性滑膜炎的典型特征，通过这一途径诱导滑膜细胞胞质蛋白磷酸化，使核周因子 -κB（nuclear factor- kappa B，NF-κB）和激活蛋白 -1（active protein-1，AP-1）包括核蛋白 c-Fos、c-Jun 等磷酸化，促进细胞增殖和活化。NF-κB 和 AP-1 参与调控多种炎症介质的表达，在 RA 滑膜细胞表达与炎症导致关节破坏有关的因素中可能起关键的调控作用。

NF-κB 是一种重要的核转录因子，属于受调蛋白水解酶依赖的受体信号转导通路，是由 Rel（reticuloendotheliosis-oncogen protein）家族构成的二聚体蛋白，也称为 NF-κB/Rel 家族，参与了诸多免疫反应过程，最为人熟知的就是在天然免疫中，NF-κB 是最终启动炎症因子表达的因素之一。IKK（IκB 激酶）蛋白激酶复合体是调控 NF-κB 信号通路的核心环节，其由 IKKα、IKKβ 和 IKKγ 组成。IKKα 和 IKKβ 都可以使 IκBα 肽链 N 端的 Ser32 和 Ser36 磷酸化，但 IKKβ 的活性更强，它在前炎性细胞因子诱导的 NF-κB 反应性活化过程中起主要作用，而 IKKα 主要作用于细胞的成熟与分化过程。IKKβ 在 NF-κB 活化中具有关键作用，它不仅使 IκBα 磷酸化而降解，还增加 p65 的激活转录活性，抑制 IKKβ 活化可使 IL-6、IL-8、细胞黏附分子 1（ICAM-1）、金属蛋白酶及胶原酶等的合成下降。在 NF-κB 经典激活路径中，上游信号引起 IKK 蛋白激酶复合体激活，促进 IκB 磷酸化，导致 IκB 被蛋白酶体降解，使 NF-κB 失去 IκB 的抑制作用而进入细胞核参与相关基因（如致炎因子）的转录调控。

NF-κB 的活化与调节是一个复杂而精细的过程。生理状态下的 NF-κB 活化受到机体内在机制的调控，参与多种生命过程。在哺乳动物细胞中最常见的是 NF-κB p65 与 p50 结合形成 p65/p50 二聚体。在静息状态下，胞浆中 NF-κB 与抑制蛋白 IκB 结合形成复合体，覆盖 NF-κB 核定位信号，使 NF-κB 锚定于胞质中，不能发挥基因转录调控作用。IκB 亚基 IκBα 与 NF-κB 二聚体上的两个核定位序列中的一个结合，使非活性状态的 NF-κB-IκBα 进入细胞核。同时，IκBα 蛋白氨基末端的出核信号（nuclear-export signal，NES）使 NF-κB-IκBα 复合物移出胞核，NF-κB-IκBα 复合物在核内与核外处于动态平衡中。IκBα 启动子上有一个 NF-κB 反应元件，对刺激比较敏感，能够快速被降解与再合成，当细胞受到 TNF-α、IL-1β、IL-6、IL-17 等外源性刺激，IκB 被降解，NF-κB 异二聚体移位到胞核内，与 DNA 上的 κB 基序列相结合从而发挥转录调控作用。NF-κB 参与炎症、免疫反应、细胞凋亡及细胞周期控制与分化，并在 RA 发病中起关键作用。RA 滑膜细胞中 TNF-α 和 IL-1β 等通过一系列级联反应激活 IKK 激酶复合体。IκB 在 IKK 激酶复合体作用下被降解，释放 NF-κB，从而调控各种炎症介质基因（如 TNF-α 与 IL-1β）的表达，炎症因子与活化的 NF-κB 形成正相调控循环，两者构成的正反馈机制使 RA 关节滑膜炎症反应和骨质破坏得以维持与进展。研究证实 TNF-α 与 IL-1β 在 RA 关节滑膜细胞的表达与 NF-κB 具有一致性。NF-κB 通过调节细胞凋亡抑制蛋白的表达，对 TNF-α 诱导的 RA 成纤维细胞凋亡起拮抗作用。

RA 关节滑膜细胞增殖与凋亡失衡还与 AP-1 信号传导系统有关。TNF-α 和 IL-1β 也能增加 AP-1 基因转录的活性，从而促进 RA 滑膜炎症反应。AP-1 属碱性亮氨酸拉链（basicleucine zipper，BZIP）转录因子，是一种由原癌基因 Jun 和 Fos 分别编码的 Jun 和 Fos 蛋白嵌合而成的二聚体复合物。Jun 成员包括 c-Jun、Jun-B 和 Jun-D；Fos 成员有 c-Fos、Fos-B、Fra-1、Fra-12。典型的 AP-1 复合物由 c-Fos 和 c-Jun 两个亚单位组成，通过亮氨酸拉链形成异源二聚体。当细胞受到刺激（如生长因子、细胞因子、神经介质和细胞外应激等）时，AP-1 迅速转变为 c-Fos 和 c-Jun 异源二聚体形式，与 DNA 结合位点的结合能力及促进基因转录的活性增强，其信号途径的激活可调节许多炎症基因，如 TNF-α、IL-1β 和基质金属蛋白酶等的表达，促进炎症反应的发生，而这些炎症因子在 RA 发病中起到关键作用。在 RA 患者关节滑膜细胞中 AP-1 被高度活化，并与 c-Fos 和 c-Jun mRNA 表达相关。Jun 和 Fos 家族成员还参与 NF-κB 结合而发挥作用。RA 关节滑膜炎症反应不是单纯依赖 AP-1，抑制 NF-κB 活性能降低关节炎症，但不改变关节骨质破坏，说明 AP-1 和 NF-κB 互相补充，调节 RA 关节骨质破坏和炎症反应。

AP-1 和 NF-κB 在 RA 关节滑膜炎症反应中存在非常密切的关系。首先，几乎所有能激活 NF-κB 的刺激因素（如 TNF-α、IL-1β、氧化剂和蛋白激酶激活剂等）均能激活 AP-1，这是由于二者具有共同的激活途径。其次，多种炎症介质如 TNF-α、

IL-1、IL-6、一氧化氮合酶（iNOS）、细胞黏附分子1（ICAM-1）、血管细胞黏附分子1（VCAM-1）等基因启动子均具有NF-κB和AP-1结合位点。通过向细胞转染NF-κB和AP-1，相关成员的研究发现，NF-κB的p65可通过Rel同源结构区域（RHD）与c-Jun、c-Fos结合形成p65/c-Jun或p65/c-Fos二聚体，这种新组合的转录因子既能与NF-κB的识别位点κB结合，又能与AP-1的识别位点TRE结合，且稳定性及转录活性远远强于NF-κB和AP-1。NF-κB和AP-1存在交互偶联作用，同时提高细胞内NF-κB和AP-1的水平，所致的炎症反应大大强于单独提高一种核转录因子所引起的炎症反应。因此，推测NF-κB和AP-1在RA炎症信号的放大、增强方面发挥重要作用，可能是介导RA关节滑膜增生和骨质破坏的关键信号基因。

基于以上分析，推测NF-κB和AP-1作为炎症因子的两个最终汇合信号基因点，广泛参与了细胞因子、活化因子、生长因子、黏附分子、受体及凋亡蛋白的转录调控，二者在RA关节滑膜成纤维细胞的增殖过程中诱导炎症反应的各个阶段均发挥重要作用。在滑膜成纤维细胞的增殖过程中，NF-κB和AP-1信号是启动致炎因子的重要"开关"，是细胞内信号转导的枢纽，其信号途径的激活能将细胞外的刺激信号转导至细胞核，激活含有NF-κB、AP-1位点的靶基因转录，参与B细胞的活化和多种细胞因子的基因表达，调控致炎因子如TNF-α、IL-1β、IL-6、IL-17等的表达，并在RA发病中起到关键作用。因此，以NF-κB和AP-1信号为靶点，针对通路中的各个环节抑制其活化，可能在RA研究中获得新的突破。

国内外研究现状是指所研究的项目目前的研究进展和概况，只有把研究现状说清楚了，才能了解该方向还需要进一步研究的内容是什么，这一研究方向是否有意义，和前面所述研究意义形成呼应。

在国内外研究动态的撰写过程中，通过分析国内外研究现状回答创新性问题：什么人在研究，研究了些什么，核心科学问题是什么；其他人怎么进行研究，解决了些什么问题，还有什么问题没解决；哪些问题是别人想到了的，但没有解决，怎么解决；哪些问题是别人还没有想到的或做不了的，如果尚未解决，怎么解决等。

3. 参考文献 参考文献类别要全，大的项目以英文文献为主，同时也要引用中文文献，尤其要注意引用国内同行中知名专家的文献。引文信息要全，文章题目、作者姓名、具体出处[包括期刊名、年份、卷（期）、页码等]。文献年代要新，主要是近5年的文献，最好能有近1~2年的最新文献。

好的参考文献和立题依据一起组成一副最瑰丽的图案。看一份标书，评价其好坏和是否有价值，不用看立题依据，看一眼参考文献，如果能准确地判断出核心文献来，就知道了这份标书的水平如何。

五、项目的研究目标、研究内容及拟解决的关键科学问题

1. 如何撰写研究目标 研究目标就是本研究项目最终要达到的具体目标。存在的主要问题是目标过大，因此撰写中要做到目标有限，即研究内容要适度，目标要与研究内容相呼应，要抓住关键，要阐明本研究中拟解决的关键科学问题；要重点突破，要求在

一个研究项目中能在有限目标的基础上，真正解决一个或几个关键的科学问题，真正有一点突破，取得所期望的进展和成果；要力求创新，研究内容应该而且必须有学术上的创新，要在前人和自己工作基础上有所发现、有所发明、有所前进，提出或完善新的理论、新学说、新方法，解决没有解决的问题。可用"探索……问题、明确……关系、揭示……规律、阐明……原理、建立……方法"等语句。

2. 如何撰写研究内容　研究内容就是本研究项目具体要做什么，在撰写中要注意避免以下问题。

①层次不清，主次不分，详略不当，特别是有的内容通篇不分段落；②研究内容撰写得太简单，寥寥几行，根本不能说明问题，申请态度不认真、不严肃；③研究内容大而空，提出的题目很大，且内容庞杂、空泛，不具体、不深入，没有重点，没有抓住关键，不可能进行有效的研究；④重复研究，不阅读《项目指南》，不查阅《资助项目汇编》，研究内容甚至项目名称都与已资助项目相同，无创新性。

撰写要求：①内容要适当，确保项目在研究周期内完成；②要与目标相辅相成，为研究目标服务；③篇幅要适度，注意与技术路线区别。

3. 拟解决的关键科学问题　关键问题是研究过程中对达到预期目标有重要影响的某些研究内容或因素，为达到预期目标所必须掌握的关键技术或研究手段。具体撰写方法就是找出关键问题，提出解决办法。

六、技术路线设计、研究方案及可行性分析

1. 如何撰写研究方法　研究方法与技术路线必须是具体、正确、合理、可行的，应以研究项目的需求为前提，尽量采用目前最先进的方法和手段，将其操作步骤和关键环节体现在技术路线当中。研究方法不能过于简单，如在实验方案中只有方法名称而无具体步骤，或过于繁杂，大量罗列一些常规的实验方法。

2. 如何撰写技术路线　撰写技术路线可能存在的问题是不清楚、不详细。撰写技术路线应清晰、详细，注意逻辑性。主要的方法有：以时间顺序为主线设计技术路线；以研究内容为主线设计技术路线；分大小标题，突出逻辑关系；详细写清楚每个具体步骤。

3. 可行性分析　可行性分析主要包括理论分析、研究手段和方法分析、预实验结果分析、对所用特殊实验材料（试剂）的分析、对所具备的实验条件进行分析、对项目组成员搭配及其运用技术方法的能力分析。

七、项目的特色与创新之处

特色与创新，即申请者在本项目研究领域中与国内外同行所不同的，即前人未曾有过的新学术思想、新理论、新的研究方法、手段或应用性结果，它们应从项目的立论依据、研究内容、研究方法与手段、技术路线及实验方案与创新点中提炼出来。因此，创新点既要切合实际，又要有所发挥，要用肯定的语气。

八、年度研究计划及预期研究结果

1. 如何说明研究计划和预期成果　研究计划应综合表述各研究阶段的研究方案、阶段成果与时间进度；研究成果应明确、具体，具有可检查性，包括成果内容、形式、数量。成果内容即回答在什么问题上或哪几个问题上将取得进展并获得成果；成果形式通常包括论文、论文集、学术专著、研究报告、政策性建议，计算机软件甚至一些系统设计等；要具体说明涉及的成果形式的数量。预期成果不宜过少，但也不宜多到令人难以置信。

2. 年度研究计划及预期研究结果　年度研究计划即按年度列出：研究内容及其阶段目标；拟组织的重要学术交流活动、国际合作与交流计划等。预期研究结果包括：理论成果，可用"建立、丰富、补充、填补"等词语概述；技术方法可用"建立、完善"等词语概述；可望获得某专利；国际、国内发表的论文；人才培养，是否培养了青年科技骨干、硕士及博士研究生等。

九、研究基础与工作条件

研究基础主要包括三部分内容：研究经历与实力的证明，包括已完成的重要项目，论文、论著及获奖情况；相关研究基础的证明，包括与申请项目有关的论文、论著，项目及获奖情况；研究条件的证明，包括现有设备与工作环境即硬件条件。

1. 工作基础　要介绍与申请项目直接相关的研究结果并提供有关的研究论文、成果及专利等材料；介绍以往应用与申请项目有关的技术方法的经历；其工作积累要包括项目组成员的所有信息。切忌内容过简，或与申请项目无关。

2. 工作条件　包括已具备的实验条件，尚缺少的实验条件和拟解决的途径，包括利用国家重点实验室和部门开放实验室的计划与落实情况。

3. 研究队伍　要针对项目组成员的分工，介绍包括申请者及所有项目组成员研究工作经历和工作简历及发表的相关论著；要有适量的研究生参加研究工作；理想的梯队组成为 6 ~ 10 人，应包括教授（研究员）、副教授（副研究员）、讲师（助理研究员）、助教、博士后、博士生、硕士生等。

4. 申请者个人简介　要有针对性地展示个人的研究经历、论文、成果，获奖情况、发明专利等，辅助性的证明材料要充分，包括论文、论著及引用情况、评价情况，一般应附上检索证明材料，低水平的文章不要列出。

总之，申请书的撰写应有足够的时间保证，至少提前 3 个月，可与研究生的开题工作相结合。基金评审是"同行评同行、专家作决策"，申请者应学风严谨、为人朴实，积极结识同行学者，重视学术交流；基金项目水平日高，竞争激烈，不少学者经过多次申请才获得成功，申请者应有一定的恒心与毅力，不断努力，不断积累。

第十章 科研项目举例——针灸研究 ▷▷▷▷

一、学科属性及研究方向

随着科学技术的进步与发展，学科建设已呈现出大学科、广兼容的发展趋势。前沿学科的辐射作用、多学科的渗透交融逐渐成为推动科技进步的主要驱动力，亦为适应与促进经济建设、社会进步发挥了重要作用。其中，对于学科属性的认识，尤其是中医学科属性的认识日益迫切。中医学是以中医药学理论为基础，多学科渗透融合的、具有深厚中国文化底蕴的医学科学，其整体观念、辨证论治、天人合一的学术内容既是自身学科的特色与优势，也是中医学重视"人""患病的人"，结合人的自然与社会属性协同辨证的重要科学内涵。

学科建设的目的在于使该学科对探索事物发展规律的研究活动越来越深刻，所概括的知识体系越来越接近真理，使研究人员的水平、能力越来越精进，其本质是使学术建设体系化、具体化、应用化。研究方向是学科设置的研究领域，亦是学科属性的体现，研究方向隶属于学科，但又不同于课题、项目，它是学科中的研究领域，研究方向常在二级学科之下设置。例如，针灸推拿学作为二级学科，根据自身学科发展的需要，即可在其学科领域内构建不同的研究方向，如"针灸方法与适宜疾病相关性""针灸治疗心脑血管系统疾病""刺灸推拿的基础与应用研究""针灸推拿治疗脊柱相关性疾病研究"等不同的研究方向。因此，根据学科特点及不同的研究方向，可以选择和关注相应学术前沿和学术热点，及时把握学科发展的趋势和学科前沿，开展高层次的科学研究课题，拓宽学科内涵，推动学科进步，以期构建具有坚实的学术理论基础、独到的学术思想和特色的学科。以下内容均以针灸推拿学学科为例进行介绍。

二、项目名称

项目名称（题目）是申请标书的精髓和核心，表达的是立项依据和研究内容的统一；是研究方法和研究结果的统一。

要求：表达方法简洁明了；语言修辞正确；具有召唤力和可信度。

1. 初定题目

【选题意义】

科学研究就是提出问题与解决问题的过程，而选题就是整个科研工作的第一步，必然要面对的就是选择什么课题和如何选择课题的问题，这一步能否走稳、走好，对日后的科研工作具有战略性意义。选题决定着科研工作的主攻方向、奋斗目标，规定着应采取的方法和途径，选择与确定课题同时也是探索未知世界或重新阐释已知世界的认知与实践过程，它直接反映着科研工作者的学术研究水平及其精神境界。正因如此，科学家们都十分重视科研选题，提出一个问题往往比解决一个问题更重要。把握选题原则与步骤，是成功选择科研课题的根本要领。

【选题原则】

（1）需要性原则：需要性原则是针对选题的必要性与需求性，也称作适用性原则。此原则是选题的重要依据与出发点，是指选题要面向社会实际，着眼于经济发展、社会发展、人文发展的需要，将科学研究的实际应用价值和科学理论价值与经济发展、社会发展和科学文化发展相结合，使科研选题最大效用地为国家和人民作出贡献。针灸学现代研究要解决的基本问题往往是影响针灸发展或临床实践中所遇到的最基本问题，因此需求原则是针灸学选题的首要原则。

如针刺镇痛在中国已有几千年的历史，但其镇痛机制是什么？有何物质基础？再如最近几年，国外学者对经穴效应特异性问题提出了质疑，认为经穴与非经穴的作用效果是一样的，为深入探讨这一问题，我国在国家重点基础研究发展计划（"973"计划）中就专门对此问题进行了深入研究。

在选题中贯彻需求性原则，应当注意以下几方面的问题：①需结合国家中长期发展规划选择实用性强、关注度高、适应医疗健康发展需要的课题；②注意边缘学科、交叉技术等在针灸学领域的运用；③选择具有区域特色或传统优势的课题进行研究；④积极开展和承担协作课题。

（2）科学性原则：科学性原则是衡量科研工作者的首要标准，是科研选题的关键，选题是否具有科学性影响着整个课题的成败。任何课题的确立都须有科学依据，尊重与符合客观规律，同时符合逻辑性。

例如，近几十年来，研究者对针刺镇痛与神经系统的关系、针刺及灸法的刺激性质、穴位感受装置、外周传入纤维、脊髓传导途径和中枢整合，以及脑和脊髓内调控机制等问题均进行了大量分析，今后针刺镇痛的相关选题就应多从这些已知的成果出发，而不只是停留在肤浅重复的层面。当然，对事实和理论的理解应当是辩证的，随着实践的不断深化发展，旧的理论可能会与新事实出现矛盾，因此在选题时应当注意采取辩证分析的态度。

（3）创新性原则：创新性是医学科研的本质，是医学研究的核心，是衡量研究水平高低的全面标准。科研工作从某种意义上讲就是不断创新、不断开拓，创新性活动自然应被科研工作者视为自己的主要职责。因为创新与否是评价科研课题是否有价值的尺度，没有创新也就称不上科学研究，更遑论是否能在理论上或技术上有所发现、有所突破。研究人员要善于从医学领域的难点、疑点、高点和空白点着手，在现有课题的基础上另辟蹊径，不断创新，选择人无我有、人有我新的内容，切忌重复性研究。仔细研读针灸经典著作，广泛查阅针灸现代研究文献，全面掌握针灸国内外研究现状显得非常重要；在此基础上再认真审视自己的研究工作，从理论的完备性、研究方法的科学性等方面进行评判性分析，才能找准自己研究的着眼点。在原有研究成果基础上有所突破和创新，才具有研究的意义。

（4）可行性原则：可行性原则是指所选择的科学问题必须具备可能完成的主客观条件，体现的是最大可能实现度，科研选题必须与自己具有的理论水平、技术能力、研究条件等相适应，应考虑到研究对象、研究方法、研究人员、研究设备、资助经费、研究期限、医学伦理等多方面因素。选题要从实际出发，量力而行，实事求是，不具备可行性的立题，没有任何完成的可能，也无从论及科学意义。

一般来说，可以从两个层次考虑课题的可行性：①主观条件：指研究者具有的知识结构、研究能力、研究基础、技术专长等，也要考虑课题组成员的专业方向、年龄结构等是否合理，注意优势互补，扬长避短；②客观条件：指研究必要的仪器设备、研究时间、研究经费、技术水平、协作条件等，对于开发性研究还应考虑到成果的开发、推广应用范围，以及用户采纳接受条件等。

【选题类型】

（1）基础研究：针灸学的基础研究主要以增加科学技术知识、解决未知领域的理论问题为目的，探索在中医针灸领域中，带有全局性和一般规律的科学研究。如中医针灸学中的经络现象、经络实质、腧穴功能与结构、经脉腧穴与脏腑相关、针灸作用的规律和原理、时效和量效等研究，这类研究一般不以具体应用为目的，探索性强，自由度大，风险高。由于未知因素多，基础研究的科研设计实验内容涉及的学科复杂，研究技术要求高，实验检测技术多样，对研究手段要求高，也十分关注具体的研究方法、实验步骤、技术路线、创新点等内容，这方面的研究成果常常对整个中医针灸领域甚至可能对生命科学产生深刻的影响。

（2）临床研究：临床研究以人为研究对象，通过治疗对该疗法进行疗效评价。虽然针灸已为数千年的临床实践所证实，然而针灸的使用却主要是基于传统及个人的经验，针灸临床研究可以为传统经验提供新的科学依据；也可以通过研究来证实针灸穴位新的适应证或证实新的配穴方法的疗效；还可以研究比较不同穴位的疗效或多组穴位的疗效；可以分析研究多种针法或多种方法，以比较其效应。近年来，随着循证医学的引入和发展，针灸正逐渐向现代循证医学模式转化。

（3）开发性研究：指利用从基础研究、应用研究和实际经验所获得的现有知识，为产生新的产品、材料和装置，建立新的工艺、设计、流程和系统而进行的创造性活动。特点是研究所需经费较多，并受生产或试用条件的制约，一般与企业联合。成果形式是专利、专有技术等。

【选题步骤】

（1）提出问题，确定研究范围：选题的第一步就是要确定研究范围，即确定研究什么。研究范围通常由研究者结合学科发展、前言动态，根据自己的兴趣来确定，这个过程中，保持对特殊问题或异常现象进行探索和研究的好奇心，善于在平时工作中发现问题，发挥自己的灵感，抓住预感与闪念，以期确定有价值的研究范围。相对而言，此部分是确定选题的最容易环节，即结合自身专业发展特点及现今科学的发展需要及需求，确定研究领域、研究疾病或者所要研究的疾病的某一过程。

如目前肝细胞肝癌是一种较难预测的恶性肿瘤，成功的治疗方案是否能建立往往受到对于肿瘤发生、发展认识的限制，虽然随着分子生物学及肝癌治疗学上长足的进步使肝癌已从不治转向为可治，但是肝癌的复发和转移仍是影响患者生存期的重大障碍。因此，就肝细胞肝癌的基础研究而言，针对其早期常表现为血管侵犯，包括门静脉侵犯、肝内血管侵犯，包膜侵犯和肝内、肝外转移等，基础研究可关注肝细胞肝癌生长行为的控制及转移复发的分子机制研究。从针灸学科领域而言，则可关注针刺、艾灸等方法改善肿瘤转移预后的临床效应研究或者具体的干预机制研究。因此，针对该课题方向的选题可以围绕"肝癌细胞转移过程中关键分子的研究"或者"针刺（艾灸）在肝细胞肝癌转移患者症状干预中的作用"等方面。

（2）查阅文献：科研预感与闪念常常是研究者某个局限性的认识，所提出的问题是否具有创新性、科学性、实用性及可行性，如何将科研意念具体化，建立工作假说，以上问题都需要通过查阅文献予以解决。在文献查阅过程中，要注意发现学科领域空白点、争论焦点与薄弱点，深入了解前人与他人的工作假说、逻辑构架过程，学习作者的实验设计与技术路线安排，是否有值得借鉴之处。针对所提出问题的相关课题，更要侧重于作者所得出的实验数据与结果进行分析，找出目前存在的关键点、难点、前景，寻找解决问题的正反两方面的支持证据。不只是为科研意念具体化探寻必要性和可行性，同时要根据已获取的文献资料建立和完善工作假说。

（3）建立假说：假说指的是科学的猜测或设想，是科学研究中立题的关键与核心，科学假说的水平关系着科研工作的成败及水平高低与否。

针灸的疗效得到了西方医学界的普遍认可，成为了世界认识中医的窗口，现在针灸已经在全世界范围之内得到应用，世界卫生组织和美国国立卫生研究院等重要的国际医疗卫生组织对针灸的有效性做出了充分的肯定。围绕着针灸学的传统理论，在揭示其现代科学内涵的过程当中，作为科学研究关键内容的假说发挥了重要的指导作用。

如目前最为公认的针刺镇痛相关研究，经过多年的实验研究，经过不断的验证，运用现代科学技术从神经、神经化学、分子机制等方面证实了针刺镇痛假说的科学性，取得了令世界瞩目的研究成果，从而使针刺镇痛机制假说上升为科学理论。针刺镇痛原理研究，首次采用现代科学的理论和方法进行了对针刺疗法的科学性研究，开启和加速了针灸研究的现代化进程，使针灸疗法得到了现代医学的认同，也促进了我国在疼痛生理学方面的研究。针刺镇痛机制的研究不仅对科学挖掘针灸基础理论做出了巨大的贡献，同时对我国生命科学的发展起到了积极作用。

（4）课题论证：完成以上工作以后，尚需对选题进行必要的自我评估，以避免浪费人力、物力、财力，其主要目的是通过周密细致的课题论证以检验科研构思的成熟度。

论证的内容主要包括以下几个方面：问题是否适宜作研究课题？即该选题是否属于某个领域的问题？是否具有普遍意义？所选课题是否已充分了解其历史概括与现代研究进展？其次，该选题是否有一定的学术价值及应用价值？创新性、科学性如何？选题中所需技术手段、研究场地、仪器是否达到科研要求？问题是否有可行性？

【选题注意事项】

（1）选题需有明确的目标，避免低水平重复。

（2）选题应具有创新性，重点突出。

（3）选题应面向社会实际，保证课题顺利完成。

（4）选题应具备相应学术价值或应用前景，选题最初就应考虑其所产生的经济或社会效益。

（5）选题应根据所能利用的一切研究条件进行设计与开展。

（6）选题应注意团队协作，围绕中心，集中突破。

2. 文献研究　文献研究主要指搜集、鉴别、整理文献，并通过对文献的研究形成对事实的科学认识的方法。此方法是选题过程中能否将科研意念具体化的关键环节。通过文献研究，"今人"可以利用"前人"所总结的重要措施和方法，从而便于"今人"掌握有关科研动态、前沿进展，少走弯路，真正地站在巨人的肩膀上进行研究与总结。文献研究的基本步骤包括文献搜集、摘录信息、文献分析三个环节。

【文献搜集】

文献搜集是指搜集、分析、研究统计资料和报道资料以获得情报信息的一种方法。具体方法如下。

（1）人工文献检索：该法仍然是查找公开发表文献的主要方法，主要借助有关机构编制出版的文献检索工具和图书馆编制的目录。

（2）计算机文献检索：通过互联网查询，一种是登陆专门网站检索，如各大图书情报机构、政府部门、学校、科研机构、大众传媒机构、企事业单位网站或者相关大型数据库资源；另一种则是利用大型门户网站的搜索引擎查找，如著名的 PubMed 等搜索引擎、数据库的单独或者联合使用。

（3）此外，还有一种简便的参考文献查找法，也称追溯查找法，即根据作者在文章、专著中所开列的参考文献目录，或在文章、专著中所引用的文献名目，追踪查找有关文献资料的方法。用参考文献查找法，查找的文献比较集中，省时省力，而且往往能及时捕捉到一些最新的研究成果。

在实际工作中，搜集文献时常常交叉采用多种方法，叫做综合查找法，也叫循环查找法或分段查找法，即将检索工具查找法、计算机查找法和参考文献查找法结合起来，循环查找。

【摘录信息】

完成检索并搜集到相关文献之后，进一步进入信息摘取环节。

（1）浏览：浏览，就是文献搜集告一段落后，应将搜集到的文献资料全部阅读一遍（包括对音像文献的视听），以对它们有个初步认识，即大致了解文献的内容，初步判明文献的价值。浏览文献时，应尽量加快速度，即要粗读而不要精读。其次，关注"干货"而去除"水分"，即只注意文献的筋骨脉络、主要观点和有关数据，跳过那些无关紧要的过渡段落、引文和推理过程等。最后，全神贯注，思维敏捷，抓住重点，迅速突破。

（2）筛选：在浏览的基础上，根据选题需要，筛选出可用部分。其间，必须注重文献的质量，即文献的信度和效度，也就是需要关注文献的可靠性和有用性。其次，注意所筛选文献的代表性。再者，筛选过程中，可根据应用的角度，区分文献的层次，如把全部文献预设为必用、应用、备用、不用等几个部分。

（3）精读：认真读、反复读，要逐字逐句地深入钻研，对重要的语句和章节所表达的思想内容还要做到透彻理解，这就是精读。

精读就是对于筛选出的可用文献要认真、反复、逐字逐句地深入钻研，尤其应着重于对文献的理解、联想、评价。精读文献过程中，还要对文献所引用的事实和阐述的思想同选定的课题之间的关系做出客观判断和全面评价。在此基础上，要进一步明确对于医学研究课题有价值的信息。

（4）记录：记录就是将所需文献中有价值的信息记录下来，供进一步分析研究之用。记录信息务必与精读同步进行，做到边看边记、边听边记，或者是读一部分、记一部分。切忌记录滞后，避免丢失精读过程中常有的一瞬间产生的思想火花。常见的记录信息的主要方法：标记、批注、抄录、编制纲要、撰写札记。

【文献分析】

文献分析主要包括文献定性分析和文献定量分析。

（1）文献定性分析：文献定性分析是通过对文献内容的分析，来揭示文献所反映事物的性质、本质特征及其发展规律的方法。其特点是侧重对文献的个案研究，注重对文献内容的含义和深层解释，不太强调文献的外在形式、表面内容和量化构建。

（2）文献定量分析：定量分析又叫内容分析，是对明显的文献内容做客观而有系统的量化，并加以描述的一种研究方法。定量分析的实质是将用言语表述的文献转换成用数量表示的资料，有助于使用正式的假设科学地抽取大型样本及采用计算机等现代统计技术对文献作出分析研究。定量分析主要用于趋势分析、比较分析和意向分析等诸多方面。

3. 预实验　为了保证课题的可行性，在课题策划基本完成之后，应尽可能对课题中的主要假说部分进行预先研究，以判断假说是否成立，同时可以根据预实验的研究结果进一步调整研究思路。若是预研究结果不能支持现有假说，就应该重新整理思考问题，进一步修正和完善假说；反之，若是预实验结果提示假说可能成立，不仅增强了研究者对自己课题的信心，同时也是为所选课题提供了最有利的客观证据。

4. 正式确定项目名称　经过以上步骤，确定选题的研究目标、内容、方法后，最终要确定项目的名称。在课题名称的表述中往往会涉及工作假说、研究方法等相关内容，因此推敲课题表述、确定课题名称往往放置此。在最后确定课题名称时，我们需要对课题名称进行逐字逐句的推敲，力求把课题名称表述准确。另外，一个科研项目应只有一个主题，当课题牵涉多个子课题时，更要综合表述或者用突出重点的方式予以完善。

三、项目概述

简明扼要地叙述项目研究中的关键点、难点，简述工作假说形成过程，以及预期的项目结果。

四、立项依据

立项的依据即为什么要进行这个项目，包括科学问题的提出、研究动态、项目的科学意义、参考文献等。

立项依据是整个项目的立论基础，简言之即是回答"为什么要开展此工作"，需要明确表达出自己要做什么和怎么做，有什么理由和道理做这个和这样做。紧紧围绕凝练的科学问题和自己的学术思路，结合本领域他人的工作，展开分析和论证，由此体现课题的研究价值。简单说来，就是千方百计地把拟开展的研究和要探索的科学问题、思路等方面的道理说深讲透，这需要严谨的逻辑发展过程和缜密、连贯而流畅的叙述。还要注意叙述中的衔接和转承。整个过程犹如叙述故事，只有富有逻辑、扣人心弦的故事，才会吸引到好的听众。

总的说来，立项依据包括项目的研究意义、立题依据，国内外研究现状分析，强调项目的必要性和重要性，提出项目解决的问题与可达到的目标，主要参考文献及出处等内容。

【研究意义】

主要论述项目对科学发展趋势、社会进步和国民经济建设有何贡献，应用前景广阔并可预见。该部分应重点阐述该项研究的理论意义和应用价值，可能产生的社会和经济效益，并对该项研究的必要性和可行性进行具体说明。

撰写方法：从疾病入手，简述其特点、危害，目前主要的治疗方法及其存在的问题。例如，简要分析该病发病机制和主要研究热点，引出目前存在的主要问题，也就是本项目要解决的问题，以此为切入点提出假设，阐述如果实现预期目标，对该病甚至相关疾病的预防、治疗具有的理论意义和临床价值。此外，还可从研究领域入手，简述其主要进展，引出热点研究方向；围绕热点研究方向进行简要分析，找出目前尚未解决的具体科学或技术问题，以此为切入点提出研究目标，围绕研究目标论述研究对该领域甚至相关领域可能产生的社会经济效益（应具有针对性且有具体分析，切忌泛泛而谈）；围绕临床急需及防治之需开展研究。

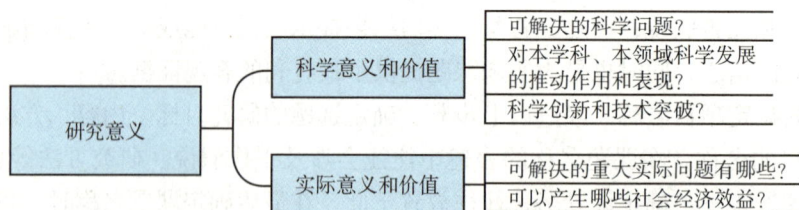

【立题依据】

"为什么要研究这个课题"是这个部分需要回答的问题，能否写好这个部分需要查阅资科，进行文献调研，介绍本课题研究背景、重要进展，着重阐述与本课题有关的问题中，已经解决了哪些问题，还有哪些问题没有解决，分析未能解决的原因，在此基础上拟出本课题研究领域中的空白点、未知数、难点、技术关键，确立本课题的着眼点，形成清晰严密、合乎逻辑的假说和设想。

对于基础研究，着重结合国际科学发展趋势，论述项目的科学意义；对于应用基础研究，着重结合学科前沿，围绕国民经济和社会发展中的重要科技问题论述其应用前景。如：若是拟开展对肝细胞肝癌生长、复发与转移的分子机制的研究，在立题依据中，就需要回答清楚开展此项目的原因。其撰写内容首先应该提出问题：阐述清楚肝细胞肝癌分子机制研究的重要性及必要性；然后层层展开，有事实、有分析地阐明肝细胞肝癌分子机制研究要解决的重点内容、研究意义及其与解决重大科学理论或实际问题的关系。

【国内外研究现状分析】

此环节需对项目进行细致分析和论证，主要阐述与本课题相关的同类研究，国内外目前的动态和水平，提供背景资料，说明课题的起点。段末需列出近 3 ~ 5 年的参考文献，包括作者、题目、期刊名称、年份、卷（期）、起止页码。

撰写方法：要紧紧围绕本次申请项目的主题。

（1）从疾病切入，简要论述国内外研究成果，并引出当前的热点研究方向。

（2）从研究方向展开，较详细地分析国内外在本方向的研究进展，引出阐明疾病发病机制或发明新的治疗方法的关键问题所在。

（3）围绕关键问题，详细论述国内外以往的研究结果、当前的现状及今后的发展趋势。综合分析后提出目前尚未解决的问题。

以上内容主要是审查立项的科学依据是否充分，它反映了研究者查阅文献、获取信息的能力和对本项研究把握的程度。

此外，立项依据的撰写应该注意，不要把它写成对于领域的学术价值和重要性的论证，或者是国内外同行工作历史和现状的简单罗列，而是应该以自己提出的问题和思路为主线展开论述并贯穿始终。如果选择信号通路的问题展开研究，那么就需要给出自己对所选择的信号通路的理解和认识，以什么样的思路去研究它，并给予令人信服的论证和说理。再如，若研究对象是肝细胞肝癌，课题实施过程中的干预手段及预期的效应结果如何？相关假说的逻辑关系如何体现？均要始终围绕肝癌的形成机制、干预手段的可能机制来论述这个科学问题，通过翔实有力的分析，讲清楚自己的思路和想法，与以往别人的工作有何不同，新颖之处在哪里，唯此才能使论证令人信服和有说服力。

总之，国内外研究现状的撰写应当抓住重点，描述发展趋势时，重点介绍主要的发展方向，逐步切入未解决的主要问题和难点，从而提出当前需要研究解决的关键问题，最后引入本研究可以解决其中哪些问题，并在描述过程中适当展示申请者本人的研究基础。该部分的描述切忌单纯罗列国内外研究问题，重点在于切入申请者研究所能解决的关键问题。

五、项目的研究目标、研究内容及拟解决的关键科学问题

【研究目标】

在此项中应着重说明这一研究课题"最终要解决一个什么样的问题"，是标题的进一步具体化，是研究对象、研究方法、成果和应用的高度概括（而不是具体做说明实验

或者研究内容），常用一两句话表达。为了解决这个问题，在研究中将分作几个步骤，都需要做些什么工作，拟从何处入手，重点研究哪个侧面，主攻方向是什么，达到什么样的预期效果，以及考核和衡量的指标等。要目标明确，内容具体，十分清楚地规定出自己的研究任务。研究目标应与研究内容相呼应，包括阶段目标、最终目标、预期成果形成及成果水平、科学价值、社会经济效益及推广应用等内容。常用的表达方式如："通过×××的研究，确立/旨在明确在×××过程中×××的关键作用/关键分子/功能，为进一步用于×××疾病的治疗/药物靶点/×××提供理论及实践上的依据""揭示/探讨/研究×××通过×××调控/促进/抑制×××的相关分子机制"。

【研究内容】

研究内容首先应围绕目标逐次展开，做到相互印证、逐步深入、有理有节。其次，研究内容需层次分明，不同的研究内容、研究层次、研究手段皆需简洁明了，逻辑分明。最后研究方法应用恰当：如实验体系、实验方法、理论模型等不同的论述应符合其所对应的内容。研究内容不是实验方法，所以不能把具体实验过程照搬过来，且写作时可运用小标题，逐条陈述。如项目是关于某一疾病的相关分子机制研究，在撰写研究内容时可将其分为三部分进行撰写：第一部分，通过蛋白质差异表达寻找关键分子；第二部分，分析关键分子的结构及其与功能的关系；第三部分，对关键分子功能的再次验证。整个内容逐次展开，以便做到相互印证，逐步深入，密切相关。

【拟解决的关键科学问题】

反映申请者对课题总体目标实现的深刻理解和统筹解决的能力。如：各研究内容相互关系的进一步综合的难点，课题结论进一步验证可能出现的问题，研究过程中对达到预期目标有重要影响的某些研究内容或因素。

撰写要求：找出关键问题，写出解决办法。关键科学问题可以是大的理论、观点方面的问题，也可以是实验方法、实验材料的获取等方面的问题，不宜过多，2～3个即可。

六、技术路线设计、研究方案及可行性分析

【技术路线设计】

技术路线是指包括申请者要达到研究目标所准备采取的技术手段、具体步骤及解决关键性问题的方法等在内的研究途径。技术路线在叙述研究过程的基础上，采用流程图的方法来说明，具有一目了然的效果。

撰写要求：清晰、详细、注意逻辑性。以时间顺序为主线设计技术路线；以研究内容为主线设计技术路线；分大小标题，突出逻辑关系；详细地写清楚每个具体步骤。

【研究方案】

研究方案是指实施研究内容具体的、可执行的工作方案和详细流程。当完成项目的研究目标、研究内容后，接下来就是要将具体研究内容的实施步骤叙述出来，研究方案就是要确保课题项目各项工作有条不紊地进行。研究方案是针对研究内容的实施过程预先制订的综合安排与计划，一个课题如果是由多个子项目组成，那么每一项的内容都要配备相对应的实施方案，而且要在阐述的顺序上和研究内容相互呼应。

研究方案要合理，环环相扣；分组要明确，设计好相应的对照组；条理清晰，层次清楚。研究方案不是研究内容，两者有重复，但是研究内容更加侧重于概况，研究方案侧重于详细实施步骤。一般情况下，研究方案都是按照研究内容层次来写，但是不完全相同，研究方案比研究内容更加详细、具体，如病例样本的选择、如何分组、分组依据、实验方法及操作过程等。

研究方案的书写形式可以以方法为主线，即每种方法研究的内容及解决的问题、收集的数据和资料等；或者是以研究内容为主线写，即每项研究内容用哪几种研究方法完成。

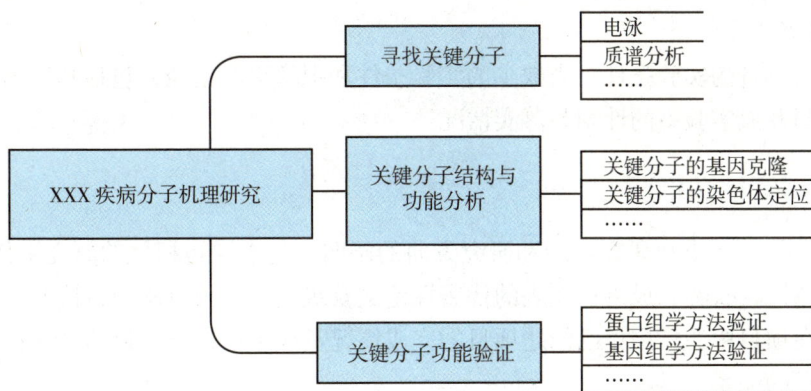

【可行性分析】

对于项目的可行性分析，重点应放在方案的思路上，主要包括实验材料（体系）的可靠性、实验方法的可行性、预实验结论的可靠性、理论的预见性。

七、项目的特色与创新之处

项目能否以独特的视角、新颖的解决问题方式出现，从而达到理论或者技术创新，是一个课题的重要部分。

撰写要求：避免罗列似是而非的东西。简言之："人无我有"。书写时突出重点，2～3点即可。但是撰写时避免出现"国际首创""国内首创"等字眼，常用"知之甚少""未见报道"等表述。此部分的撰写务必详细查阅文献，切勿毫无根据地胡乱描述。

八、年度研究计划及预期研究结果

【年度研究计划】

分年度介绍研究目标计划的实施（可操作、实施）；同时拟定年度结点目标以追踪和掌握项目的实施情况。年度研究计划的书写尽量具体，主要体现项目研究进度安排，应结合研究方案，以及所申报的课题指南要求进行撰写。一般3～4年，每6个月为一个周期撰写。

【预期研究结果】

预期研究结果应该体现在和学术有关的产出上，与项目的研究内容、研究目标、科学问题有密切的关系，应该与之有所呼应。研究结果，即研究目标的结论性论述，成果形式可以包括专利申请、成果和获奖、论文发表、研究生培养、师资培养等方面。

九、研究基础与工作条件

【研究工作基础】

撰写要求：要介绍与申请项目直接相关项目的理论基础；所在单位的研究工作的积累和特色；技术平台的建立和必备设备的来源；主要研究材料的获得；研究人员梯队和基本素质；对课题的深刻认识。

【工作条件】

包括已具备的实验条件，尚缺少的实验条件和拟解决的途径，包括利用国家重点实验室和部门开放实验室的计划与落实情况。

十、研究团队情况

申请者简历：重视研究经历和研究方向的阐明；与本课题相关的研究工作和课题，表明其延续性；获奖和成果；发表的代表性论文及级别；承担科研项目情况：各类基金的申请及在项目中的作用；已结题项目的完成情况及成果；在研项目的进展；关键在于与申请项目的关系。

撰写时应该从简历基本信息开始着手书写；其次介绍申请者的研究方向，近年来的研究成果，自己建立的学术梯队情况；最后列举出与课题相关的论著。以上一切信息，均以"与课题的相关性"为判断标准进行书写，尤其是之前所获资助的各类基金、已结题项目、在研项目的进展等内容，均应与申请项目存在相关性。

十一、项目申请成功的经验分享

撰写任何项目的申请报告均应阅读大量文献，掌握前沿动态；工作中，注意积累工作基础，同时可以有效使用预实验结果进而说服评审专家。书写报告时，以下几点应当纳入考虑。

1. 立论依据中，首先考虑自己提出的问题是否为重大的科学问题？是否已对国内外相关研究动态进行系统深入的了解？有无相似或者雷同的研究内容？在立论依据中提出的科学问题是否关键？凝练的关键科学假说是否准确？

2. 研究目标与内容使用的实验体系与实验方法是否恰当？拟解决的关键问题是否科学？创新性如何？

3. 前期工作基础是否扎实？学术梯队是否富含活力？梯队状况与实力如何？

4. 是否拥有合作单位？合作单位的工作及技术所占整个课题的分量如何？

5. 书写时力求用词准确，简洁、流畅，文章结构力求清晰、富有逻辑，如：研究目标恰当→可以解决什么问题；研究内容充实→如何才能解决问题；研究方法可行→解决问题的最佳方法。

第十一章　科研项目举例——中医文献研究 ▷▷▷

第一节　各类中医文献概况及代表著作

阅读文献是科研能力的基本功，如何从浩瀚如烟的中医药文献中选择、阅读和利用文献，从博大精深的中医文献库中查找知识点，进行甄别与利用，就需要了解中医古医籍中各类文献的概况和代表著作。

一、医经、基础理论类文献

医经和基础理论类文献，主要是指中医经典著作《黄帝内经》及针对此经典进行研究的各种著作，如校勘、注释、发挥、集注等。基础理论类文献主要是研究中医基础理论的著作，如阴阳五行、藏象经络、病因病机等。

《黄帝内经》（简称《内经》）共 18 卷，由《素问》和《灵枢》各 81 篇组成，是我国现存最早的一部医学经典。《黄帝内经》名称最早见于东汉班固的《汉书·艺文志》。要利用好《黄帝内经》，除了对原文进行研究外，还应了解与这部医典相关的其他文献，比较有代表性如：梁·全元起《素问训解》为最早注本；唐·杨上善注《黄帝内经太素》，首创全面分类编纂研究，把《内经》分为十九类，每一类下又分若干小类；唐·王冰《重广补注黄帝内经素问》对原书卷篇次序重新编次，提出"益火之源以消阴翳，壮水之主以制阳光"的治疗大法，被后世医家奉为圭臬；明·马莳《黄帝内经灵枢注证发微》为最早的全注本；明·吴崑《黄帝内经素问吴注》为全文通注方式；明·张介宾的《类经》是医经文献中第一部兼有检索功能的注释本；其他著作还有明·李中梓《内经知要》、清·张志聪《黄帝内经素问集注》、清·黄元御《素问悬解》、清·张琦《素问释义》、清·周学海《内经评文》等。

在基础理论文献中，较为突出的有隋·巢元方《诸病源候论》，是我国第一部论述多种疾病的病因病机与证候的专著，奠定了我国疾病分类学的基础；明·赵献可《医贯》最先确立命门的位置在两肾之间，并对其性质、作用、病理变化、治疗原则与方药等进行了系统而精辟的论述，建立了历代以来最为完善的命门学说，是进一步研究该学说的极富代表性的文献。

在诊断学上，西晋·王叔和《脉经》确立寸口诊法，归纳 24 种脉象，强调脉诊与临床病证治疗相结合，是我国最早的脉学专著，被誉为脉学的典范，是脉学发展史上的里程碑；《敖氏伤寒金镜录》是我国现存最早的舌诊学专著，它作为舌诊学的开山之作，不仅奠定了舌诊学的基础，而且在理论、方法创新及临床实用等方面均有独到的贡献，在我国舌诊史上具有十分重要的意义。

二、伤寒、金匮、温病类文献

（一）伤寒类

《伤寒杂病论》（后分为《伤寒论》与《金匮要略》）为东汉末年张仲景所著，是我国第一部理法方药较为完善、理论联系实际的古代重要医典。针对《伤寒论》的研究，历史上主要有三个派别。

遵经派：金·成无己《注解伤寒论》10卷，成书于1144年，是第一部全文注释《伤寒论》的专著，是"以经解论""以论证经"的典范；明·张遂辰《张卿子伤寒论》，尊重王叔和，赞成成无己，是一部维护《伤寒论》原貌的集注性文献。另有清·张志聪《伤寒论宗印》、清·陈念祖《伤寒论浅注》等。

错简重订派：明·方有执《伤寒论条辨》8卷，刊于1592年，首倡错简之说，主张打乱宋本《伤寒论》顺序，反对王叔和、成无己；明·喻昌《尚论张仲景伤寒论重编三百九十七法》8卷，刊于1648年，赞成重订《伤寒论》，倡三纲鼎立之说，全书提纲挈领，条理清晰，是错简重订派的代表文献。其他的有清·程应旄《伤寒论后条辨》、清·周扬俊《伤寒论三注》、清·黄元御《伤寒悬解》。

辨证论治派：清·柯琴辑注《伤寒来苏集》8卷，刊于1674年，主张"以方名证、证从经分"，为从辨证论治的角度来阐发《伤寒论》的代表著作；清·尤怡《伤寒贯珠集》8卷，刊于1729年，主张按法类证，随证出方，突出治疗法则；清·徐大椿《伤寒类方》4卷，刊于1759年，据方类证；清·沈金鳌《伤寒论纲目》按症类证；明·王肯堂《伤寒证治准绳》成为明以前研究《伤寒论》集大成之作；清·尤怡《金匮要略心典》3卷，成书于1726年，注释质量高，条理明晰，被后世称为注释《金匮要略》的范本；清·吴谦《订正仲景全书金匮要略注》8卷，刊于1742年，逐条注释，订正讹误，集前人注释之精华，是清代正误存疑、整理编次《金匮要略》的较好文献。

（二）温病类

温病是中医外感热病学的主要内容之一。温病类最具代表性的是五部文献：①明末吴又可《温疫论》，为温疫学说奠基之作，第一部系统的传染病专著和温疫病专著，对邪气性质、入侵途径、侵犯部位、传染性、传变方式、具体治法等有很明确的阐述。该书对传染病的主要特点作了全面的描述，对清代温病学的确立和完善产生了深远的影响。②清·叶桂《温热论》，创立了温病基本证型、诊断和治疗，"在卫汗之可也，到气方可清气，入营犹可透热转气，入血就恐耗血动血，直须凉血散血"，成为卫气营血体系辨治温病的纲领性文献。③清·薛雪《湿热条辨》，湿热病的证治专书，奠定了湿温病辨证论治的基础及湿热病方药，为湿热类文献开创性代表著作。④清·吴瑭《温病条辨》成书于1798年，完善了温病辨证体系，特别是三焦辨证，规范了温病治疗的方药，创 195 首方，总结叶桂的经验，为温病学说的完善之作。创立三焦辨证为纲、六经辨证为目的温病辨证论治体系，两者一纵一横，相得益彰。治疗偏重于分利三焦、宣清导浊。确立"治上焦如羽，非轻不举；治中焦如衡，非平不安；治下焦如权，非重不举"的治则。创制银翘散、桑菊饮、清营汤、清络饮、三甲复脉汤、大小定风珠等，沿用至今。⑤清·王士雄《温热经纬》，成书于 1852 年，将温病分为新感与伏气两大类，并提出温病学新的理论与治法。创著名的清暑益气汤。

三、本草、方书类文献

《神农本草经》是我国现存最早的本草学著作，创药物三品分类法，尽管这种分类法从现在的角度来讲显得简单和粗糙，但这是我国药物学最早的分类法，书中概述中药学的基本理论，如药物七情和合、四气五味、采集加工和炮制、方剂君臣佐使等，对后世药物学的发展有着十分重要的影响。南北朝时期陶弘景的《本草经集注》创立按药物自然属性分类，这种分类法沿用千年，成为我国古代药物分类的标准，同时书中提出的"诸病通用药"理论，对临床医生处方用药有很大的参考价值。唐·苏敬、李勣等集体编撰的《新修本草》，是我国政府颁布的第一部国家药典，较系统地总结了唐以前的药物学成就，是图文并茂的药物学专著。北宋唐慎微《经史证类备急本草》（简称《证类本草》），是宋代最重要、最大型的本草书，是宋代个人本草著作中最重要的一部，它收集了北宋及北宋以前本草的精华，是我国以完整的原书形式流传至今的最早的一部本草文献。《证类本草》由《嘉祐本草》《本草图经》和唐慎微增补资料三部分组成，而《嘉祐本草》又是在《开宝本草》的基础上编撰而成。《开宝本草》是我国第一部雕版印刷的医药文献，《本草图经》是我国也是世界药物史上第一部雕版印刷的药物图谱。明·李时珍《本草纲目》，是我国明代以前本草学的集大成者，也是我国古代影响最大的一部综合性本草，在世界科技史上占有重要地位。

方剂类文献具有代表性的是东汉末年张仲景的《伤寒杂病论》（后世分为《伤寒论》《金匮要略》二书），被后世医家尊为"方书之祖"，其组方严谨灵活、剂型种类繁多、方剂疗效可靠，如白虎汤、茵陈蒿汤、酸枣仁汤、肾气丸等一直被后世医家所沿用，称为"经方"。晋·葛洪《肘后救卒方》，是我国现存最早的急症诊治专著，最早记载中药青蒿抗疟，为后世抗疟药物青蒿素的开发奠定了基础。唐·孙思邈《备急千金要方》与《千金翼方》，汇集医方 6500 余首，里面记载的犀角地黄汤、紫雪丹、独活寄生汤、千金苇茎汤、大小续命汤等延用至今。唐·王焘《外台秘要》，载方 6000 余首，该书引用 69 种文献，所引用资料均注明书名、卷次，这种引书注明卷第的方法，在医学文献整理上意义重大，王焘也被誉为"医学文献整理大师"。宋·太医局《太平惠民和剂局方》是我国第一部由国家颁布的成药专书和配方手册。明·周定王朱橚《普济方》成书于 1390 年，是我国古代现存最大的方剂专著。明·吴崑《医方考》成书于 1584 年，全面运用方论分析方剂，开创了方论之先河，促进方剂理论体系的形成，对后世方剂学的发展产生了深远的影响，因此，本书对于准确理解与灵活运用方剂、提高临床疗效有重要参考价值，是中医临床诊治工作者必读的一部中医古籍文献。

四、内科类文献

中医内科类文献是中医古籍文献的主体，其特点是：数量最多、形式多样；能直接指导临床、实用性强；是中医文献的研究主体，也是主要的研究对象；继承性、发展性、局限性与批判性并存。

最具代表性的文献有：金·刘完素《素问玄机原病式》，成书于1155年，主要将《素问·至真要大论》的"病机十九条"结合运气学说加以发挥，是刘完素火热派的代表著作，使中医内科热病体系从理论到治疗得到确立，并且对内科疾病的病因病机有了新的认识。《宣明论方》对《黄帝内经》61个有病有证无方的条文加以补充，是火热理论结合于临床实践的总结，书中载有刘完素的著名方剂防风通圣散、地黄饮子等。金·张从正《儒门事亲》为攻下派的代表著作，在内科著作中独树一帜，继承刘完素强调六气致病的主张，认为各种疾病主要是由六淫邪气所引起，而驱邪之法则为汗、吐、下三法。金·李杲的《内外伤辨惑论》《脾胃论》为易水派的代表作。《脾胃论》为医论性著作，着重从理论上进行阐述。金·张元素《医学启源》《脏腑标本寒热虚实用药式》为易水派的开山之作，完善了脏腑辨证理论，同时其还对药物的气味厚薄和升降浮沉做了阐述，并创立了药物的"归经"和"引经报使"学说，使制方有长，药性有专司，创著名的九味羌活汤、枳术丸和当归拈痛汤。元·朱丹溪《格致余论》成书于1347年，主张人身相火易动，阴精易亏，百病皆由此生，是反映滋阴学派最全面的综合性著作。

明·楼英《医学纲目》成书于1565年，特点是以脏腑为纲，以病为目；形成一、二级类目次序排列，对内科证治则有很大发明，是医学入门类较有影响的一部著作。明·孙一奎《赤水玄珠》成书于1584年，为其代表著作，其医学造诣高、临证经验丰富，对于内科杂病治疗有较高的水平，特点是温补下元。明·缪希雍《先醒斋医学广笔记》，论医不拘常法，敢于突破传统成说而自抒己见。明·张介宾《景岳全书》成书于1636年，学术上以温补脾肾为特点，是一部以内科为主的综合性临床著作，集温补之大成者，对中医内科学的发展有着重要的影响。清·程国彭《医学心悟》是医学入门书的上乘之选，总结了中医八纲、八法，创治痢散、止嗽散、加味香苏散，疗效显著，至今仍在临床广泛使用。

在专科文献中，明·薛己《内科摘要》成书于1529年，是我国第一部以"内科"命名的医书，学术主张重在温补脾肾，以脾为主，兼顾肾命。强调辨证论治原则在内科杂病治疗中的重要性，同时确立了温补学说的学术思想基础。书中以病案、注释来发挥医学论点，以临床验案说明具体应用，为临床实用性较强的一部文献。明·李中梓《医宗必读》主张温补脾肾为主，脾肾互济，用药平正通达，简明实用。书中对中医基础理论和治法都作了系统总结，提出的"肾为先天之本，脾为后天之本""气血俱要，而补气在补血之先；阴阳并需，而养阳在滋阴之上""乙癸同源，肝肾同治""泻木所以降气，补水所以制火"等成为临证的格言。清·王清任《医林改错》提出"治病之要诀，在明白气血""无论外感内伤……所伤者无非气血"，治疗用理气逐瘀、补气活血之法，创制传世名方。清·唐宗海《血证论》认为水、火、气、血相互维系，运血者为气，守气者为血；治血应先理气，调和阴阳水火，治则当以调理脾气为先；立止血、消瘀、宁血、补虚为先后次第。

五、外科、骨伤科类文献

南朝齐·龚庆宣整理的《刘涓子鬼遗方》专门论对外科痈疽的认识与治法；书中确立外科内治法，予以清热解毒、凉血祛瘀、扶正祛邪，确立消、托、补三大治法，该书被誉为中国早期的军事外科医学文献。宋代的外科著作主要有《卫济宝书》《外科精要》《集验背疽方》《外科精义》等。

明·陈实功《外科正宗》主张手术疗法，是代表明以前外科学成就的重要文献。还有《外科枢要》《正体类要》《外科理例》《外科证治准绳》《解围元薮》等。

清代的外科文献有王维德的《外科证治全生集》，其特点在于对痈疽阴证作了研究，为外科全生派的代表著作。提出痈疽以消为贵，治痈当清火败毒、消肿止痛；治疽当开腠理、散寒凝，以托为贵，温补气血，其处方用阳和汤、犀黄丸。高秉均的《疡科心得集》则是外科心得派的代表文献。

唐·蔺道人的《仙授理伤续断秘方》，是我国现存最早的骨伤科专著。书中较为系统地论述骨折治疗常规，包括骨折部位冲洗、复位、牵引、敷药、夹板固定等具体步骤；治疗肩胛骨脱臼，首次采用"椅背复位法"，这是世界医学史上的首创，成为后世骨伤病治疗的典范。元·李仲南《永类钤方》成书于1331年，对颈椎骨折脱位首创用"悬吊牵引"与"卧位对抗牵引"复位法治疗，对屈曲型腰椎骨折提倡用俯卧位过伸复位法治疗。《世医得效方》为元代危亦林所著，在"脊椎骨折"的治疗上创用"悬吊复位法"，是我国伤科史上也是世界医学史上的重大发明。

六、针灸类文献

针灸文献起源早，数量较多，其内容较多散见于各方书、各家专著。最具代表性的是魏晋南北朝时期皇甫谧所著《针灸甲乙经》，为我国现存最早的针灸专著，是历代学习针灸的必修书，针灸经典著作，奠定了针灸临床基础。书中系统整理人体腧穴，重新厘定位置，增补穴位，确立349个取穴标准；以分部划线布穴排列方法，把人体腧穴按头、面、项、肩、胸、背、腹、四肢等35条线路排列，方便运用；书中还论述了操作方法、针灸禁忌，并结合临床治疗经验，确立了针灸的理论体系，并为针灸成为临床独立学科奠定了基础。明·杨继洲《针灸大成》，是我国古代著名的针灸专著，明以前针灸学集大成者，在世界上也有很大影响，包括家传针灸临床经验，内容丰富，疗效卓著，汇集了大量文献。其他总结性的针灸文献还有《针灸资生经》《备急灸法》《针灸四书》《十四经发挥》《针灸大全》《针灸问对》《针灸逢源》等。

七、妇科类文献

《胎产书》是迄今为止我国发现最早的妇产科专论；唐·咎殷所著《经效产宝》，证论较简略而选方多简易实用，治疗上重视调理气血、补益脾肾，为现存最早的妇产科专著；宋·陈自明的《妇人大全良方》，收集宋以前的妇科文献，集宋以前中医妇科大成，奠定了后世中医妇科学术体系，是中医妇科成熟的标志，也是最重要的妇科文献之一，书中内容广博，条目清晰，论理精详，治法上以脾胃为主；明末清初傅山的《傅青主女科》是妇科文献中具有代表性的文献之一，以健脾益气、补肾填精、培补气血等为治法，创完带汤、易黄汤、生化汤，流传至今；清·叶桂《临证指南医案》，提出"女了以肝为先天""奇经八脉为产后第一要领"等重要学术观点。

第二节　中医文献研究的科研项目思路

中医药教学、科研、临床要上一个新台阶，愈来愈依赖于中医药文献研究及时提供古今中医药学术信息。因此，本节进一步介绍古今中医文献的研究方法。

一、中医古籍文献研究的方法

1. 收集原始资料　中医文献内容十分丰富，它们携带无数的信息，相对某一个专题，相关信息在文献中分布面很广。文献研究要做出科学的结论，其前提是具备充分的论据，而充分的理论依据来源于全面的资料和对它们进行逻辑严谨的分析研究，全面占有资料为其关键的第一步。如何尽可能做到资料全面呢？首先应确定研究涉及的文献范围；再查询目录书有关线索，找出相关文献信息，避免疏漏；然后进一步挖掘其内在联系，揭示其存在的规律，得出文献研究的结论。资料越全，结论越客观、准确。否则失之全面，结论的准确性就会出现偏离。

2. 分析归纳，辨别讹错　不论文字考证、文献内容探索还是文献载体研究，前人由于所处时代不同，所见文献不同，对于同一问题，其观点很可能不一致。因此在今天探究古代文献之时，当具体问题具体分析，根据前人所处环境，去其片面、不客观之处，综合归纳诸家之说，条分缕析，追根寻源，以动态发展的眼光对待历史问题，取其符合事物本质、体现事物规律之精华，从而使结论接近或达到其本来面貌。

3. 考辨源流　古代文献随着历代传承，辗转抄录翻刻，历经数十年或数百年、上千年的时间，文字内容及版式都有可能出现变化，与原貌产生误差和偏离，为后人使用古代文献设置了困难。因此采用文献对比研究的方法，通过不同时代、不同古籍，将内容相同的文献对比，找出其中的差异，分析其差异出现的源流关系，消除疑误，更正错误，复其原貌，就是古代文献研究常用的基本方法。

二、现代中医文献研究的方法

检索、阅读科研文献是科研工作的重要组成部分，也是科研能力的体现。通常一名科研工作者将其全部工作时间的近 50% 花费在查阅文献环节，可见查阅文献对于科研人员的重要性。现在常用检索工具主要有：①维普中文科技期刊数据库，具有检索入口多、辅助手段丰富、查全查准率高和人工标引准确等优点，成为国内应用最广泛的文献检索工具之一。②中国知网，其数据库包括中国学术期刊网络出版总库、中国学术期刊全文数据库、世纪期刊、商业评论数据库、中国学术期刊网络出版总库特刊、中国博士学位论文全文数据库、中国优秀硕士学位论文全文数据库、中国重要报纸全文数据库、中国重要会议论文全文数据库、国际会议论文全文数据库。③万方数据知识服务平台，目前已经采纳了近 6000 种期刊，按理、工、农、人文排列，采用国际流行的 HTML 格式和 PDF 格式制作上网，以整刊为单位，保持原刊风貌，将整本期刊作为一个整体处理。④中国科技论文在线，主要针对性解决科研人员论文发表困难、学术交流渠道狭窄的问题，实现科研成果快速、高效的转化。

三、文献科研举例

中医文献研究既是科研项目的基础，也可以单独作为科研项目进行研究。通过前面的介绍，已基本介绍了对于中医文献研究的基本内容与方法，可是怎么进行下一步，中医文献要做什么研究，怎么研究，怎样进行研究，也是最让人困惑的。下面通过相应的实例来更直观地介绍科研项目的思路。

（一）确定题目

通过题目内容进行文献检索，查阅国内外文献研究进展进行创新性检索。文献的检索要以近五年为主，但也要浏览过去十年、二十年以前的文献，看看既往的研究做了哪些内容，还存在什么问题需要解决。

文献检索要注意以下几个方面：①紧跟本专业方向的前沿科学家，看看他们在做什么、做了什么，从中找出可能存在的问题，一旦找准研究点，站在"巨人的肩膀上"，离成功就会更近。②紧跟研究热点，每个研究热点一般 5 ~ 10 年，针对研究热点进行选题比较容易获得立项。③善于总结，不论什么研究方向，国内文献成千上万，如何选取适合自己的文献非常重要。以土家族医药文献收集整理工作为例，根据检索后获取的信息发现，土家族医学并没有关于肿瘤相关的文献研究报道，但在土家族医学著作中有许多关于肿瘤的内容，最后选定"土家族医药肿瘤相关文献整理分析研究"作为研究切入点。

（二）明确研究思路，确立研究目标

题目已经拟定，主要围绕题目的构想进行细化，对于整个研究的思路要清晰，知道通过研究将达到什么目标，取得什么学术价值，以及直接或潜在的应用价值。根据之前拟定的题目，那么可以将研究思路确定为：本课题在肿瘤这个大的热点研究方向影响下，结合土家族医学，对土家族医药知识宝库进行整理、挖掘与分析。通过对土家族历史的研究，进入土家族自治州实地考察，寻访土家族医生及梯玛（土家语中从事祭神驱鬼巫术的人），收集土家族民间医学书籍，最后进行系统整理分析并发表论文，以此建立土家族医药关于肿瘤的理论体系。目标可以定为以下内容：①充分挖掘土家族医学相关肿瘤文献，建立土家族医学关于肿瘤的医学理论体系，为临床相关肿瘤疾病的治疗提供新的理论参考。②丰富土家族医药理论体系，为传承土家族医药培养相应的人才，开辟土家族医药在肿瘤方向上新的研究领域。③探究土家族医学对于常见肿瘤的定义、病因病机、诊疗及用药组方特点。④在一定程度上提高土家族及其医药的影响力，带动民族医药经济产业的发展。⑤进一步丰富民族医药在当前研究肿瘤方向的热点内容，增强

民族医药在国内外医学界的话语权等。

（三）细化研究的内容，勾勒研究路线图

研究的范围和内容要求具体、完整、紧扣主题，内容不能过于简单，否则设计不完善；内容也不能过多，这样在一个研究周期难以完成；内容不能分散，这使得研究目标最终无法得以阐明。通过勾勒研究路线图，可以按研究进程逐步进行，每一步的关键点要讲清楚，要具有可操作性。技术路线要清晰、精练，且具有说服力。

由此，"土家族医药肿瘤相关文献整理分析研究"的内容可以是：①通过前期对土家族历史文化背景的研究，弄清土家族医药的形成与发展，了解土家族人民的生活习俗。②充分掌握土家族医学发展历史，把握土家族医药发展的基本脉络。③探究土家族医学对于常见肿瘤的定义、病因病机的认识及诊疗与用药组方特点，建立土家族医药肿瘤理论体系等。其技术路线如可以如图 11-1。

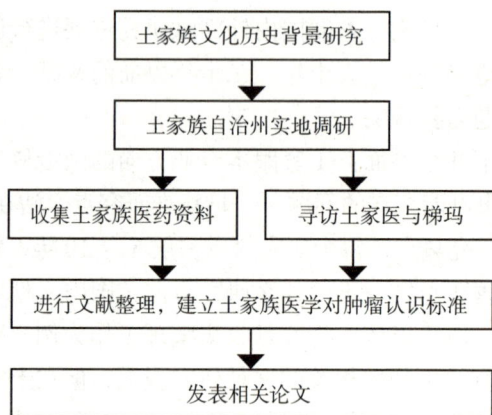

图 11-1

（四）对研究的可行性分析与预计达到的结果

一般从下面三个层次看本研究是否具有可行性：①理论上是否可行。②所采用的手段与方法是否可行。③前期基础与条件是否可行。研究可行后就需要产生一个结果，那么该研究可以是得出一个结论，或是可能提出进一步研究的线索，也可以是产生新方法和应用价值，又或是发表论文、出版书籍等。

根据前面几步的设计，最后"土家族医药肿瘤相关文献整理分析研究"预计达到的结果可以是：①建立土家族医学关于肿瘤的理论体系，明确土家族医学对常见肿瘤的定义、病因病机、诊疗方法、用药组方特点等。②在省级以上期刊发表论文。③研究结果有利于促进土家族医药的进步，增强土家族医药的影响力，丰富土家族医学理论体系，带动民族医药产业的发展。④发现土家族医学对于肿瘤诊治的特色及规律，为临床相关肿瘤疾病的治疗提供新的理论基础等。

第十二章　中药药性理论的继承与创新性研究思路 ▷▷▷

　　在中药学学科中，包括了中药基础理论研究、中药药效的物质基础研究、中药技术标准规范研究、中药制药关键技术的研究、中药研究的新方法等研究领域。以中药基础理论研究为例，又涉及中药药性理论、方剂配伍原理、道地药材形成原理、炮制原理、本草文献、中药名称标准、种子种苗标准、中药质量标准、中药用量用法标准、中药炮制标准等研究方向。本章以中药基础研究领域的药性理论研究作为创新性研究思路的例子进行介绍。

一、中药药性理论研究的意义

　　中药药性是指药物与机体相互作用后所表现出来的属性，主要有性、味、归经、升降沉浮及有毒无毒等，统称为药物的性能。但长期以来，中药药性理论的本质一直缺乏现代科学的阐述，使得在中医理论体系指导下使用的中药始终无法正确合理地被纳入现代药品生产管理体系。因此，积极利用现代科学技术，坚持开拓创新，揭示中药药性的科学本质，是在现代社会医疗体系下保障中药临床用药安全性和有效性的关键科学问题，即药性研究的重点是如何揭示其科学基础。

二、中药药性理论研究的文献回顾

　　科学研究最重要的前提是要提出明确的科学假说，具有明确的研究目的，但要想提出清晰明确的研究目的，又必须通过对该领域前期文献的收集和分析，并经由自己的学识系统分析与思考后提出，亦可基于已有的研究和工作基础大胆假设，并从文献或本学科工作中找到支撑。一般而言，在文献的收集与整理中，应重点从近 5 年国内外的主要研究进展、研究中存在的主要问题着手，以一级中文核心期刊、SCI 收录的期刊为主。

　　以本研究方向为例，通过收集、总结与纵观文献，发现近二十年来，中药药性的研究涵盖了药性的本质研究（中药寒热药性生物效应评价模式研究、中药毒性本质的科学评价、道地药材药性特征的研究）、药性规律的研究（寒热药性的内在规律研究、中药性味的可拆分性、可组合性研究、道地中药配伍调控药性物质基础与生物效应的研究、中药寒热药性生物效应评价模式研究等），但总结既往药性研究，尚存在如下瓶颈问题。

　　1.已有的研究主要是梳理、归纳中医经典著作中关于中药药性理论的相关论述。如整理《黄帝内经》中关于四气、五味、五入、五色、五脏苦欲补泻等理论，对气味、归经、升降浮沉理论的探讨等，这些研究为中药药性实验研究的开展奠定了基础，但是在理论上诠释不够，缺乏创新性论述。

2. 有学者为了探索药性的普遍规律，多以《中国药典》《中药大辞典》中记载药物的药性为依据，对其中的果实类、种子类、花类、茎木类等中药的四气、五味、归经、毒性及其相互关系进行统计分析，建立数据库，分析五味与四性的关系。通过对文献的分布规律，得出的结果相对粗糙，普遍意义不强，与指导深入研究还有一定的差距。

3. 在药性的物质基础研究方面，有学者为了确定药性的物质基础，对药性与成分的关联性进行了分析，认为凡含有挥发油、生物碱类的中药，其性多温热；含有皂苷、蒽苷等苷类成分及薄荷脑的中药，其性多寒凉；辛味药物大多含挥发性成分；苦寒药物多含生物碱、皂苷、黄酮类成分等。此外，亦有学者认为，微量元素与中药寒热药性有一定关系，如含锰高者药性多热，含铁高者药性多寒；锌、铜含量高者其药性多寒凉，反之则药性多温热等。所有这些研究均是人为将药物的化学成分与中药药性加以关联，未经过科学的分析归纳过程，缺乏客观依据，因此，不具有普适性。

4. 对于药性理论的药理效应研究，虽然从多角度对寒热药性的生物学表征进行了阐述，但是指标分散，特异性不强，尚未得出明确的结论；此外，研究的药物种类局限，结果的普适性还需要更多的论证。因此，迄今为止，中药药性理论的现代研究仍未能取得突破性进展。其中，中药药性与药理效应、化学成分之间严重脱节是制约中药药性理论深入研究的瓶颈。

三、提出新的药性研究思考方向

从现代研究文献来看，大多数的研究者均认为中药药性功效的发挥是通过药材得以体现的，但对于药物本身在形成（生长）过程中与自然环境相互作用而产生的属性往往忽略了，而实际上，药材的形成受到了外部环境的影响，包括药物生长环境的温度、湿度、降水、风、地形、土壤、微生物等因素。因此，中药药性的形成与药物生长的环境因素之间是否存在密不可分的联系？自然环境因子的变化是否导致中药药性产生差异？此乃中药的自然属性。

追溯历代医典，认识到中药药性的形成与药物生长的自然环境因子密切相关，主要从药物生成禀受的角度对中药药性进行了相关阐发，认为药物生长于大自然之中，禀受天之阴阳二气而成寒热温凉，禀受地之阴阳二气而为酸苦甘辛咸五味，如《汤液本草·用药法象》云："天有阴阳，风寒暑湿燥火，三阴、三阳上奉之。温凉寒热，四气是也，皆象于天。温、热者，天之阳也；凉、寒者，天之阴也。此乃天之阴阳也。地有阴阳，金木水火土，生长化收藏下应之。辛甘淡酸苦咸，五味是也，皆象于地。辛甘淡者，地之阳也；酸苦咸者，地之阴也，此乃地之阴阳也。"天地间环境变化影响药物的生长化收藏，禀受不同，从而形成药性的差异。

对于药用植物而言，生长于天地间自然环境之中，必然受到周围环境因素的影响，秉承了环境各要素对其产生的作用，并通过自身的调节产生了与之相应的变化。中药药性是中药固有的属性，是通过药用植物自身所含有的各要素变化而产生与机体相互作用后效应的高度概括。因此，中药药性的形成是中药秉承了自然环境中各元素的变化，是气候、土壤、生物、地形等各环境因子综合作用的结果。

因此，中药药性应该是中药秉承了自然环境因素之变化，用于调整机体状态，便于临床辨证使用，再运用中国哲学方法高度概括而形成的。本质应包括其自然属性和效应属性两个方面，自然属性是指药物的形、色、质、气味，以及所含的化学成分等，是效应属性产生的基础，效应属性是指中药的性能，即传统认识的四气、五味、归经、升降浮沉、毒性等，是药物自然属性作用于机体后产生效应的高度概括。

这一认识对中药药性研究具有重要意义，主要表现在：①从环境的层面剖析中药药性的生物学成因，可以深入阐释中药药性的科学内涵；②以药用植物化学成分为桥梁，气候、土壤、生物、地形等各环境因子对中药的影响作用为切入，大力开展自然环境因子与中药药性形成之间的关联性研究，将为中药药性的研究提供新思路和新视角；③进一步可以指导中药药性、化学成分、环境因子之间的关联规律研究，为创立基于药性、化学成分、环境因子综合而全面的中药质量控制方法奠定基础。

四、形成新的中药药性研究思路

植物的亲缘关系是植物类群在系统发生上所显示的某种演化关系。反映植物亲缘关系的分类方法属于自然分类系统，一定程度上是药用植物生物学本质的具体体现，具有科学性和可靠性，而传统的中药药性，包括四气、五味、功效等，是在大量的临床基础之上归纳总结出来的，是一种基于传统理论的分类方法。将药用植物的亲缘关系与传统中药药性相结合，在科属的分类单元内，以具有相同药性的药物为研究对象，寻求共性药理活性，在此基础上，分析与药性关联的化学成分，从而开展中药化学成分、药理效应、药性三者之间的相关性研究，探讨中药药性研究的思路。

五、基于亲缘关系的中药药性研究的意义

拓展了中药药性的研究方向，在既往的中药药性研究中，多数集中在中药的效应属性研究，即中药性能方面的研究，如四气、五味、归经、有毒无毒等，这些研究无疑是中药研究必不可少的重要课题。然而，中药的自然属性也是中药药性的重要组成部分，其形成离不开遗传、环境及其相互作用的影响。在明确中药药性中自然属性特点的基础上，开展遗传、环境及其相互作用等因素对中药药性的影响研究，这将大大拓展中药药性的研究方向。

六、项目设计

1.项目名称　基于亲缘关系的中药药性研究？中药药性成因研究？

2.提出学术假说　研究环境、遗传因素及其交互作用影响中药的药性特征，及表现在生物效应和物质基础上的变化及其规律，揭示中药与机体和环境相互作用后体现出来的基本属性。

3.研究目标　以道地药材为载体，从环境和遗传变异入手，探讨中药药性研究的新

思路和新方法，揭示中药药性成因的现代生物学本质。

4. 研究内容　研究内容的范围要合适，即最多包括 3 ~ 4 个研究内容，有 1 ~ 2 个研究重点即可。如本项目的研究内容有 4 个，其中环境机制、遗传机制为研究重点，即以道地药材为载体，从环境和遗传变异入手，探讨中药药性研究的新思路和新方法，揭示中药药性成因的现代生物学本质。具体内容如下。

（1）药性相关的文献研究：通过古代和现代文献研究，探索有关药材道地性形成与药性本质的思维逻辑、运用规律、科学意义、实用价值，并为开展进一步研究确定方向、方法和纲领，为开展基于药材道地性的药性本质研究提供文献依据和指导。

（2）药性的环境机制研究：在文献研究的基础上，通过构建中药材空间分析数据库，配合样地研究，获取中药材分布区域环境变异信息；并与化学成分分析及药效分析相结合，构建道地药材化学成分积累的生态因子相关模型，探讨化学成分的地理变异规律和机制，进而分析环境变异对药性及道地性的影响，总结出生态因子影响药性的规律及机制。

（3）药性的遗传基础研究：根据"生物多样性是中药药性形成的生物学基础，物种间的亲缘关系必然能在药性上有所反映"的思想，研究同种异质道地药材和近缘异种药材的遗传分化、亲缘关系及功能基因的差异，并结合物质基础和生物效应的变化，在居群和种属水平分析药性的特征和变异规律，从而揭示出药性的遗传基础及亲缘关系对药性的影响，赋予药用植物亲缘学以中医药药性理论的科学内涵，同时为中药特色的创新药物研究和新资源的开发提供理论依据。

（4）药性成因的现代诠释：将上述研究结果全部汇总并加以规范化处理，构建成可开展深层次研究的实用多维数据库。应用现代多元统计、非线性回归和计算机技术，对数据库中数据进行分析挖掘，通过生成各种相关模型，并在中医药理论指导下，用现代科学术语系统阐述药性的化学、遗传、环境、药效和毒理变异规律，以及相应的遗传及环境机制，揭示药性的生物学本质。

第十三章 临床问题的循证医学实践 ▷▷▷

第一节 概论

一、临床问题的类型与来源

（一）临床问题的类型

临床问题的类型是根据临床实践中，医生接诊患者时产生的各类问题，包括患者提出的最关心和急需医生解答的问题，以及医生结合患者情况与临床工作关系密切的相关问题，总体来说可分为四种类型，即病因和不良反应的问题、诊断性问题、治疗性问题、预后问题。

1. 病因和不良反应的问题 涉及怎样辨别引起疾病的原因、治疗与不良反应之间是否存在因果联系等。

（1）病因或致病因素：是指外界客观存在的生物、物理、化学和社会等有害因素，或者人体本身的不良心理状态，以及遗传的缺陷，当其作用于人体后，在一定条件下，导致疾病发生。

（2）危险因素：是指与疾病的发生及其消长具有一定因果关系的因素，但尚无充分依据能阐明其明确的致病效应。然而，当这些因素存在时，其相关的疾病（事件）发生率会相应增高；而当危险因素被消除后，又可以使该病（事件）的发生率随之下降。例如，吸烟、高血压、高胆固醇血症等为缺血性心脏病的危险因素。

（3）不良反应：临床工作中选择的每一种干预措施，包括手术、药物、诊断技术、预防措施等，不仅给患者带来治疗作用，也可能具有潜在不良反应。同时，人们生活的环境中有许多的有害物质，也可能导致人体疾病的发生。如孕妇长期在计算机前工作是否增加畸形胎儿的发生风险？服用他汀类药物是否容易导致肿瘤发生？长期接触铝制品是否会引起早老性痴呆？妇女乳房的硅植入物是否会引起风湿性疾病，如硬皮病、狼疮和类风湿关节炎？β受体阻滞药是否会增加患者哮喘的风险？

这些都是医务工作者和患者非常关心的问题，需要通过研究或者阅读已有的研究证据，判断采用的干预措施和接触的环境因素是否对患者不利。

2. 诊断性问题 涉及怎样选择一个与诊断有关的检查、检测或检验方法等。
面对患者，医生需要借助诊断试验所获得的临床资料，根据临床专家制订的各种公认的诊断标准进行诊断和鉴别诊断，以明确患者是否患有疾病？患何种疾病？确保下一步选择有效的干预措施。为此，医生或通过开展诊断性研究，或通过阅读他人研究成果，明确各种诊断方法诊断某种疾病的准确性、安全性、适用性和经济性，合理选择诊断方法，正确解释诊断试验结果的临床应用价值，减少漏诊和误诊，提高疾病诊断水平，促进疾病的有效治疗。

诊断试验：是用于诊断疾病的试验和方法，包括：①从病史、体格检查获得的临床资料；②实验室检查：如生化、血常规、骨髓、细菌学检查等；③影像学诊断技术：如X线片、超声检查、CT、磁共振成像（MRI）、放射性核素检查、纤维内镜、电镜等；④各种诊断标准：由同行专家制订并获得公认。

3. 治疗性问题　涉及为患者选择利大于弊并有价值的治疗方法等。

治疗疾病和预防疾病的发生是临床医学的基本目标，对大多数临床医生而言，最常见的临床问题是治疗性问题，因而考察预防或治疗措施的疗效和安全性研究是临床研究中最活跃的领域，也是问题最多的领域。

4. 预后问题　涉及怎样估计患者可能出现的临床进程和预测可能发生的结局等。

预后：是指疾病发生后对将来发展为不同后果（如痊愈、复发、恶化、伤残、并发症、死亡等）的预测或者估计，通常以概率表示，如治愈率、复发率、病死率、3年生存率、5年生存率等。

预后研究是关于疾病发生后出现各种结局概率及其影响因素的研究。其意义在于：可以了解疾病的发展趋势、后果，帮助临床医生作出治疗决策；研究影响预后的各种因素，有助于改变疾病的结局；通过预后分析比较不同干预措施的效果。

影响疾病预后的因素有很多，概括起来主要有：疾病本身的特征；患者的机体情况；干预措施的有效性；医疗条件；患者的依从性、社会及家庭因素等。

（二）临床问题的来源

临床问题来源于临床实践。在学校学到的知识和已有的临床经验往往是不足以回答和解决所有临床问题的，一个问题的答案也不是永恒不变的。随着医学研究的进展，新的研究结果常常否定以前的结论而使人们对一个临床问题的认识不断接近真实，因此临床医生应随时保持好奇心，善于在临床实践中认真观察、发现问题、提出问题和解决问题。临床问题主要来源于以下几个方面。

1. 病史和体格检查　怎样恰当地采集和解释病史及体格检查发现。

2. 病因　怎样识别疾病的原因（包括医源性）。

3. 临床表现　疾病临床表现的频度和时间，怎样应用这些知识对患者进行分类。

4. 鉴别诊断　考虑患者临床问题的可能原因时，怎样鉴别出那些可能的、严重的并对治疗有反应的原因。

5. 诊断性试验　怎样基于精确性、准确性、可接受性、费用及安全性等因素来选择和解释诊断性试验，以便确定或排除某种诊断。

6. 治疗　怎样为患者选择利大于弊并有价值的治疗方法。

7. 预后　怎样估计患者可能的病程和预测可能发生的并发症或结局。

8. 预防　怎样通过识别和纠正危险因素来减少疾病的发生及通过早期筛查诊断疾病。

二、临床问题研究常用的设计方案

（一）病因问题研究的设计方案

1. 队列研究　队列研究属前瞻性研究方法，是在一个特定人群中选择所需要的研究对象，根据目前或过去某个时期是否暴露于某个待研究的病因或危险因素，或其不同的暴露水平，而将研究对象分成不同的组，如暴露组与非暴露组、高剂量暴露组与低剂量暴露组等，随访观察一段时间，检查并登记各组人群待研究的预期结局的发生情况，比较各组结局的发生率，从而评价和检验病因或危险因素与结局的关系。

2. 病例对照研究　病例对照研究是一种回顾性研究方法，是对出现某种不良反应的病例与没有出现某种不良反应的病例，回顾性调查过去或最近有无接受某诊治干预措施的历史，然后比较两组的暴露情况。病例对照研究是在前瞻性队列研究可行性差时常选用的研究方法，尤其适用于少见病和潜伏期长的疾病研究，其时间短、省钱省力，对患者无害，可以较容易地同时探索多种暴露因素和研究结局之间的可能的关系，被广泛应用于不良反应研究。

（二）诊断问题研究的设计方案

诊断性队列研究：连续纳入所有怀疑患有某种疾病的患者（研究对象），同步进行金标准和诊断试验的独立检查，再以盲法评估两者结果。

1. 合理选择研究对象　选择的研究对象应与临床实际情况相似，要有广泛的代表性，有利于各型靶疾病的诊断，一般不宜纳入完全无病的正常人。

2. 正确确定诊断试验的金标准　金标准——迄今公认诊断某种疾病最准确和最可靠的方法，包括外科手术发现、病理学诊断（组织活检和尸体解剖）、影像学诊断、临床医学专家共同制订的诊断标准。

如果金标准不能正确区分是否有病，则可能造成"分类偏倚"，影响诊断试验的真实性。

3. 盲法、独立和同步比较诊断试验和金标准结果

盲法——要求判断诊断试验结果者不能预先知道金标准划分研究对象的结果，反之亦然。否则容易发生"评估偏倚"。

独立——诊断试验和金标准检查应各自独立进行，否则容易发生"掺和偏倚"，所有受试者都要进行金标准检查，否则容易造成"核实偏倚"。

同步——诊断试验和金标准要同步进行，这点对急性、自限性疾病尤其重要，因为疾病过程的不同阶段，其病理形态和生理生化特征不相同。

（三）治疗问题研究的设计方案

随机对照试验（RCT）是采用随机分配方法，将符合要求的研究对象分配到试验组和对照组，分别接受相应的试验和对照措施，在一致条件或环境里同步研究并观察试验效应，再用客观效应指标测量试验结果。

随机对照试验是国际公认的治疗性研究的最佳设计方案，一个设计良好的随机对照试验要有明确的纳入和排除标准；有测试客观效应的指标和方法；有具体的执行条件和考核标准；允许研究者主动控制各类偏倚对研究结果的干扰。

（四）预后问题研究的设计方案

队列研究，一般来说，临床上常用于疾病危险因素研究的设计方案大多可用于疾病预后研究。

三、中医药临床研究存在的问题

1. 大部分未说明随机方法　随机分配是指研究对象有同等的机会进入试验组或对照组，常用的随机法包括简单随机法、分层随机法、区组随机法，均应加以说明。

2. 极少报告随机分配方案隐藏　分配方案隐藏指研究者按照随机方法产生的分配序列分配患者，研究对象和参与分组的研究人员均不能预先知道分配方案。如果分配方案没有隐藏，研究者为了得出预期研究结果，可能会选择性收纳病情较重或较轻的患者分别进入研究组或对照组，从而导致研究结果出现偏倚。

3. 基线可比性说明不规范　基线可比性是考察在试验前，除干预措施外，其他的已知影响预后的因素在试验组和对照组是否一致，通常应详细报告试验组和对照组的基线情况。

4. 使用盲法者极少　为避免研究对象、研究执行者、资料分析者知道试验分组情况，导致偏倚结果的出现，应该结合试验特点，要求参与临床试验的研究者、资料分析者或研究对象均不知道所在的组，也不知道接受的是试验措施还是对照措施，这种方法称为"盲法"。

盲法一般分为单盲、双盲、三盲3种类型。"单盲"主要指研究对象不知道分组情况和干预措施；"双盲"指受试对象和试验执行者（干预措施执行者或结果测量者）双方均不知道分组情况和干预措施；受试对象、试验执行者、资料分析者三者均不知道分组和干预措施的情况称为"三盲"。盲法可以减少或避免研究者的测量性偏倚，及沾染和干扰对研究真实性的影响。

5. 失访病例记录较少　研究对象的迁徙、流动或死亡等因素可能导致部分研究对象不能完成试验或研究者不能获得相关数据，这种情况叫失访。一般来说，失访人数越多，研究结果的真实性受到影响越大。失访率指失访病例占入组病例数的百分比，通常认为失访率应控制在10%以内，特殊情况下不能超过20%，如研究中出现失访的情况，应说明失访的具体原因。对失访率大于10%研究应该进行必要的统计学处理；但对失访率超过20%的研究，这种统计学处理的意义不大。

6. 发表偏倚 发表偏倚是指由于研究者、审阅者及编辑在选择论文发表时依赖研究结果的方向与强度所产生的偏差，即那些具有统计学上显著性意义的阳性结果的研究比没有显著性意义的阴性结果的研究更容易或更快地获得发表。它具有一个突出的特征即"选择性"，使得出版的过程不再是一个随机的事件（即从理论上讲，每一项研究获得发表的机会应该是均等的），而使得某些研究的发表受到压制。

四、循证医学概论

（一）循证医学的定义

慎重、准确和明智地应用所能获得的最好研究证据来确定患者的治疗措施。即指临床医生对患者的诊治，都应该有充分的科学依据，任何决策均需建立在科学证据的基础之上，而这种科学证据也应是当前最佳的证据。

（二）循证医学实践的基本步骤和方法

临床医生主要从两个方面实践循证医学，即作为研究者为临床实践提供证据（进行研究，尽可能提供高质量的证据），或作为应用者在医疗实践中应用证据（将证据用于临床实践，并尽可能使用高质量证据）。实际上很多临床医生既做研究，又当医生；既是证据的提供者，又是证据的应用者。

作为证据的应用者，要求临床医生不断探索、实践和学习，提高临床技能水平、积累临床经验，结合当前最好的证据和患者需求，寻求临床问题的最佳解决方案。实践循证医学有五个步骤。

1. 提出临床问题 勤于思考，善于在临床实践中认真观察、发现问题和提出问题，优选急需解决的问题；

2. 检索相关文献 正确确定和应用拟检索的"关键词"和检索式，采用多渠道查询，避免遗漏重要信息，包括上网、计算机检索、手工检索，尽可能全面检出相关文献资料。

3. 严格评价证据 参考证据分级标准，从证据的真实性、重要性、适用性评价收集到的证据，找出最佳证据。

4. 应用最佳证据 将最佳证据用于临床决策，服务于临床。

5. 后效评价结果 评价应用当前最佳证据指导解决具体问题的效果如何。

第二节 随机对照试验

在临床问题研究，特别是治疗性问题研究中，要比较两种或多种干预措施疗效时，最佳的研究设计应该有足够的样本量，减少机遇误差；除研究的干预措施以外，组间其他因素应保持一致，避免非干预因素产生偏倚。大样本量的随机对照试验符合上述要求，能得出某种干预措施是否有效的可靠结论。

一、随机对照试验的特点

随机对照试验是前瞻性研究，将受试者随机分配到两组或多组，接受不同的干预措施，其最重要的特点主要有以下几点。

1. 随机分配　即研究对象有同等的机会进入试验组或对照组。

2. 设定对照　对照可分为同期对照、自身对照、历史性对照及配对对照等。

二、随机对照试验的设计

1. 遵循两个基本原则

设计方案的科学性：即设计方案获得的研究结果应该真实可靠，并具有可重复性，论证强度高。

设计方案的可行性：不同设计方案需要的人力、财力、物力及是否符合伦理要求不尽相同，一般论证强度高的设计方案对研究人员和研究经费的要求也高。

2. 设立对照　研究中，针对同一研究主题可采用多种不同的随机比较的方式，如拔牙后使用温和止痛药，研究问题是"阿司匹林能否减轻拔牙后疼痛？"，该问题存在如下几种不同的比较方式，每种方式回答不同的问题。

（1）术后即刻服用阿司匹林与不服用对照比较。

（2）术后即刻服用阿司匹林与其他干预措施比较。

（3）对乙酰氨基酚＋术后即刻服用阿司匹林与单用对乙酰氨基酚比较。

（4）术后即刻服用阿司匹林与延迟服用阿司匹林比较。

（5）术后即刻服用阿司匹林与其他干预后＋延迟服用阿司匹林比较。

3. 纳入和排除标准　开展研究就要确定研究人群，即制订试验的纳入标准和排除标准，明确定义研究的受试者，这是为了在理想的条件下确定比较的干预措施间是否存在疗效差异。设计随机对照试验时，某些研究人员常实施"不确定原则"，通过制订纳入标准，首先排除对干预措施有禁忌证或不能提供必要结果数据者，再将所有其他对试验中干预措施疗效不确定的受试者随机分配入组。

4. 患者遴选，知情同意和医学伦理　明确研究问题和纳入标准后，开始招募受试者，与受试者良好合作是保证试验成功的关键。在试验中对患者进行治疗需取得知情同意。试验人员必须向试验的参与者解释干预措施的相关情况，获得医学伦理委员会批准时应包括评估所取得的知情同意的方法。某些特殊情况下无需取得参与者的知情同意，如患者处于无意识状态，或告知试验情况后会影响患者行为，以至于影响被评估干预措施的差异。

5. 样本量　实施一项随机对照试验前计算样本量，可以帮助研究人员估算试验所需的受试者人数与试验的可行性；有助于确定试验中心数目、招募受试者的时间和试验所需资金。有相应数学公式计算样本量。

6. 随机分配方法

（1）简单随机法：每个受试者都有相同概率被分配到试验组和对照组。包括：抛骰子、抽签法。数学方法如随机数字也可用于试验。随机数字可来自随机数字表，或由计算机程序产生。

（2）分层随机法：又可称为区组随机法，某些情况下，研究者可能无法招募足够量的受试者，也可能某些特别重要但患者数量有限的亚组，必须要达到干预组间受试对象的均衡分布，这时的研究者需要在某些程度上控制分配过程，以确保组间平衡。

7. 分配方案隐藏　分配方案隐藏需要对患者隐藏将接受的方案至患者入组为止。为了防止任何人在受试者入组前事先知道其将接受何种干预措施来避免这种可操控性，常用隐藏方法是采用密封、不透明、按顺序编号的信封，必须打开后才知道分配情况，必须采用事先确定的序列，并直到患者入组时才能打开。

8. 盲法　为减少因患者知道所接受的治疗措施后采用不同方式报告结果的风险，或仅因知道所接受的治疗措施而出现并非治疗措施本身产生的安慰剂效应，必须让患者不知道治疗措施。否则，患者知道治疗方案后也可能改变平常的行为，导致难以测量治疗措施的真实效应。此外，盲法的对象还包括治疗患者的医护人员、结果测量人员及统计分析人员。对医护人员实施盲法，会减小他们区别对待患者的可能性。

9. 统计分析　可采用"意向治疗分析"原则，在统计分析中包括所有纳入随机分配的研究对象，且不论研究对象最终是否接受研究开始时分配给他的治疗，都按原来的分组分析结果。意向治疗分析能保留随机分配的优点，防止预后较差的患者在最后分析中被排除，使两组的可比性好，结论更可靠。其缺点在于如果治疗措施确定有效，该方法可能低估疗效。

参考文献

[1] 贲长恩.医学科研思路方法与程序[M].北京:人民卫生出版社,2011.

[2] 胡良平.科研课题的研究设计与统计分析,科研设计的指导思想与主要内容[J].中华脑血管病杂志,2010,4(1):59-65.

[3] 胡良平,鲍晓蕾,王琪.科研设计应遵守随机原则[J].中西医结合学报,2011,9(6):592-595.

[4] 胡良平,鲍晓蕾,关雪,等.如何合理选定试验设计三要素中的受试对象[J].中西医结合学报,2011,9(3):242-245.

[5] 余乐,李琳,刘叔文.医学八年制学生基础阶段科研能力培养的探索[J].医学信息,2011,24(6): 3663-3665.

[6] 郑贵森,李应东,刘凯,等.医学科研及写作中统计方法的正确选择及应用[J].卫生职业教育,29(12):156-157.

[7] 邱德文.中医药科研思路与方法[M].北京:中医古籍出版社,2004.

[8] 刘平.中医药科研思路与方法[M].上海:上海科学技术出版社,2013.

[9] 王瑞辉.中医药科研方法[M].西安:第四军医大学出版社,2004.

[10] 姜明,杨春荣,李立.医学科研选题、设计与论文写作[M].乌鲁木齐:新疆科技卫生出版社,1999.

[11] 朱旭东. 学位论文开题报告研究[J]. 学位与研究生教育,2010,1:1-4.

[12] 周新年,张正雄,邱荣祖.硕士研究生学位论文答辩过程与技巧[J].中国林业教育,2008(3):44-46.

[13] 周红康. 研究生学位论文答辩制度的治理[J].煤炭高等教育,2006,24(4):89-91.

[14] 贺德方. 对科技成果及科技成果转化若干基本概念的辨析与思考[J]. 中国软科学,2011(11):1-7.

[15] 隆新文,朱晓慧.科技查新在科研工作中的作用及思考[J].现代情报,2006,26(3):162-163

[16] 高凡珠,刘保延,李振吉,等.中医药科技成果概念及其分类评价与转化的研究[J]. 中医药管理杂志,2010,18(12):1085-1088.

[17] 孙娟.中医药类科技成果申报管理工作体会[J].中国中医药现代远程教育,2012,10(23):147-148.

[18] 董晓夏.论科技查新的重要性[J]. 科技情报开发与经济,2005,15(18):108-109.

[19] 吴敏.科技成果鉴定中查新检索工作六要素探讨[J].科技与管理,2009(2):38-39.

[20] 杨洪军,唐仕欢,黄璐琦,等. 基于亲缘关系的中药药性研究[J] .中国中药杂志,2008,33 (24):2984-2986.

[21] 唐仕欢,杨洪军,黄璐琦.论自然环境因子变化对中药药性形成的影响[J].中国中药杂 志,2010,35(35):126-128.

[22] 唐仕欢,杨洪军,黄璐琦.论中药药性的概念、形成及其意义[J].中医杂志,2010,51 (4):293-296.

[23] 王永炎. 关于中医学学科建设目标的研讨[J]. 天津中医药,2003,20:1-3.

[24] 王永炎.新世纪中医药学科建设论要[J].江西中医学院学报,2003,15(1): 5-7.

[25] 王永炎,王忠. 中医药学科建设目标、研究方向与人才培养[J]. 中医杂志,2012,53:811-814.

附书 《科学之路》 ▷▷▷▷

——威廉·伊恩·比德穆尔·贝弗里奇

　　本书论述了科学研究的实践与思维技巧。作者威廉·伊恩·比德穆尔·贝弗里奇（William Ian Beardmore Beveridge），1908 年出生于澳大利亚，于 1947 年起任英国剑桥大学动物病理学教授，是一位卓有成效的科学家。本书综合了 19 世纪与 20 世纪一些著名科学家的经验、见解，又结合了作者本人的经验、教训，立论鲜明，编排醒目，语言也饶有风趣。本书对于中医药专业研究生科研思维的培养具有十分重要的意义。

引言　科学家与侦探

在科学研究中所遇到的问题与侦探办案时所遇到的问题极为相似，实质上科学研究与侦探办案虽不相同，但很明显它们所用的方法是相同的。机警的侦探对于最麻烦的无头案件或神秘案件都有办法侦破，密西根大学教授伊文柯比（Irving Copi）博士举出柯南道尔（A. Connan Dogle）笔下的福尔摩斯（SherlockHolmes）破案的方法。

一、认清问题

福尔摩斯对每一案件皆细心揣摩分析，故常能见人所未见，知人所不知，一草一木都不放过，别人认为平凡甚至奇笨无比的做法，而福尔摩斯往往能从人所不注意之处找到关键所在。据说，每当心里有未解决的问题时，他常数日甚至一周不眠不休，反复对事实求证，直到他自认已了解全案或已能控制案情的数据为止。

科学研究与侦探办案的共同点都是为解决问题而行动，也就是说，在他们还没有开始工作前就有一个问题存在。然后，就必须先了解问题，做类似的实验与设想，找出问题的线索与症结。例如，福尔摩斯接到了一封信，说玻理斯顿路三号发生了一件命案，他立即前往出事地点勘察。相同的，在18世纪时，热的理论被广泛接受，当时认为热是一种稀薄而有高度伸缩性的流体，所以可以加到一个物体身上，也可以由一个物体身上流出来，因此致使人体的温度有所改变，这种把热假设为流体的理论在当时是牢不可破的。但到了18世纪末，认为热是一种物质（a matter substance）的观点已为大家普遍接受。科学家罗福特（Rumford,1753—1814）由于看到制造大炮时因钻孔而生高热，使他觉得物质的本质既不能创造热，也不能毁灭热，发热与体积伸缩也无关。在此，罗福特与福尔摩斯都面对着一个问题了。

二、初步假设

福尔摩斯还未到现场之前，他对案情不做任何揣测与预判，因为那样是最危险的，他曾说："在你还没有任何证据之前就做推论，那是最大的错误与偏见，而不是判断。"所以一个人在未收集到证据之前，切不可做最后的判定（final judgment），不过要收集资料，又不能不先有推理，否则资料无法收集起来。达尔文曾说："只要是有用的任何观点，不论是赞成的还是反对的，都必须加以观察。"要收集赞成或反对的有关资料，就要有初步的假设作基础，这种假设不必是完整的理论，但至少是一个大略的认识，否则便无法决定如何去搜集数据了。

例如：玻理斯顿路三号的谋杀案，使福尔摩斯第一考虑到的是赶快到现场收集资料，因为谋杀现场可能留有重要的线索，但现场数据可能非常多与复杂，如果没有初步的假设，将会不知如何着手收集有关的资料。相同的，由于罗福特对热发生疑问，他要对自己的观点有所解释，所以也进入了第二步骤，即初步的假设。他认为热的产生并非任何物体本质的缩减（物质无任何损耗即可产生无限量的热）。不过，初步的假设一定要有高度的推测性，它必须基于过去的经验。不管怎么说，问题出现以后，要开始做调查研究就必须先有初步假设，但它决不是完全可靠的，最后所得到的解决方案也许会与假设大相径庭。所以，这一推测究竟有多大的可靠性，那是需要经过调查的程序才能知道的。

三、收集相关资料

有了初步假设，就可以收集数据，希望通过所获得的数据以发现足够的线索并作为破案的依据。收集相关资料大有学问，初出茅庐而缺乏经验的新手常会忽视某些极重要的数据。例如，福尔摩斯去调查凶案，在距离现场一百码处，他就下车步行，仔细勘察房子周围的环境，尤其是通往凶宅之路，到凶宅之后，别人茫无头绪，而他已经开始收集资料。

首先他详细检查死者，然后又注视室内的情况，每一点每一处都不放过。通常第二步骤与第三步骤是无法截然分开的，它们互有关联且互相依存。不错，要开始任何收集行动，必先要有初步假设，但是有了新的数据以后，也可能产生新的假设，而这新的假设又会有新的事实加入，可能又会产生另外的假设，因此因果循环不已。福尔摩斯在凶宅仔细检查后，已形成进一步的假设，他几乎已把案情了解得一清二楚。他对警署的侦探说："这个谋杀案的凶手是男的，约六尺多高，血气方刚之年，两脚不大，衣着不雅，穿方头马靴，抽托利支普利牌香烟。他同死者乘同一辆四轮出租马车来这里，拉车的马所钉的马蹄铁三只旧的，一只新的，而新的是在前蹄上。谋杀者极可能有一张漂亮的面孔，右手指甲很长。这些是目前仅能知道的资料，对你可能有点帮助。"两个警探互视一笑，其中一个问道："假如死者是被谋杀的，那么是如何被杀的呢？"福尔摩斯答："毒药。"

相同的，罗福特于第二步骤有了初步的假设，他便进一步收集资料，实地来验证这一假设。他用钢钻钻铁，产生了无限的热，而物体本身并没有缩减，这一事实明显与原有理论不合。依照原有理论，任何物体内所含的热都是有限的。

四、形成假设

调查到某一阶段，就需要对所有事实有一解决方案，实际上这是解释假设的一个程序，在此需要想象力与丰沛的知识来描述这个程序，这须向后推论。福尔摩斯对此曾指出："大多数人，假如你对他们描述某事件的某一部分，他就会想告诉你结果是如何了，他们很容易把某些事件揉合在一起，从而推论出将会有哪些事要发生。但很少有人能够在当你告诉他一个结果时，他就能运用想象力或思维把导致此一结果的每一步骤清晰地浮现在脑海里。"相同的，罗福特在第三步骤收集数据后，就进入此步骤，即做成假设，而须使此假设能解释一切四周遭遇到的问题。罗氏的假设：热是一种运动的形式，这就是后来的"热的机械论"，或称之为"热的动力说"。

五、进一步的演证

一个真正有用的假设不仅可以解释原先我们认定事件发生的经过，而且还要可以解释新发掘到的资料，如果这两方面都没问题，那么这个假设我们方可接受，而事件的结论也因而获得进一步的证实。换句话说，一个健全的假设，不仅要解释过去，而且也要能解释（或预测）将来，否则便难望成立。

例如：福尔摩斯假设谋杀案是毒杀，后来又发现死者的秘书及其游伴也是被毒死的，并进一步发现了毒药丸，这一连串的新发现，更进一步证实了他假设之正确性。相同的，罗福特做成假设后，就必须加以检验，另一个科学家戴维（Humphry Davy，1778—1829）对此做了贡献。他检验的结果，发现新旧两说极端矛盾。他说："假如热素论（原有理论）为真，则两块冰在冰点以下，在真空里，无论怎么摩擦都不会有融化现象。"另一方面，他也就热动力说做了实验，即两块冰块在一起摩擦就会有融化现象，而不管此种摩擦是在什么温度或是在真空、不真空中进行的。这些推论法也指出了进一步实验的途径。

六、检验结论

由假设所演绎出的结论，可以用各种方法加以检验，有些只要观察即可，有些却一定要经过实验来检验。像前述的谋杀案，药丸是否有剧毒，就必须经过实验来检验。福尔摩斯将药丸拿出一粒，用水和牛奶混合以后给狗吃，谁知狗吃后毫无反应，这使他的假设受到了考验。他深感困扰，左思右想，忽然叫了起来："有了！"他又从药瓶中拿出一粒药，拌牛奶给狗吃，那只狗刚用舌头舔一舔就不支倒地，这就获得了证明，于是福尔摩斯的假设遂使人深信不疑。相同的，戴维使用了第五步骤的推论法，做了更严密的实验，结果证明"热动力说"正确，也就否定了原来的理论。后来英国有一位物理学家焦耳（JamesJoule，1818—1889）则做了一个重要的实验，使"热动力说"成为"定量说"而建立了"热的机械等量说"。

七、实际应用

侦探工作的最后目的就是实用，他不能只解释事件就算完事，而是要侦破刑案，后者就是理论的实际应用问题。在狗被毒毙后不久，福尔摩斯就用计逮捕到谋杀者——马车夫。相同的，"热动力论"由于是定量形式，因而更具实用价值。在实用方面，有些理论性的，如"气体动力论"，就是由此学说而把机械论与现象论连结起来。"热动力学"现在差不多已成为一门独立科学，就是此一连合的结果。这个理论最明显的实际应用是在人工冰冻方面，这也可以说是由此学说而使工业上获致的唯一成果。

以上我们是描述侦探工作如同科学研究工作，从观察资料到检证假设，都要经过推理过程，而所做出的假设不仅能诠释事实，而且能实际应用。

第一章 准备工作

一、学习

科学研究工作者是活到老学到老的。由于必须使自己跟上知识的发展，研究人员的准备工作是永无止境的。这主要通过阅读当前的科学期刊，如同看报一样，这种学习成为习惯，构成科学家正常生活的一部分（定期看期刊，进行学习）。

1952年版的《世界科学杂志一览》编入了5万多种期刊。简单计算就可看出：这相当于一年阅读近200万篇文章，或一周4万篇。这说明，除了阅读与自己最相关的那一小部分文献外，要想多涉猎其他是绝对不可能的。大多数科学研究工作者试图定期查看或至少是翻阅20~40种期刊文章的标题。同看报一样，大部分数据只能略读一下，而只有对自己可能有所裨益的文章才细加阅读。

初学者应该请教本行中有经验的研究工作者，以了解哪些期刊对自己最为重要。文摘期刊（review）总是比原期刊迟后一段时间，仅就这点而言，价值也很有限；但文摘刊物能使科学工作者了解各种不同的文献内容，对那些接触不到大量期刊的人尤为可贵。在通过索引刊物和目录查找参考数据并学会使用图书馆方面，需给学生以适当的指导（看文章也是了解当前研究进展的重要方法，明白当前的研究热点、难点是什么）。

通常，对于述及有关自己研究的文献要仔细地阅读。然而，也有科学家认为这样做并不明智。关于这一点，乍看之下似乎令人不解。他们说：阅读他人有关这一课题的文章会限制思想，使读者也用同一方法去观察问题，从而使寻求新的有效方法更加困难。有人甚至提出，反对过多阅读所要研究的学科领域中一般性的论文。凯特林（Charles Kettering）曾参与发现把"四乙铅"作为发动机燃料的抗震剂，并改进了卡车、公共汽车用的柴油机。他说过："阅读传统教科书会使人墨守成规，而摆脱成规和解决这个问题一样费劲。"很多成功的发明家并不是在他们受到训练的科学领域做出了辉煌的发现。巴斯德（Louis Pasteur）、梅契尼科夫、伽伐尼（Luigi Galvani）就是著名的例子。一个名叫米尔斯（J.H.W. Mules）的牧羊人，没有受过科学研究的训练，却发现了很多科学家未能发现的一种防止澳大利亚羊群患肉蝇病的方法。发明生产廉价钢方法的贝塞麦（Henry Bessemer）说过："比起许多研究同样问题的人，我有一个极为有利的条件，那就是：我的思想没有被长期既定的惯例所形成的固定观念束缚而造成偏见。现存的一切都是正确的信念，也没有让我受害。"但是，如同许多这一类的"门外汉"那样，贝塞麦虽在某一个学科领域中一无所知，并摆脱了既定思想方式的影响，但在其他学科领域中却是有知识、有训练的。贝尔纳的话也是同样的意思："构成我们学习上最大障碍的是已知的东西，而不是未知的东西。"所有从事创造性研究工作的人都面临这一难题。拜伦（George Gordon Byron）写道："要有独到之见，必须多思少读。但这是不可能的，因为在学会思考以前，自己势必先阅读。"萧伯纳（George Bernard Shaw）的妙语"读书使人迂腐"也说明了这个问题，并不像初看起来那样荒诞无稽。

这一现象可以这样解释：当充满丰富知识的头脑思考问题时，相关的知识就成为思考的焦点。如果这些知识对于所思考的问题已经足够，那就可能得出解决的方法。但是，这些知识如果不够（从事研究工作时往往如此），那么，已有的一大堆知识就使得头脑更难想象出新颖独创的见解，其原因下面再谈。此外，有些知识也许实际上是虚妄的。在这种情况下，对于新的有成效见解的产生会造成更严重的障碍。

因此，如果研究的对象是一个仍在发展的学科，或是一个新的问题，或问题虽已解决但却是一种新的看法，这时对学科内行的人最有利。但是，若研究的是一个不再发展的学科，这一领域的问题业已解决，那么就需要一种革命性的方法，而这种方法更可能由一个对此外行的人提出。内行人几乎总是对革新的思想抱着怀疑的态度，这正说明已有的知识变成了障碍（什么时候有利，什么时候不利）。

解决这个问题的最好方法是以批判的精神来阅读，力求保持独立思考能力，避免因循守旧。过多阅读阻碍思想的发展，这主要是对那些思想方法错误的人而言。若是用阅读来启发思想，若是科学家在阅读的同时积极从事研究活动，那就不一定会影响其观点的独创精神。无论如何，多数科学家都认为：研究一个问题时，对该问题的解决已经到什么程度一无所知，是更为严重的障碍。

开始从事研究工作的年轻科学家最普遍的一个错误是：尽信书上所言，把报道的实验结果与作者对结果的解释混为一谈。培根说："读书时不可存心诘难作者，不可尽信书上所言……而应推敲细思。"

具有正确研究观点的人养成这样一种习惯，把书上所言跟自己的经验知识加以比较，并寻找有意义的相似处和共同点。这种学习方法也是形成假设的一种方法。例如，达尔文（Charles Robert Darwin）和华莱士（Alfred Russel Wallace）就是这样找到进化论中"适者生存"的观点。

成功的科学家往往是兴趣广泛的人，他们的独创精神可能来自他们的博学。正如我们以后在"想象力"一章里要谈到的，独创的精神往往在于把原先未曾想到会有关联的观点联系起来。此外，广博会使人观点新颖，而过于长时间钻研一个狭窄的领域则易使人愚钝。因此，阅读不应局限于正在研究的问题，也不应局限于自己的学科领域，甚至不应局限于科学本身。然而，除了与自己直接有关的知识，为了尽量节省阅读的时间，绝大部分数据可以浮光掠影，一带而过，而仰仗提要和书评来跟上发展的主流。科学研究工作者如不培养广泛的兴趣，其知识层面可能越来越狭窄，只局限于自己的专业知识。教书的一个有利条件是，一个兼做教学工作的科学家，比一个单纯从事研究工作的科学家，更会要求在广泛的领域里跟上科学的进展（知识面要广博）。

对于普遍定律具有清晰的概念，而不把它们看作一成不变的法则，这比用一大堆琐碎的技术数据来充斥头脑重要得多，因为这种技术数据在参考书和索引卡片上很容易找到。对于创造性思维来说，见林比见树更重要（学生常有见树不见林的危险）。一个头脑成熟、对科学事物有过深思熟虑的科学家，不仅有时间积聚技术细节，而且掌握了足以见到森林的全局观。

上述这些决不是要贬低在基本科学方面打下完备基础的重要性。在广阔的领域里

"泛读"和"略读"具有什么价值，大部分取决于读者是否有足够的知识层面，以便迅速思量其所报道的新成果，并攫取其中重要的发现。有人说：青年时期在科学上所奠定的基础，其所能负载的极限，就是他日后科学思维发展的极限。这确实有它的道理存在。

在无需细读的时候，学会略读的技巧是很有帮助的。正确的略读可使人用很少的时间接触大量的文献，并挑选出具有特别意义的部分。当然，有些作品的风格本身就比其他更适合于略读。对于严密推理或精练的文章，或任何一篇读者意欲深入钻研的文章则不可略读。

大多数科学家发现，做索引卡片的方法很有用，即在卡片上把与自己研究特别有关的文章做出简明的摘要。再者，做摘要的过程也能帮助自己记忆文章的要点。在通篇快读对全貌有所了解以后，读者可以回到那些充分认识其意义的章节段落，重新阅读与思考，并做笔记。

一个刚刚毕业的学生，第二年常常学习一门别的科目，以便使自己有更好的条件做研究工作。过去那些说英语的从事研究工作的学生，如果不懂德语而又在中学学过法语，通常选学德语。我认为：在生物学方面，选修生物统计学对学生更有好处，其重要性下一章里再谈。能够读懂德语在从前是很重要的，但是，近十年来，用德语写的生物学和医学著作数量很少，以后的几年之内也不会很多。诸如斯堪的纳维亚和日本等国的科学家，过去经常用德语写作，现在则几乎完全用英语。随着科学在美国和英国的大发展，此时英语正在成为科学上的国际语言。一个学生物的学生若非有特殊理由要学德语，则我认为在德国科学振兴以前，他应把时间花在其他更有用的事情上。在这方面也许值得一提的是，德国伟大的化学家奥斯瓦尔德（Wilhelm Ostwald）有不寻常的观点。他主张做研究工作的学生不宜学习语言，他认为：拉丁文的传统教学法尤其毁坏科学观。斯宾塞（Herbert Spencer）也指出：语言学习易于助长对权威的尊崇，从而不利于独立判断能力的发展，而这种独立判断能力对于科学家是特别重要的。好几位著名的科学家，包括达尔文和爱因斯坦（Albert Einstein）在内，都对拉丁文深恶痛绝。这也许是由于他们独立思考的头脑，与不去搜寻佐证就接受权威的习惯是格格不入的吧。

上一段中关于语言学习可能造成有害影响的观点并不是普遍被接受的。然而，在决定要不要学习某种语言或某门别的科目的时候，还有一个因素要加以考虑。那就是：学习价值不大的科目消耗了学习另一学科所需的时间和精力。而思想活跃的科学家经常面临着一个所谓兴趣竞争的问题：他难得有足够的时间去做所有想做和应该做的事，所以必须对什么是可以忽略的东西做出抉择。培根说得好：我们必须决定知识的相对价值。卡恰尔（Cajal）公开反对一切知识皆有益的观点；反之，他说学习无用的科目即使不占据头脑的位置，也占用了宝贵的时间。虽则如此，我并不想说科目的选择应该完全从实用的观点出发，我们科学家无暇阅读一般的文艺作品实在是件憾事。

学生如果不能上生物统计学的课，则可选读有关这个科目中易懂的书或文章。我所知道最合适的有斯内德克（G.W. Snedecor）的著作，他论述统计学应用于动植物实验里的情况。还有希尔（A. Bradford Hill）的著作，主要谈人体医学中的统计学。托普莱（Topley）和威尔逊（Wilson）的细菌学教科书中有一章关于生物统计学在细菌学中的应用，很精彩。费歇尔（R.A. Fisher）教授的两本书是经典著作，但有些人认为把它们当作入门学习太难。如果生物学家对生物统计学不感兴趣，则不必要求他成为这方面的专家。但他在这方面应该拥有足够的知识，以免对它无故忽视或过分迷信，而且，他应该知道什么时候该向生物统计学家请教。

年轻科学家还要注意科学论文写作的技巧和艺术。科学论文的英语水准一般不高，无懈可击者寥寥无几。人们的主要意见还不在于英语不够优美，而是不清晰、不准确。正确使用语言之所以重要，不仅在于要能够正确地论述研究过程，而且因为我们大部分的思维是通过语言进行的。有几本很好的小册子和文章是关于科学论文写作的。特里利斯（Trelease）专谈写作和编辑的技巧，卡普（Kapp）和奥尔伯特（Allbutt）则主要论述如何写作各种英语文体，安德逊（Anderson）写了一篇有关设计科学论文中图表的文章，非常有用。我发现，撰写书刊摘要帮助很大，能使我们通晓科学成果报道中出现的某些最严重的错误，同时领受到惜墨如金的良好训练。

通过阅读科学伟人的生平和著作，科学家丰富了自己的生活，加深了对科学的理解。从这些书本中得到的启示，使许多青年科学家受用终生。我可以推荐两本最近出版的精彩传记：杜博斯（Dubos）的《路易·巴斯德：科学的自由骑士》和马夸特（Marquardt）的《保罗·埃利希（Paul Ehrlich）》。近年来，人们越来越注重科学史的研究。科学家对此都应略有所知：科学史对学科的日趋专门化是最好的弥补，并能扩大视野，更全面地认识科学。关于这方面的著作有些不写成单纯的编年史，而是深入评价知识的发展，把它看作演变的进程。此外，还有浩瀚的文献论述科学的哲学观和科学方法的逻辑学。人们是否要进行这方面的研究取决于个人爱好，但是一般说来，这种学习对从事科学研究帮助不大。

参加科学会议对青年科学家是很有帮助的。在科学会议上，青年科学家可以看到别人如何发展其研究过程而对知识界有所贡献。看他们如何评议论文，根据什么评议论文，并对同行的科学家之个性有所了解。认识你所读论文的作者，甚至仅仅知道他们的容貌，都会给科学研究增添不少兴味。科学会议也是一个表现科学上无任何独断专行的民主气氛之场所。因为在会议上，那些老资格的科学家也同样可以受到批评。我们应争取一切机会参加著名科学家举行的特别报告会，因为这种报告会常常给人以极大的启发。例如伯内特（F.M. Burnet）在1944年说过这样一件事：1920年，他出席了马森（Orme Masson）教授的报告会。马森教授是一个对科学怀有真正感情的人，他不仅极其清晰地说明了原子物理的未来发展，而且描述了他对事物有了新的理解后，内心的愉快情景。伯内特说：虽然报告的内容他已大部分忘记了，但是当时激动的感受却终生铭记在心。

二、着手研究问题

在开始科学研究的时候，首先要确定研究的题目。虽然在这方面有必要请教一位有经验的科学家，但做研究工作的学生若是自己担起选题的主要责任，那么成功的可能或许会更大。这样选出的题目他会感到有趣，觉得是他自己的，而且会多加考虑，因为成功与否责任全在他身上。他最好能在实验室老资格科学家的研究范围内选择题目，这样就能得益于他们的指导和关注，自己的研究也能促进他们对自己工作的理解。虽则如此，有时科学家却不得不就某一特定题目进行研究，这种情况常见于应用研究。这种时候，只要对问题考虑充分，就不难找到有真正价值的问题。甚至可以这样说，大多数题目都是科学家自己创造出来的。美国大细菌学家史密斯（Theobald Smith）说：他总是着手处理眼前摆着的问题，主要因为这样子容易得到数据，在没有数据的情况下，研究工作会寸步难行（要特别注意着手处理手边的问题，因为数据容易获取）。有真正研究才能的学生要选一个合适的题目是不困难的。假如他在学习的过程中不曾注意到哪里值得去研究，或理论上不一致的地方，或是根本没有形成自己的想法，那么作为一个研究工作者，他是前途不大的。初学研究工作的人最好选择一个很有可能获得成果的题目，而这题目当然不要超出他的技术能力。成功是进一步发展的推动力，而不断受挫则可能引起相反的效果。

题目选定以后，下一步就要确知在这方面别人已经做过哪些研究。作为研究的起点，教科书往往很有用处，一篇新近出版的评论文章则更佳，因为二者都对现有的知识做了全面的总结，并提供了主要的参考数据。然而，教科书只是著作者撰书时期重要事实和假设的汇编，为了使全书连贯一致，可能去掉了不衔接和有矛盾的地方。因此，我们一定要查阅原著。每篇文章中都会提到其他文章，如此按踪寻迹，就能找到有关题目的全部文献。索引期刊全面报道了任一学科大约一年以前的参考数据，非常有用。索引期刊未编进的资料则需到个别的有关期刊中搜寻。《医学累积索引季刊》《动物学记录》《兽医学索引》及《农业书目》分别是有关学科的标准索引刊物。受过正规训练的图书馆管理员知道怎样系统查阅文献。科学家有幸得到他们的帮助，便可获得任何有关科目的全部参考书目。最好在研究工作开始初期，对全部有关文献做充分的研究，因为即使只漏了一篇重要论文，也可能使我们浪费很多精力。再者，在研究过程中，以及在留意有关课题的新论文时，广泛浏览各种数据，注意有无可利用的新原理、新技术，是非常有益的。

在传染病研究方面，尽量搜集该疾病当地病例的第一手材料。举例说，如果研究的是一种牲畜病，一般要实地进行观察，亲自探访农民。这是实验工作的重要先决条件。研究人员忽视了这一点，有时就会做一些与实际问题不太相干的实验。适当的实验室标本检验，通常会作为这种现场工作的辅助工作。

农民常常会给观察到的事物加上主观的色彩以配合自己的观点，也许一般门外汉都是如此。头脑未经正规训练的人往往注意并记住那些符合自己观点的事物，而忽略了与自己观点不合的事物。进行调查必须巧妙而深入，以便准确地确定所观察到的现象，即把人们观察到的现象同人们对这些现象的解释分开。这种耐心的调查常常是很有收获的，因为农民有极好的机会搜集材料。雪貂容易感染犬瘟热病这一重要发现，就是从一个猎物看守人的断言得到启发。科学家们对他的话起初并不在意，幸好后来他们决定研究一下他的话是否真有道理。据说，意大利的农民相信疟疾的传播与蚊子有关已有两千年了，但是直到五十年前这一事实才得到科学研究的证明。

整理数据、弄清数据之间的相互关系并试图规定课题，在这一阶段都是有益的。例如在研究一种疾病时，应通过判断疾病的症状来说明这是什么样的疾病，从而将这种疾病的症状与其他可能引起混淆的病症加以区分。据报道，杰克逊（Hughlings Jackson）说过这样的话："对于已发生的现象之研究，应先于对引发此现象之原因的研究。"为了证明这样做的必要性，这里举一个典型的例子：野口从钩端螺旋体性黄疸患者身上分离出螺旋体，说这就是黄热病的起因。这一似真的错误，延误了对黄热病的研究（但关于野口因此自杀的误传是没有根据的）。严重程度稍逊于此的例子更是屡见不鲜。

到这一步的时候，研究人员可以将课题分割成若干公式化的问题，并从实验着手。在准备工作阶段，科学研究人员不应消极地让资料充斥头脑，而应该寻找现有知识上较为贫乏的领域：不同作者报告中的差别、本地观察到的现象和原先报告之间的矛盾、与有关课题相似的地方，以及自己实地考察中所发现的线索。思想活跃的研究人员通常能大胆地提出假设，解释所得的材料。从这些假设出发，通过实验，或经由搜集到的资料之观察，通常即可证明或否定某些结论。研究人员在充分考虑课题以后，决定要做的实验应该是有可能得出最有用的结果，而又不超出研究人员技术能力和资金的限制。最好是从课题的几个层面同时着手；然而，精力不宜过于分散，一但找到某种有价值的论点，就应集中力量进行这一方面的工作。

同大多数的工作一样，实验的成功与否主要取决于准备工作的细致程度。最有成就的实验家常常是这样的人：他们事先对课题加以周密思考，并将课题分成若干关键性的问题，然后为寻求这些问题的答案精心设计实验。一个关键性的实验能得出符合一种假设而不符合另一种假设的结果。津泽（Hans Zinsser）在写到法国大细菌学家尼科尔（CharlesNicolle）时说："在制订实验方案之前，尼科尔属于周密考虑，精心构思，从而取得成功的人。他决不像第二流人物，做那种心血来潮、考虑不周的实验，自己却急得如热锅上的蚂蚁。确实，看到许多实验室大量平庸的论文时，我常常想到了蚂蚁……相对的，尼科尔做的实验很少，而且很简单，但他做的每一个实验都是长时间智力孕育的结果，考虑到一切可能的因素，并在最后的实验中加以检验。然后，他单刀直入，不做虚功。这就是巴斯德的方法，也就是我们这个领域中所有伟大人物所使用的方法。他们清晰明确的实验结论，对于那些具有欣赏能力的人来说，是一种莫大的精神享受。"

据说，剑桥大学的大生理学家巴克罗夫特（Joseph Barcroft）有一种本事，能把问题化为最简单的要素，然后用最直接的方法找出答案。研究工作的计划这一问题将在后面"战略和战术"一章中讨论。

三、提要

研究人员的职责之一是跟上科学文献。但是，若要不失独创精神或保持新颖的观点，阅读时必须秉持批判、思考的态度。仅仅把知识当作资本，累积的投资是不够的。科学家自己选定的课题往往最容易有成果。但初学者选题仍以不要过难并能得到专家指导为宜。下面是研究医学和生物学的一般程序：①批判性地审阅有关文献。②详尽搜集现场资料，或进行同等的观察调查，必要时辅以实验室标本检验。③整理数据并把其中具有关联的数据联系起来，规定课题，并将课题分成若干具体问题。④对各问题的答案做出猜测，并尽量提出假设。⑤设计实验时，应首先检验较具关键性的问题的假设。

第二章　实验

一、生物学实验

我们今天所认识的科学，可说是从文艺复兴时期采用实验方法开始的。然而，尽管实验对于大多数学科都很重要，却并非适用于一切的科学研究。例如，在描写生物学、观察生态学或者各种类型的医学临床研究中，都不用实验。但即便如此，后一类型的研究也利用了很多同样的原则。其主要不同点在于：假设的检验是从自然发生的现象中收集资料，而不是从人为的实验条件下的现象中收集资料。在写上一章最后部分和本章第一部分时，我的对象是实验人员。但是，对于纯观察的研究工作者，这些章节可能也有帮助。

通常，实验在于使事件在已控制的条件下发生，尽量消除外界不相干因素的影响；并能进行密切的观察，以便揭示现象之间的关系。

"对照实验"是生物学实验中最重要的概念之一。在"对照实验"中有两个或两个以上的相似组群（除了一切生物体所固有的变异性外，其余的条件完全相同）：一个是"对照"组，作为比较的标准；另一个是"实验"组，要通过某种实验步骤，以便人们确定它对实验的影响。人们通常使用"随意抽取样品"的方法来编组，即用抽签或排除人为挑选的方法，把样品分别编入甲组或乙组。按照传统的实验方法，除要研究的那一个变量外，各组其他一切方面都应尽量相似，而且实验应该很简单。"一次变化一个因素，并把全部情况进行记录。"这一原则现仍广泛采用，特别在动物实验方面。但有了现代统计方法的帮助，现在已有可能设计同时试验几个变量的实验了。

在研究工作的开头应该尽可能进行一项关键性的简单实验，以判断所考虑的主要假设是否成立。细节的计划则可在稍后作出。因此，在对各部分作试验之前先对整体作试验，往往是明智的。例如：当你想用纯细菌培养物再次引起疾病之前，最好先试着用带病组织传染；在试验化学分馏物的毒性、抗原性及其他影响前，应先试验其原始提取物。这一原则看来似乎简单、明显，但常被忽视，从而浪费了许多时间。同样这个原则，在初步试验某个定量因素影响时，通常最好在一开始就断定在极端条件下，例如使用大剂量的条件下，是否会影响实验的结果。

与此十分相似的另一条原则是逐步排除的方法。有种猜谜游戏，诸如提出"动物、植物还是矿物"等一连串问题，就很传神地说明了这种方法。用逐步缩小可能性的方法，常常比直接但是盲目的猜测能更快地找到未知的事物。该原则应用于称重时，先试验过重和过轻两个重量，在实验中所会产生的影响，然后使这两个极端重量逐步接近。在用化学方法寻找一种未知的物质时，这种方法特别有用，但是这种方法也同样经常应用于生物学的各个分支领域中。例如，在研究某种疾病的起因时，有时，我们排除各种可能的选择方案，最后只剩下一个可能性最高的方案，以便集中精力进行研究。

在生物学上，开始的时候进行一种小规模的初步实验往往是一种好方法。除了经济上的考虑以外，在最初阶段就进行复杂的实验，试图对所有的问题作出全面的回答，往往很难得出理想的结果。不如让研究工作分阶段逐步进展，因为后面的实验可能要根据前面实验的结果加以修订。"试点实验"是初步实验的一种，常用于以人或家畜为对象的实验中。这是一种小规模的、往往是在实验室进行的实验，旨在确定是否值得进行全面的现场实验。另一种初步实验是"观测实验"，目的是为主要实验的部署寻找指导原则。

让我们以传染因子或毒性因子的活体滴定分析为例。在"观测实验"中，稀释度间隔很大（如一百倍），用于每一稀释度的动物很少（如两头）。取得结果以后，在可能的滴定终点两侧再选择间隔小（如五倍）的稀释度，同时使用较大的动物群（如五头）。通过这种方法，我们便可用最少量的动物而获得准确的结果。

所谓的"筛选"试验也是一种初步实验。这是用大量物质进行的一种简单的试验，目的在于找出其中哪一种东西值得进行进一步试验，譬如药物之类的东西。

偶尔，可以安排一种小型实验或者试验，以便在短时间内指出某一设想中某部分的佐证不够，不值得进行大型的实验。这类性质的简略实验有时可以如此安排：若是得出这样的结果就有价值，若是得出那样的结果就没有价值。然而，这里有一个最低的限度，即使是初步实验，把"规模"降低到这个限度之下也就没价值了。假如实验确实有进行的价值，则应将其安排得至少很有可能取得有用的结果。由于急躁或是缺乏资金，年轻科学家往往鲁莽从事，进行计划不周的实验，而这种实验几乎不可能取得有意义的成果。当简略实验被预计可能会得出可靠结果时，它才有资格成为复杂实验的简略实验，也必须这样，我们才有理由进行这种简略实验。研究工作要在每一初步问题确定无疑以后才能进展到下一步，否则全部工作可以被称为"草率马虎"。这样说是很恰当的。

作为一次成功的实验，其最基本条件是要能再现（重新安排条件相同的实验而得出相同的结果）。在生物学实验上，这一条件经常很难满足。在已知因素未变的情况下，如果实验的结果不同，我们通常认为是由于某个或某些未知的因素影响着实验的结果。我们应该欢迎这种情况，因为寻找未知的因素可能导致有趣或意外的发现。正像我的一位同事最近对我所说："在实验出毛病的时候我们得出了成果。"然而，我们首先应该知道是不是实验技术上出了错误，因为最常犯的是技术上的错误。

做实验的时候，在技术重点上采取极其审慎的态度是非常值得的。一种新技术方法的发明人，由于他能勤勉刻苦，对重要的细节小心重视，有时能够获得一些结果；相反的，对该课题不够熟悉、不够刻苦用心的研究人员是难以获得成果的。就这一点而言，卡莱尔（ThomasCarlyle）所说"天才就是无止境刻苦勤奋的能力"一语千真万确。赖特（Almroth Wright）爵士选用罗林斯（Rawlings）伤寒杆菌菌株作为预防伤寒的接种疫苗，就是一个很好的例证。直到最近，由于利用了某些新技术，人们才发现罗林斯菌株是一种制作疫苗的极好菌株。赖特当初慎重地选择了这种菌株，其所依据的理由在大多数人看来都是微不足道的。西奥博尔德·史密斯是一位难能可贵的大细菌学家，他谈到研究工作时说："决定实验结果的，正是我们对于表面上微不足道、枯燥乏味而且不胜麻烦的细节时，所采取的谨慎小心的态度。"

　　然而在这方面我们应该要有辨别能力，因为可能在无关紧要的细节上大做文章，以致浪费了时间。

　　对实验工作的全部细节作详尽的记录，是一条最基本而重要的规则。人们经常需要回过头来参考以前的某个实验细节，而该细节所具有的意义在进行实验的时候还意识不到。这种情况发生之频繁是令人惊讶的。巴斯德保存的笔记就是这种精心记录全部细节之重要性的出色例证。除了为所做的研究和所观察到的现象提供可贵的记录外，做笔记也是促使自己进行更为细致观察的一种有用的方法。

　　实验人员必须正确认识自己所使用的方法，认识这些方法可能受到的限制及其所能达到的精确程度。他们必须非常熟悉实验用的方法，才能把它用于研究工作，并且必须能够取得稳定可靠的结果。任何方法都难免要出差错，难免会得出使人误解的结果，实验人员应能迅速发觉这类问题。如果可能，关系重大的定性和定量分析都要用另一方法加以核对。科学家对于自己的仪器也必须有所了解。现代的复杂仪器常常很便利，但也并不都是稳妥可靠的。所以有经验的科学家常常避免使用这种仪器，以免产生给人错误印象的结果。

　　在实验对象是人或珍贵家畜，只能对他们进行有限的对照实验时，常常出现一些困难。如不能满足对照实验的基本要求，则最好放弃这种尝试。这种说法看起来似乎简单明了，但是，研究人员常常觉得困难太大，而采取妥协办法做了一些无用的安排。具备一个令人满意的对照组是必要的，而这种必要性决不是用极多的实验数量能代替的。儿童接种卡介苗的经过就是一个极好的例子。卡介苗的接种是 25 年前采用的，当时认为它能使人们免于感染结核病。尽管 25 年来做了大量的实验，但是直到今天，卡介苗在欧洲人种免疫问题上是否有价值仍有争论。由于对照组中实验的对象都经不起严格的比较，大多数的实验都说明不了问题。威尔逊（Graham Selby Wilson）教授有关卡介苗接种的评论很好地说明了实验工作的困难和可能的危险。他的结论是："这些结果表明，在从事以人为对象的对照实验时，非常重要的一点是保证受接种的儿童和作为对照的儿童在包括下列各种因素在内的各方面都十分相像：年龄、种族、性别、社会、经济，以及居住条件、智力水准、父母合作程度、感染疾病的可能性、享受幼儿保健等机构的福利，以及生病时所得到的治疗。"

　　威尔逊教授在谈话中向我指出：一种据称是对人类有效的药物，如果不在实际使用之前做过有决定意义的实验，那么想在以后用未经此种治疗的对照组进行比较的实验，简直是不可能的。日后，这种据称是有效的药物就被普遍采用了，至于它是否真正有效，则无从得知。例如，巴斯德的狂犬病治疗法从未经过充分的实验，以证明这种治疗法对于被狂犬咬过的人们有防治狂犬病的效能。因而，一些权威人士怀疑该疗法是否真有价值。但是，现在已经不可能再去进行一种试验：那就是不给受狂犬咬过的对照组的人进行此种治疗。

　　使各组处于不同环境之中，有时是现场实验中不可缺少的组成部分。在这种实验中，人们难以确定观察到的差异，究竟是由观察的特定因素所造成的，还是由与环境有关的其他变量所造成的。有时，我们用这样的方法克服这个困难，照样再编成试验组和对照，从而发现甚至消除环境造成的任何影响。如果不能排除那些观察到但认为是外来的变量，那么，也许有必要使用一系列的对照组，或进行一系列的实验，以便把所比较的两个群体中，每一已知的差异从实验上分离出来。

如有可能，应该用某种客观的尺度来评定实验结果。然而这一点有时做不到，比如，当实验结果是关系到临床症状或是对有机体组织结构变化进行比较时，对实验结果的评定可能会受到主观因素的影响。这时，应该保证判断实验结果的人确实不知道每一个个体属于哪一组，以求其判断的客观性，这一点是重要的。不论科学家确信他自己是如何的客观，如果在进行判断时他知道那些病例属于哪一组的话，就很难保证他的判断没有下意识地受到偏见的影响。一个责任心强的实验人员，由于意识到这种危险，甚至也有可能犯那种使他的判断偏向到与预期结果相反方向上的错误。当然，智力活动上完完全全的忠实态度是实验工作的首要基本条件。

在完成了实验，并且必要时借助生物统计学评定了实验结果以后，应将实验结果与已知有关该课题的一切加以联系，作出解释。

二、实验的部署与估价

生物统计学，即把数理统计的方法应用于生物学，是一门比较新的学科。它对研究工作的重要性直到最近才得到普遍的承认。第一章已经提到了有关这个学科的著作，这里我不想多说，只想提醒读者注意几个普遍性的规律，并强调指出研究人员要至少必须懂得这些一般原理。对统计方法略知一二，对于涉及数值的任何形式的实验或观察性研究都是不可少的；而对有一个变量以上的复杂实验，则更是如此。

首先，初做研究的人必须懂得：在实验部署阶段就必须考虑到统计学。否则，实验的结果可能没有进行统计学处理的价值。因而，生物统计学不仅涉及对实验结果的解释，而且也用于实验的部署。人们通常认为：除纯粹的统计方法外，生物统计学还把这些方法应用于实验所涉及的各种更为广泛的问题，诸如实验设计的一般原则，以及有关的逻辑性问题等。费歇尔爵士对生物统计学方法的发展作了很大贡献。他的著作《实验的设计》一书就讨论了这些问题。

选择对照组和试验组时，首先要顾及逻辑和常识。举例说，人们通常犯这样的错误：加以比较的各组不是在同一时间进行的，即把今年获得的数据同前几年获得的数据加以比较。这样获得的证据，虽然可以作出一些有益的启示，但是决不可能证明什么结果。"你拿小桶淘海水，如果赶上落潮，你和月亮都有大功劳。"在生物学研究中，可能有许多意想不到的因素，影响着处在不同时间、不同地点的群体。在考虑了一般因素以后，应用统计方法决定必需的组群的大小，根据重量、年龄等等选择动物。并且，在考虑到这些因素的同时，将动物分入各组，而不失随意选择样品的原则。

由于生物特有的变异性，从来没有两个动物组或植物组是完全相似的。即便费尽苦心保证两组中所有的个体在性别、年龄、体重及品种等各方面近于相同，总还是会由于一些迄今尚未为人所知的因素所造成的差异。我们必须认识到，想要获得完全相同的组群是不可能的。对付这一困难的方法是：估计这种变异性，并在评定实验结果时加以考虑。在合理的范围内，最好为实验选择彼此差异很小的动物，这个做法的目的应是可以增加实验的敏感性。但也不必千方百计去做到这一点。因为我们亦可通过增加组群中个体数量等其他方法来达到这一目的。在一定情况下，可用数学技巧来校正组群之间的差异。

解决实验用动物差异问题的另一个方法是"配对"，即把彼此酷似的动物——分对（如用一对孪生子或同胎动物）。把每一动物与其"对偶"加以比较。即可获得一系列的实验结果。采用一胎双生的动物，在数量上常常是非常经济的，当实验对象是购买价格与饲养费用高昂的动物时，这一点就很重要。新西兰进行的乳脂产量实验表明：每对同胎双生母牛提供的数据不少于 110 头配对母牛所提供的数据。在生长率实验方面，同胎双生的小牛比普通小牛的用处要大 25 倍。

在第一次试验某种实验步骤时，常常很难事先估计需要多少动物才可以保证得到明确的结果。在使用价格昂贵动物的情况下，可先用少量动物进行试验，然后重复这个试验，直至累积的结果足以满足统计要求，这种做法也许比较经济。统计学的一个基本概念是：被观察的组群中的个体，是一个无限大的假想群体中的一个样品。我们现在有专门的方法能随意抽取样品，并能估计样品所需具有的广泛性使其足以代表整体。我们所要求的样品数量取决于物质的变异性，并取决于实验结果所能容许的误差大小，即所要求的精确度。

费歇尔认为：从前过分强调了实验时一次只能变化一个因素的重要性。他指出：部署实验时，同时检测几个变量是有显著好处的。采用适当的数学方法，能使一个实验同时包括几个变量。这种做法不仅能够节省时间和精力，而且比分开处理每个变量能够提供更多的资料。所以如此，是由于每个因素都从不同情况的角度受到考察，而且可以观测到各因素间的任何相互作用。实验上孤立地处理单一因素的传统方法，常常意味着对该因素的限定有些主观武断，并且是在受到限制、过于简化、有条件下进行试验。但是，动物实验却不如植物实验那样常用复杂的、多因素的实验方法，虽然在做几种不同成分饲料组合的喂养试验时，采用这种方法很有好处。

当然，同任何其他研究技巧一样，统计学有其有用之处，也有它的局限性。因此，必须认识它在研究工作中所扮演的地位和作用。其主要价值在于对假设的检验，而不在于着手进行新发现。新发现的获得可能是由于考虑到了最细微的暗示，从不同组群之间统计数字上最细小的差异，想到有可以深入研究的东西；而统计学则往往关系到事先精心安排实验，用以检验一个已经形成的观念。此外，研究人员决不能为了给统计分析提供足够的数据，而在观测及处理实验细节方面时有所牺牲。

有一点是人们容易忘记的：在解释实验结果的时候要用到常识，而利用统计学并不会减少这样做的必要性。在处理两组间存有显著差异的现场实验数据时，特别容易产生谬误。差异并不一定是由已知道的因素所造成，因为可能在某一个实验里存有某种变量，其影响及重要程度还未被人认识而已。这不仅是学理上的可能性，在预防结核病、普通感冒和牛乳腺炎的许多接种实验中出现的差异结果，都可作为例证说明这一点。在接种疫苗的同时，常伴随有良好的保健措施和其他条件，这些都可能影响实验的结果。

从统计中可以看出：吸烟者的平均寿命不如非吸烟者的平均寿命长，不过，这并不一定说明吸烟就会缩短寿命。因为不吸烟的人可能在一些更重要的方面更加注意自己的健康。在精心设计的实验中，由于最初是随意抽取样品的，因而保证了组群间能正确比较，这时，这样的谬误就不会产生。

统计学家对于供他分析的数据，在可靠性和准确度方面容易估计过高。如果他同时又不是一个生物学家的话，尤其如此。所以，实验人员应该声明，测量仅仅是进行到厘米、克或其他某个单位的量级。统计学家能有一些生物实验方面的亲身体验对他是有帮助的。而且，统计学家应该充分熟悉他所协同的实验之各个层面。统计学家和生物学家之间的密切合作常使他们能够运用受过教育的人所具有的常识，而不致陷入一大堆艰深的数据之中。

有时，由于实验者将其实验结果仅作为平均数提出，而致使科学报告受到损害。平均数往往提供不了多少数据，而且可能给人错误的印象。我们应该提供数据出现次数的分布，并且，与个体有关的数字常常有助于形成一幅完整的画面。图解有时也给人错误印象，绘制图解所依据的数据须加以批判地审查。如果图解上标绘的点不够密集，也就是说观测的次数不够多，那么，用直线或曲线把这些标绘点连结起来有时是缺乏根据的。这些线段也许并不代表真实位置，因为我们不知道两点之间究竟出现了什么情况，例如，很可能出现了意想不到的上升或下降。

三、给人错误印象的实验

有关在研究工作中运用推理、假设和观察可能会出现的危险将在本书适当章节加以讨论。为了防止对实验过分信赖的倾向，这里也应提醒读者：实验有时也会给人非常错误的印象。出现差错的最常见原因是技术上的错误。实验人员必须对自己使用的技术极为熟练，否则就不能信赖实验的结果。即使是出自专家之手的技术方法，也要经常对照已知的"肯定""否定"样本来进行检验。除了技术上的疏忽外，还有更难以捉摸的原因使一些实验"出毛病"。

亨特（John Hunter）故意让自己传染上淋病，以观察淋病是不是一种与梅毒有显著区别的疾病。但不幸的是，他用以接种的物质同时含有梅毒菌，结果，两种疾病他都传染上了。因而长时间内形成了一种错误的概念：二者都是同一种疾病的表面症状。尼达姆（Needham）用肉汤罐所做的实验使他自己和别人都相信微生物的自然发生是可能的。当时，还没有足够的知识来证明这种谬误究竟是由偶然的污染，还是由于加热不足未能保证完全消毒而造成。近几年，我们见到一次显然是成功的实验，证明"棒曲霉素（patulin）"对于普通感冒有治疗效果，统计学上的要求得到了满足。但是，迄今为止从未有人证明这是得益于棒曲霉素，而第一次的实验何以获得成功至今仍是个谜。

当我看到防止羊群发作肉蝇病的所谓"米尔斯手术"时，我认识到它的重要性。米尔斯的发现所具有的极大的潜力大大地激发了我的想象力。我进行了一次数量达几千头羊的实验，而且，不等结果出来，就劝说研究肉蝇问题的同事们也在别的地方进行实验。大约一年以后得到结果，手术对我所试验的羊群完全无效。其他人的试验，以及所有以后进行的试验都证明这种手术对羊群具有极有效的保护性。至于我的实验为何失败，则找不出令人满意的解释。所幸的是：我当初对自己的判断很有信心，所以劝说同事们也在国内其他地方进行试验。因为，我当时假如更谨慎一些，假如等到结果出来再说，就有可能把这种手术的采用推迟许多年。

美国进行的几次大规模实验证明：免疫措施大大降低了 1943 年以及 1945 年流行性感冒的发病率。但在 1947 年，同样类型的疫苗却失败了。后来发现，这次失败是由于 1947 年的流感病毒菌不同于前几年流行的那种——也就是用来制造疫苗的那种病毒菌。

世界上不同地区的科学家，使用近似的生物体却得出相反的结果，这决不是罕见的现象。这种现象有时可追溯到意想不到的因素。例如，实验豚鼠对白喉毒素有极为不同的反应，就可追溯到豚鼠饲料的不同。有时，尽管进行了充分的调查研究，仍然无法找出差异的原因：在美国伊顿（Monroe Eaton）博士的实验室里能使流行性感冒病毒在老鼠中蔓延，而英国安德鲁斯（C.H. Andrewes）博士的实验室里就做不到，即使他使用了同样品种的老鼠和同样的病毒菌株、同样的笼子，以及完全相似的方法。

我们必须记住：严格地说，实验结果有效，仅仅是对于实验进行时所拥有的条件而言（因此，将实验条件说清楚非常重要，这是现象规律成立的边界条件，一些规律超出一定的条件之下就不成立了），在生物学上尤其如此。在必然会受到限制或改变的条件下，所得到的实验结果究竟有多大的实用范围，关于这一点，在作实验结论的时候必须十分小心谨慎。

达尔文有一次半认真地说："大自然是一有机会就要说谎的。"班克罗夫特（Wilder Dwight Bancroft）指出：所有的科学家由亲身经历都知道，使实验得出正确的结果常常是多么困难，即使在知道该怎么做的时候也是如此。因此他说，对于旨在得到数据的实验，不应过分信任。

上面援引的例子都是一些所得到的结果实际上是"错误"的，或是给人错误印象的实验。幸好，这都是个别的例子。然而，更常见的是由于不知道确切的、必要的条件，致使实验不能证明什么问题。例如法拉第早期试图以磁铁获得电流的实验就一再失败。这样的实验表明，如众所周知，证明一再失败的命题是非常困难的。而且，对于从这样的实验中得出正确结论的愚蠢做法，科学家们往往是能识别的。据说，有些研究机构故意销毁"一再失败的实验"记录；此外，不予发表那些未能证实所要检验的假设之研究结果，是一种很可取的做法。

四、提要

大多数生物实验的基础是对照实验。进行对照实验时，以随意抽取样品的方式将个体编入组群，这些组群除去需要进行研究处理的因素之外，其他各方面都应相同，并考虑到生物体特有的变异性。先进行整体试验，后进行分部试验；并按步骤排除各种不影响实验结果的因素，这是两项有用的原则。在进行实验时，密切注意细节，做出详细的笔记，以及客观解释实验结果，都是很重要的。

生物统计学不仅用于实验结果的解释，而且用于实验的部署。生物统计学的一个基本概念是：有一个无限大的假想群体、实验组群或数据是从中随意抽取的样品，应通过对变异性的估计，并在评定实验结果时将其考虑在内，以克服由于生物体特有的变异性所造成的困难。

如同研究工作所使用的其他方法一样，实验并不是万无一失的。从实验上不能证明一种假设，并不等于证明这种假设是不正确的。

第三章 机遇

一、实例

让我们先看几个机遇在实验中发挥了作用的实例，这样再来讨论机遇在科学研究中所扮演的角色就容易得多了。这些小故事都有可靠的来源，每个都注明了出处，尽管很多故事是参照了好几处的材料。本节只收入了十个，而在附录部分又收入了另外十九个阐明机遇作用的故事。

巴斯德由于度假而中断了对鸡霍乱的研究，他在继续进行研究的时候碰到了一个意想不到的障碍：几乎所有的培养物都变成了无菌的了。他试图用再度移植到肉汤中并给家禽注射的方法来复活培养物。这种再度培养物大部分不能生长，而家禽也未受感染。他正想要丢弃一切，从头开始的时候，突然想到用新鲜培养物给全部的家禽进行第二次接种。他的同事杜克劳（Duclaux）写道："使大家吃惊的是：几乎所有这些家禽都受得住这次接种，而先前未经接种的家禽，经过了一般的潜伏期以后，则全部死掉了。这一点甚至连巴斯德自己或许也大吃一惊，他没有预料到会有这样的成就。"这导致了我们对减弱病原体免疫法原理的确认。

细菌染色的最重要方法是丹麦内科医生革兰（Haus Christian Joachim Gram）发明的。他叙述了他在试图对肾切片显现双染色的过程中是如何偶然发现这种方法的。革兰希望把细胞核染成紫色，把细管染成棕色，所以用了甲紫，接着又用了碘溶液。他发现，这样处理过的组织，能用乙醇使其迅速褪色，但某种细菌仍保持蓝紫色。甲紫和碘意想不到地相互作用，并与一种只存在于某种细菌中的物质相互作用。从而，不仅提供了一种很好的染剂，而且提供了一种简便的试验法，它在辨认不同的细菌方面被证明有极高的价值。

冯默林（Baron Joseph Von Mering）教授和闵可夫斯基（Oscar Minkowski）教授1889年在斯特拉斯堡研究胰在消化过程中的功能时，用手术切除了一个狗的胰。过后，一个实验助手发现这只狗的尿招来了成群的苍蝇。他将此事报告了闵可夫斯基。闵可夫斯基分析尿后发现其中有糖。正是这一发现，使我们认识了糖尿病和后来用胰岛素控制糖尿病的方法。不久前，苏格兰人都恩（Shaw Dunn）在研究肢体严重压伤后肾损伤的起因时，尝试了各种方法，其种一个方法是用四氧嘧啶作注射。他发现四氧嘧啶能使胰的胰岛组织坏死，这一意外的发现给糖尿病的研究提供了极为有用的工具。

法国生理学家里基特（Charles Richet）在实验室以动物试验海葵触手的提取物，以测定其毒素剂量时，突然发现，与第一次相隔一段时间，第二次的微小剂量常使动物迅速死亡。起先，他对此大为震惊，简直不能相信这是他自己做出来的结果。确实，他说过，他发现诱导敏感作用或过敏性完全是不知不觉的，他原来认为这是绝对不可能的。

这种过敏现象的另一现象是由戴尔（Henry Dale）爵士独立发现的。他在给豚鼠的几条不随意肌注射血清时，突然发现有一条肌肉对马血清反应特别强烈。在寻找这一特别现象的原因时，他发现这只豚鼠在不久前曾注射过马血清。对切除的青蛙心脏进行实验时，生理学家通常使用生理盐水作为灌注液，用这种方法可使青蛙心脏继续保持约半小时的跳动。一次，在伦敦大学医院，一位生理学家发现他的青蛙心脏连续跳动了好几个小时。他非常惊讶，大惑不解。他能想到的唯一可能原因是季节的影响，而这一点他也确实在报告中提出来了。后来，他发现这是由于实验助手在制作盐水溶液时，用的不是蒸馏水而是自来水，根据这个线索就不难断定自来水中的那些盐分引起了蛙心生理活动的增加。林格（SidneyRinger）就是这样发现了这种以他名字命名的溶液。这种溶液对实验生理学的贡献颇大。

德拉姆（H. E. Durham）博士记述了通过抗血清发现细菌凝集的经过如下："那是1894 年 11 月的一个值得纪念的早晨，我们都准备好了要用法伊弗（Pfeiffer）提供给我们的培毒液和血清去检验他做的活体内诊断反应。格鲁伯（Gruber）教授对我喊道："德拉姆，这儿来，你瞧！"用血清和弧菌的合剂进行第一次注射前，他取了样品放在显微镜下，看到了凝集。几天以后，我们要用消毒过的小玻璃罐制作合剂时，正巧小玻璃罐都没有消毒，所以我只好用消毒试管。放有培养液和血清混合物的试管插在那里，片刻以后我喊道："教授先生。这儿来，瞧！"出现在他眼前的是沉积现象；就这样，我们得到了两种可用的方法：微观的和巨观的。"这一发现出人意外，事先没有提出过假说。这是在另一研究工作的过程中偶然发生的。由于偶然找不到消毒玻璃罐，发现了巨观的凝集现象 [承蒙迪安（H. R.Dean）教授示我以德拉姆的手稿]。

霍普金斯（Gowland Hopkins）被很多人看作是生物化学之父。他让他的实习班学生进行一项众所周知的蛋白质试验作为练习，但是所有的学生都得不出反应。研究证实：只有使用一种含有杂质的醋酸，即二羟醋酸时，才能得到反应。这种醋酸以后就成为标准的试验试剂。霍普金斯根据这个线索进一步研究，找出了蛋白质中与三羟醋酸相互作用的基。这导致他作出了著名的色胺酸离析。

1915 年，韦尔（Weil）和费利克斯（Felix）在波兰研究虱子传染的斑疹伤寒病例。他们从一些患者身上分离出一种被称之为"变形杆菌 X"的细菌。他们认为这可能就是疾病的起因。于是，用患者的血清作这种细菌的凝集试验，得到了阳性的结果。以后发现"变形杆菌 X"并不是这种疾病的致病微生物；然而，用这种微生物做凝集反应，却是诊断斑疹伤寒的一种可靠而又特别可贵的方法。在作这种血清反应的实验研究中，韦尔和费利克斯确定了 O 和 H 的抗原及抗体。这一发现又为血清学写下了崭新的篇章。以后，又发现在马来亚灌木丛中传染的斑疹伤寒对"变形杆菌 X19"不起凝集作用。奇怪的是，在英国获得的一种变形杆菌的新菌株，据信是"变形杆菌 X19"的典型菌株，则与丛林斑疹伤寒患者的血清凝集，而不与城里传染（都市斑疹伤寒）的患者血清凝集。这种都市斑疹伤寒患者血清却令人满意地与世界上很多地方使用的变形杆菌菌株起作用。以后证实：丛林斑疹伤寒和都市斑疹伤寒是两种不同的立克次体病。英国送来的变形杆菌不但不是典型的变形杆菌 X19，而且其结果正好变成能够诊断出另一种疾病的方法，这究竟是怎么回事，至今仍是个大大的谜。

流行性感冒病毒能使小鸡红细胞凝集，这一现象是赫斯特（G.H. Hirst）第一个意外观察到的。麦克莱兰（L. McClelland）和黑尔（R. Hare）在检验受病毒感染的鸡胚胎时也独立做出了这一发现，红细胞与含有病毒的液体混合时凝集起来了，敏锐而又善于观察的科学家迅速跟踪这一线索。这一现象的发现不仅革新了人们有关几种病毒的技术，而且对于病毒与细胞二者的关系这些根本性问题开创了研究的方法。继此发现以后，很多研究人员用其他的病毒试验血液凝集，发现纽卡斯尔疾病（Newcastle）、鸡瘟和牛痘都能引起这种现象。然而，又是由于偶然观察，发现腮腺炎病毒能引起血液凝集。以后又发现鼠肺炎的病毒也能引起这种现象。

立克次体微生物（一种与病毒很接近的微生物）可引起斑疹伤寒及其他几种重要疾病，而且难以培养。科克斯（Herald Cox）博士花了很多时间和精力去改进这种微生物在组织培养中生长的方法，曾经试图加进各种提液、维生素和激素，但都没有收效。有一天，在做试验准备时，用作组织培养的鸡胚胎组织不够了，为了凑足数量，他使用了在以前同别人一样地扔掉了的蛋黄囊。以后在检查这些培养物时，他"又惊又喜"地发现：在偶然放进了蛋黄囊的那些试管中，产生了大量的有机体。几天以后，他晚上躺在床上时突然想到，把立克次体微生物直接接种到含胚胎卵的蛋黄囊中。他早上四点起床直奔实验室，第一次将立克次体微生物注射到蛋黄囊中，就这样发现了大量生长立克次体微生物的简便方法。这种方法革新了由它们引起的多种疾病的研究，并使得预防这些疾病的有效疫苗的生产成为可能。

二、机遇在新发现中的作用

上述十个例子，加上收入在附录中的十九个例子，以及第四章和第八章中的一些例子，生动地说明了机遇在新发现中的重要作用。当我们想到研究工作通常遭到的失败和挫折时，这些例子就显得更加突出。也许绝大部分生物学和医学上的新发现都是意外获得的，或至少含有机遇的成分，特别是那些最重要的和最革命性的发现。对于真正开辟了新天地的科学发现，人们很难预测到，因为这种发现常常与当时的思潮不相符合（甚至互相矛盾）。我常常听到我的同事在谈及某个新发现时，带有几分歉意地说："我是偶然碰上的。"虽然大家公认机遇有时是获得新发现的一个因素；但是，其意义之重要很少为人们意识到，其作用之巨大似乎亦未被人充分理解和领会。有关科学方法的著作，根本不提新发现中的机遇或经验论。

经验主义的发现中最引人注目的例子，也许在化学疗法方面。在这方面，几乎所有伟大的发现，都是从一个未经证实的假设或所谓机遇观察出发而获得的。我在本书其他章节中描述了奎宁、六〇六（洒尔佛散）、磺胺、对胺基苯甲酸及青霉素医疗作用发现的经过。在每一种情况下，随后所做的理论性研究，相对地说，仅带来了很小的益处。当想到化学治疗方面所进行的理论性研究是大量的，上述这些事实就更加令人感到惊奇。

认识了机遇在获得新发现中的重要作用，研究人员应该对此加以利用，而不应把它看作一件怪事而忽略掉，或者更糟的是，看成有损发现者的声誉从而不予考虑。虽然我们无法刻意制造这种捉摸不定的机遇，但我们可以对之提高警觉，做好准备，一俟机遇出现，就抓住它，从中得益。仅仅意识到机遇的重要作用，对初做研究工作的人就可能有所帮助。我们要训练自己的观察能力，培养经常注意预料之外的事情之精神，并养成检查机遇提供的每一条线索的习惯。新发现是透过对最细小线索的注意而获得的。科学家所一致要求的严格逻辑思想方法，应留待于研究工作的求证阶段。研究工作中，获得新发现所需要的思想方法，不同于求证所需要的思想方法，因为发现和求证是不同的过程。我们不应把全副心思放在我们的假设上，以致错过或忽视了与之无直接关系的其他东西：考虑到这一点，贝尔纳坚持主张：尽管假设在实验的部署中十分重要，但是，一旦实验开始，观察者就应该忘却他的假设。他说，过分喜爱自己的假设的人是不适于找到新发现的。关于贝尔纳从观察兔子排出清尿出发进行研究工作的小故事，就是一个包含了机遇、观察和有备而来的头脑，从而作出新发现的出色例证。

"留意意外之事"是研究工作者的座右铭。

谈论研究工作的运气不是明智之举，因为这样做可能扰乱我们的思想。用运气这个词来仅仅表示机遇，是无可厚非的。但是在很多人看来，运气是个形而上学的概念，神秘地影响了事件的发生，这样的概念是不容许进入科学思维的。机遇也不是获得意外发现的唯一因素，这一点我们在下节里要详细讨论。在上述的小故事中，如若研究人员不是留神注意任何可能发生的事情，许多机会很可能就被忽略过去。一个成功的科学家会对机遇所提供的每一意外事件或观测现象予以注意，并对那些在他看来大有潜力的事件进行研究。在这一方面，亨利·戴尔爵士关于机会主义说得很好。不具发现才能的科学家往往不会去注意或考虑那些意外之事，因而在不知不觉中放过了偶然的机会。格雷格（Alan Gregg）写道："人们有时候会猜想：对大自然极为细微的反常行动能十分注意，并从中得益，这种罕见的才能是否就是最优秀研究头脑的奥秘，是否就是为什么有些人能出色地利用表面上微不足道的偶然事件而取得显著成果的奥秘。这种注意力的背后，则是始终不懈的敏感性。"达尔文的儿子在谈到达尔文时写道："当一种例外情况非常引人注目并屡次出现时，人人都会注意到它。但是，他（译注：指达尔文）却具有一种捕捉例外情况的特殊天性。很多人在遇到表面上微不足道又与当前的研究没有关系的事情时，几乎不自觉地，以一种未经认真考虑的解释将它忽略过去，这种解释其实算不上什么解释。正是这些事情，他抓住了，并以此作为起点。"

明确认识机遇的作用是极其重要的。发现的历史过程表明，机遇具有重要的作用，但另一方面，即使在那些因机遇而成功的发现中，机遇也仅仅具有一部分的作用而已。由于这个原因，把意外的发现称之为"机遇发现"或"偶然发现"并不完全正确，容易造成误解。如果完全是偶然靠机遇获得这些发现，那么，刚刚涉足研究工作且没有经验的科学研究人员，就可能会做出同贝尔纳或巴斯德一样多的这类发现了。巴斯德的名言道出了事情的真谛："在观察的领域中，机遇只偏爱那种有备而来的头脑。"真正起作用的是对机遇观察的解释。机遇只提供机会的作用，必须由科学家去认出机会，抓住不放，才能具有效用。

三、认出机遇的机会

一些简单的、貌似容易的观察导致了伟大而深刻的发现，使科学家因此成名。在阅读科学史上的发现时，这类观察有时会给人深刻的印象。但是，在回顾的时候，我们看到的新发现已经有了众所公认的重要意义。最初，这种发现通常并不具有内在价值；发现者把这个发现和其他知识联系起来，或许利用它推衍出新的知识，从而赋予这个发现重要的意义。在涉及机遇的新发现过程中，存在着的一些困难可按下列小标题加以讨论。

1. 机会稀少　以重要线索的形态出现的机会并不多见。唯有在这个方面，完全是机遇所引起的作用。但即使这样，科学家也并不是纯粹被动的。成功的研究人员是长时间在工作台旁工作的科学家，他们不把自己的研究活动局限于传统的步骤，而是去尝试新奇的步骤，因而他们遭遇幸运"事故"光临的可能性就更大。

2. 注意线索　要注意到线索，往往必须具有敏锐的观察能力，特别是在观察所预期事物的时候，保持对意外事物警觉性和敏感性的那种能力。在"观察"一章中要详尽讨论关于注意的问题，在这里只需说明它主要是个思维的过程。

3. 解释线索　解释线索，并抓住其可能具有的重要意义是最困难的一件事，只有"有准备的头脑"才能做到。让我们来看几个未能抓住机会的例子。在科学研究史上，错过机会的例子，也即是虽注意到线索但未能认识其重要性的例子，简直不胜枚举。在伦琴（Rontgen）发现 X 射线之前，至少已经有另一个物理学家注意到这种射线的存在，但他只是感到气恼而已。现在，好几个人都回忆起，在弗莱明（Alexander Fleming）深入研究进而发现青霉素以前，他们就曾经注意到用霉菌抑制葡萄球菌菌落的现象。例如，斯科特（Scott）报道说他就见到过这种现象，但是仅仅感到讨厌。他反对那种认为弗莱明的发现是得力于机遇的观点。因为，他说，获得新发现主要是由于弗莱明具有敏锐的判断力，能够抓住别人放过的机会。爱德华兹（J.T. Edwards）也有一件有趣的事，1919 年，他注意到有一组流产布鲁氏菌的培养物比其他组繁殖得更为茂盛，而且上面沾染了霉菌。他请麦克法迪恩（John M' Fadyean）爵士来看，提出这种现象可能有重要意义，却被麦氏嗤之以鼻。直到后来才发现流产布鲁氏菌在有二氧化碳存在的情况下繁殖得更好，这就解释了为什么爱德华兹的培养物生了霉菌就繁殖得更好。博迪特（Budet）等人都曾无意中注意到抗血清使细菌凝集，但只有格鲁伯和德拉姆才认识到其潜在的重要意义。同样，在托特（F.W. Twort）和德爱莱尔（F.H.d' Herelle）之前就有很多人看到过噬菌体溶解现象。伯内特就承认曾见到鸡胚胎红细胞遇到流行性感冒病毒时会有凝集的现象，可能还有别人也见到过。但只有赫斯特、麦克里兰和黑尔才抓住线索进行追踪。很多细菌学家都在各处见到过细菌菌落变异，但只有阿克赖特（Arkwright）进行了研究，发现变异与病毒性和抗原性的变化有联系。当然，现在这已成为免疫学和血清学中的一项基本事实。

　　有时，机遇带给我们线索的重要性十分明显，但有时只是微不足道的小事，只有很有造诣的人，其思想满载着有关知识并已发展成熟，才能看到这些小事的意义所在。当头脑中充斥着一大堆相关的但尚未紧密联系起来的数据，或一大堆模糊概念的时候，一件小事可能有助于形成某种清晰的概念，而将数据联系起来。这恰像落下的苹果为牛顿的想法提供了雏型。苏特（Henry Souttar）爵士指出：正是由于观察者的大脑是多年工作积累而成的，它使得那胜利的瞬间能够到来。关于机遇观察的特性，还要在"观察和直觉"的章节中进一步讨论。

　　任何思想敏锐的人，在研究的过程中都会遇到无数有趣的附带问题，可以进一步研究下去。对这些问题全部加以研究，在体力上是办不到的。大部分是不值得研究下去的，只有少部分的问题值得继续研究下去，偶而会出现一次百年难逢的良机。如何辨别有价值的线索，是研究艺术的精华所在。具有独立思考能力，而不受现阶段思潮左右之科学家，最有可能发现突发现象的潜在意义。他也需要具有想象力和丰富的知识，来了解自己的四周是不是有新的事件，来看自己的观察可能有哪些含义。在决定是否应该进行某一方面的研究时，不应仅仅由于别人已经考虑过，或者已经做过而无成果，就予以放弃。这并不一定说明这个设想不好；很多具有划时代意义的发现先前都被提出过，只是未能继续发展研究，但直到适逢其人才得以正确地开展。詹纳（Edward Jenner）并不是第一个给人种牛痘以预防天花的人；哈维（William Harvey）不是第一个提出血液循环假设的人；达尔文绝非第一个提出进化论的人；哥伦布也不是第一个到美洲去的欧洲人；巴斯德不是第一个提出疾病的细菌学说的人；利斯特（Joseph Lister）不是第一个用石炭酸作为伤口消毒剂的人。但正是这些人，充分发展了这些设想，迫使社会勉勉强强地接受了它们，因此，使这些发现得以成功的主要功劳应归于他们。

　　使发现得以成功的还不仅是新设想。其实，完全独创的设想是很少的。通常，深入研究某一设想的起源以后，人们发现，这个设想别人先前已经提出过了，或是提出过近似的设想。尼科尔把这些早期的，一开始未予以深入研究的设想称之为"设想的先驱"。

四、利用机会

　　当一个新发现经过了上述的障碍，创始者终于能认识并理解它，但至少还有三种情况会延误人们及早接受这个发现。

　　1. 不能根据最初的发现做深入研究　　最初的发现有时可能未被充分利用，因为科学家可能未对新发现深入追究，未能对其加以开拓。最有成就的科学家不会只满足于澄清手边的问题，而是在取得了某些新知识以后，利用它去揭示更新的知识，而且往往能寻获更具重要意义的知识。

　　斯坦豪塞（Steinhaeuser）1840年发现鱼肝油能治疗佝偻病，但是在以后的80年中，这个极为重要的事实始终未经证实，因而至今仍然只是一个看法而已。1903年，史密斯发现：培养液中的能动杆菌能以正常的运动形式存在，也能以不能动的变异体存在。他还说明了这两种形式在免疫反应中的重要性。这一研究几乎没有被人注意，而且被人遗忘，直到韦尔和费利克斯在 1917 年重新发现这一现象为止。这一现象现在被看作是免疫反应中的一个基本事实。弗莱明在 1929 年就描述了青霉素的粗制剂，但是几年以后他中断了这一工作，没有制造出一种治疗用的药物。他没有得到别人的鼓励和帮助，因为像这类一无所成的事情人们知道得太多了。直到若干年以后，弗洛里（Howard Walter Florey）继续弗莱明的未成之业，才把青霉素发展成一种药物。

2. 缺乏应用 新发现可能在若干年内没有用武之地。诺非尔德（Neufeld）在 1902 年发现了一种测定肺炎双球菌菌型的快速方法，但是直到 1931 年采用特异型血清疗法以前，这种方法根本不具重要意义。兰斯坦纳（Karl Landsteiner）1901 年发现人类的血型分类，但是直到 1914～1918 年大战期间发现了抗凝血剂并采用了输血的方法时，兰斯坦纳的发现才变得重要，并引起人们注意。

3. 冷淡和反对 最后，新发现必定会受到人们怀疑与反对态度的严厉批评，这可能是最难过的一关。也正是由于此，科学家有时必须进行辩护战，在过去，有的甚至要付出生命。对新观念的抵制心理，以及现实生活中对新发现的反对，将在以后的章节中讨论。

下面，我们集中叙述一下詹纳对牛痘接种法的认识，以及他使用牛痘接种的经过，来说明本节和上节中的某些观点。接种天花病毒（种痘）进行人工免疫天花的方法在东方早已施行。有人说公元前 1000 年，中国就有将天花瘢浆吹入儿童鼻孔的习俗，也有人说种痘是公元 1000 年从印度传入中国的。18 世纪中叶，种痘由君士坦丁堡传入英国。在詹纳出生的时候，这种方法虽然尚不普遍，但已被采用。詹纳 13 岁到 18 岁当学徒期间，注意到格罗斯特郡的当地人相信从牲畜身上感染过牛痘的人对天花免疫。詹纳发现，当地的医生大多都熟知这种传统的看法，但却未予以认真的思考，尽管他们也碰到这样的情况：得过牛痘的人在接种天花病毒时不受感染。显然詹纳记住了这件事，但在若干年中没有什么行动。回到乡村行医以后，他对一个朋友吐露心意，说想试一试牛痘接种法。促请朋友将他的意图保密，因为怕万一失败而招人耻笑。同时，他进行其他方面的实验，来锻炼自己勤奋刻苦、精确观察的才能。他为亨特观察冬眠动物的体温和消化；为班克斯（Joseph Banks）试验农业肥料；自己还研究小布谷鸟怎样把同窝的雏鸟赶跑。他 38 岁结婚，生下儿子后，他给儿子接种牛痘，并证明了这个孩子后来对天花免疫。然而，没有一个同事（包括亨特在内）对詹纳用牛痘接种防止天花的设想有太大的兴趣。他有关这个题目的第一篇试验性论文被退了回来，显然是被拒绝采用。直到他 47 岁的时候（在值得纪念的 1796 年），才第一次成功地为许多人接种了牛痘。他从一个挤奶女工内尔姆斯（Sarah Nelmes）手上的脓瘢中取出物质，给一个 8 岁的男孩菲普斯（James Phipps）接种，这个男孩因此出了名，就像在将近 100 年后，迈斯特（Joseph Meister）是第一个接受巴斯德狂犬症治疗而奇怪地出了名一样（注：迈斯特一直在巴斯德研究所看门，直到 1940 年德国占领巴黎，迈斯特自杀）。人们认为这就是传统所说牛痘接种的起源。但是，正如科学发明史上的很多情况一样，问题并不这么简单、明确。至少有两个人在更早的时候就实际施行过这种手术，但未能继续进行下去。詹纳却继续实验，于 1798 年出版了他著名的《探究》，其中报告了约 23 个或因接种牛痘，或因自然感染牛痘，从而对天花免疫的病例。在这以后不久，牛痘接种便得到普遍的采用并在全世界推广，尽管某些地方至今还有人在古怪地强烈反对，倒是无伤大雅。詹纳曾遭到辱骂，但很快就受到来自全世界的赞誉。

这段历史确实表明了：认识一件新事物的真实意义往往是多么的困难。如不了解历史真相，人们可能以为詹纳对医学科学作出了一个很简单的贡献，不值得后来如此大加赞誉。但无论是亨特也好，还是詹纳的任何同事和同时代人也好，没有一个能预先透彻理解其潜在的重要性。然而在别的国家，也出现过类似的机会，但却被忽略过去了。自从这位具有实验头脑的詹纳对流行的看法发生兴趣，到进行具有时代意义、关键意义的实验，其中相隔了 30 年。我们现在有了免疫和实验的观念，可能会对此觉得奇怪，但我们必须记住，这一设想在当时是多么具有革命性，即使当时已经采用了种痘。别人虽有同样的机会，但却没有人研究牛痘接种法，詹纳花了整整 30 年时间才研究成功。这一事实表明：这是一个多么来之不易的成果。而且牲畜在当时为大多数人所嫌弃，因此，以牲畜的疾病来感染人类，这种设想令人更为厌恶。人们预言了各种可怕的后果，什么"牛狂症""牛面孩"（还真的展出了一个）。同许多伟大的发现一样，这个发现并不需要广博的学识，主要是凭借胆识来接受一个革命的设想，并凭借想象来认识其潜在的重要意义。但是，詹纳也有要克服的实际困难，他发现母牛乳头易患各种疮伤，有些也传染给挤奶工，但却没有对天花免疫的效能。即使在今天，病毒专家要区分牛乳头各种疮伤也是很不容易的；而且由于要观察到下述现象，情况就变得更为复杂，即患过牛痘的牛不能因此免疫而不会第二次发作同样的疾病，这一点詹纳本人也注意到了。

詹纳的发现含有嘲讽的成分，这种成分常使得科学界的轶事平添兴味。当代研究者们相信：现在多年来在世界各地使用的牛痘疫苗并不是牛痘，而是由天花衍生而来的。其起源已无从查考，但看来牛痘和天花在早期就被混杂了，发展成了一种天花的减毒菌种而被错误地当作牛痘使用。

五、提要

新知识常常起源于研究过程中某种意外的观察或机遇现象。这一因素在新发现中的重要意义应得到充分的认识，研究人员应该有意识地去利用它。积极、勤勉尝试新步骤的研究人员遇到这种机会的次数更多。要能解释线索，并认识其可能的重要意义，就需要有不受固定观念束缚的精神，要有想象力、科学鉴赏力，以及对一切未经解释的现象进行观察和思考的习惯。

第四章　假设

我们先来看几个起源于假设（hypothesis）的新发现。以便更好地讨论假设在科学研究中的作用。说明这类发现的一个最好例证就是哥伦布（Christopher Columbus）航行的故事，它具有科学上第一流发现者的很多特征：①哥伦布全神考虑着一个设想：既然世界是圆的，他就能向西航行到达东方。②这个设想绝非他的首创，但显然他曾从一个水手那里获得了新的佐证，此人被大风刮离了航道，据他自己说，他在西方重登陆地，然后返航。③他好不容易才得到资助，得以检验自己的设想，而且在进行实验性航行的实际过程中也历尽了艰辛。④最后成功的时候，他找到的不是预期的新航线，而是整整一个新大陆。⑤任凭一切佐证对他不利，他仍然死死抱住自己的假设不放，并相信自己是找到了通往东方的航线。⑥他生前所获赞誉和酬报甚少，不论他自己或是别人都未充分认识他新发现的意义。⑦以后曾有证据说明，他决不是到达美洲的第一个欧洲人。

　　罗夫勒（Friedrich Loffler）在研究白喉的早期，证明了实验动物因注射白喉杆菌而死亡时，细菌仍留在注射点的附近。他认为动物死亡是由细菌的毒素所造成。根据这一假设，鲁（Emile Roux）做了大量实验，企图证实细菌培养液中的这种毒素是致命的物质，虽做了很多努力，却都失败了。尽管如此，鲁仍坚信这一假说，最后孤注一掷，给豚鼠注射了 35mL 的大剂量培养液滤液。奇怪的是，这只豚鼠在注射了如此大量的液体后居然没死。过了一些时候，他满意地看到这只豚鼠死于白喉中毒。确认了这点以后，鲁很快就查明，他的困难是因培养液中细菌培养时间不够，从而产生毒素不足所致。因而，增加细菌培养的时间就能制成毒性很大的滤液，这一发现导致了预防白喉的免疫法，并使抗血清用于治疗。贝尔纳根据冲动沿交感神经传导并引起化学变化，从而在皮肤中生热的假设，切断了家兔颈部的交感神经，希望导致兔耳变凉。使他吃惊的是：该侧的耳朵却变成得更热了。贝尔纳才发现他将耳血管与通常使耳血管保持适当收缩的神经作用切断了，结果血液流量增大，耳朵变得更热。贝尔纳起初并没有认识到自己的所作所为。他完全偶然地发现了动脉中的血流量是由神经控制这一事实，这是自哈维划时代的发现以后，对血液循环认识最重要的进展之一。贝尔纳说，自 1841 年以来，他多次切断动物的颈部交感神经，却再没有观察到 1851 年他首次见到的那些现象。这有趣而又重要地说明了观察领域中经常出现的情况。在以前的实验中，贝尔纳把注意力放在瞳孔上，直到他注意寻找面部和耳部的情况时才发现了这些变化。

　　贝尔纳推断说：肝分泌糖分是由有关神经控制的，他猜想这就是迷走神经。因此，他试着穿刺第四脑室底该神经的起端，结果发现肝糖原作用显著增加，血糖增多，以致于尿中出现糖分。然而，贝尔纳很快就意识到，尽管得到的结果很有趣、很重要，但是实验所依据的假设却是十分错误的，因为即便切断迷走神经，还是能够得到同样的效果。贝尔纳再一次显示了他放弃原有推断，追踪新线索的能力。他在叙述这次经过时写道："对于我们正在研究的设想绝不应过于全神贯注。"这一项研究从另一角度来看也是很有教益的。贝尔纳第一次成功地穿刺第四脑室造成糖尿病以后，无法再现这次实验，直至找到必需的精确方法时才成功。他第一次取得成功确实是很幸运的，否则在接二连三的失败以后他可能会放弃这一设想。"我们希望从这次实验中得出另一个具有普遍意义的结论……单独地看待否定的事实决不能说明任何问题。人们必定犯了，现在也必定还在犯多少这样的错误啊！绝对避免这类错误看来甚至是不可能的。"

　　直到 19 世纪末，人们对称之为"产乳热"的这种乳牛疾病的性质和原因仍然一无所知，没有有效的治疗方法，很多宝贵的乳牛因此死亡。丹麦科尔丁（Kolding）地方，一个名叫施密特（Schmidt）的兽医提出一种假设：这种疾病是一种自身中毒现象，由乳腺中"初乳小体和变性的旧上皮细胞"的吸收作用所造成。因此，抱着"制止初乳形成，以及麻痹现存毒素"的目的，施密特为牛乳腺注射碘化钾溶液。起初，他说在手术过程中小量空气进入乳腺是有益的，因为能帮助游离碘释出。这种治疗方法非常成功。后来，施密特把在注射溶液的同时注进大量空气看作是这种治疗的重要组成部分，理由是空气能把溶液推到乳腺各部。这种疗法被广泛采用，并以多种方式加以改良，不久以后，人们发现只注入空气也同样有效。在阐明产乳热的生化过程之前 25 年，这种以错误设想为依据的治疗方法就已普遍采用；确实，我们至今仍不明了该疾病的基本原因，也不知道为什么注入空气通常就能治愈它。

假设之所以能颇显成效，不仅对其提出者是如此，而且还可能使别人作进一步发展。沃塞曼（Wassermann）本人证实：他用补体结合试验法检查梅毒这一发现仅是由于有埃利希的侧键说才得以成功。沃塞曼检查法的发展还有另一个有趣的事情：由于得不到产生梅毒的螺旋体培养物，沃塞曼采用由梅毒造成之死胎的肝提取物作为抗原，他知道这种抗原中含有大量螺旋体。这一方法十分成功。过后很久才发现，不仅不必采用有梅毒的肝，而且从其他动物的正常器官也能制造出相同的抗原。至于这种抗原为什么能产生补体结合反应以诊断梅毒症状，至今仍是个谜，只有一点是肯定的：完全是偶然的设想促使了沃塞曼使用肝提取物。但是，既然我们至今仍找不出合理的解释，若不是多亏了沃塞曼错误的但富有成效的设想，很可能我们现在还没有梅毒的血清检查法。

埃利希的设想奠定了化学疗法的基础。他的设想是：由于某些染剂能有选择地给细菌和原生动物染色，所以就有可能找到某种只能被寄生虫所吸收的物质，而且可杀死寄生虫而不损伤宿主。他对自己的设想坚信不移，尽管长期不断受挫，一再失败，朋友们也劝他放弃这种看来无望的工作，他还是坚持下去，直到发现锥虫红具有某种抵抗原生动物的能力，才获成功。顺着这一成果提示的方向进一步研究下去，埃利希后来制成了六〇六，对梅毒很有疗效，是砷的第 606 种化合物。这或许是疾病研究史上，假设的信心终于战胜了看来似乎是不可克服的困难的最好例子。故事讲到这里本可皆大欢喜，但是，正如常常发生的那样，在科学上，最后的评语必定是具有讽刺意味的。埃利希搜寻某种有选择性地被病原体吸收的物质，是由于受到自己坚定信念的鼓舞。他坚信，药物只有附着在有机体上才能起作用。但是我们今天知道，很多具有化学疗效的药物并不是有选择性地附着在传染源上的。

然而，故事还没有讲完。埃利希早期的工作给了杜马克（Gerhard Domagk）深刻的印象。埃利希的锥虫红属于偶氮染剂组，杜马克试验了大量属于该组染剂的效能。1932 年，他发现一种属于该系的染剂——百浪多息，它对链球菌具有疗效，而且不损伤受感染的动物，这一发现标志着医药史上新纪元的开端。但是，当法国化学家特雷弗（Trefouel）着手研究合成这种药物时，他惊讶地发现，药物之所以有效并非由于它是染剂，而是由于包含了磺胺，而磺胺则根本不是染剂。这样，埃利希错误的设想又一次导致了可称之为奇迹的发现。化学家们从 1908 年以来就知道磺胺的存在，但谁也没有任何根据来猜测它有治疗的性能。有人说，如果当初知道这种性能，那么仅在1914 ～ 1918 年大战期间，磺胺就可拯救 75 万条生命。据说，埃利希早期对染剂的研究还是导致发现现代抗疟药物"阿涤平"的起点，没有这种药，盟军在太平洋的战争可能就不会胜利。

联醚是另一种根据假设而发现的化学治疗物，用来杀死引起黑热病的利什曼原虫。研究开始时的设想，是用某种胰岛素衍生物干预寄生虫的自然代谢过程，特别是其葡萄糖的代谢。人们发现有一种胰岛素衍生物"合成灵"具有杀死利什曼原虫的特效，不过其稀释程度之高是绝不可能影响葡萄糖代谢的。这样，尽管假设是错误的，却导致了一组新的有用药物的发现。

在大不列颠和澳大利亚西部某些地方出现一种羊群的神经性疾病，叫做羊缺铜病，原因多年不明。在澳洲西部，根据某种理由，贝内茨（H. W. Bennetts）怀疑该病是由铅中毒所致。为了证实这种假设，他用铅的抗毒剂氯化铵来治疗羊群。第一次试验效果很好，但是后来的试验却不成功。这使人们想到该疾病是由于缺少某种矿物质所致，而这种矿物质可能少量存在于第十次使用的氯化铵中。贝内茨根据这个线索进一步研究，很快就证实该疾病是由缺铜所致，而过去并不知道有因缺铜引起牲畜疾病的先例。贝内茨自己说："澳洲西部病原问题的解决，是在证实错误假设时偶然出现的线索所致。"

一、假设在研究中的运用

假设是研究工作者最重要的思想方法，其主要作用是提出新实验或新观测。确实，绝大多数的实验以及许许多多的观测都是以验证假设为目的来进行的。假设的另一作用是帮助人们看清一个事物或事件的重要意义，若无假设，则这一事物或事件就不足以说明问题。例如，在进行现场考察时，一个采用进化论假设的人，就比没有这种假设的人能够作出许多更为重要的观察。假设应该作为工具来揭示新的事宜，而不应将其视为终结的目的。

上面提出的实例说明了假设导致新发现的某些途径。首先引人注意的是这样一个奇怪而又有趣的事实：一个不正确的假设有时非常富有成效，这一点培根也注意到了。有些实例是我们挑选出来以便说明这一观点的，但我们不应认为这些就是有真正代表性的实例，因为正确的猜测比错误的猜测更容易收到成效；而且错误的猜测有时候也会有用处这一事实，并不能减损力求正确解释的重要性。然而，这些实例是现实的，因为绝大多数的假设后来被证明是错误的。

当第一次实验或第一组观测的结果符合预期结果时，实验人员通常还需进一步从实验上搜寻证明，方能确信自己的设想。即使假设被一些实验所证实，它也只能被看作在进行实验的特定条件下才是正确的。有时，研究人员所要求的或需要的就是这点，因为眼下他已经有了一个解决眼前问题的办法，或有了一个为某种理论所需要的假设，以便为进一步研究该问题进行部署。有时，假设的价值在于，以该假设为基点将研究工作的新方向朝四面八方铺展，而且，把这种假设尽可能地应用于各种具体情况。如果假设适用于各种情况，则可上升到理论范畴；如果深度足够，甚至可上升为"定律"。然而，具有普遍性的假设却不能被绝对的证实，这一点将在有关"推理"一章中加以说明；但是，在实验中，如果假设能经得起关键性的检验，特别是如果这种假设符合一般科学理论的话，它就会被接受。

当第一次实验或观测的结果不能证实假设时，有时可以用一种能起澄清作用的补助假设（auxiliary hypothesis）来适应矛盾的事实，而不是一股脑地抛弃原来的假设。这种修正的过程可一直进行下去，直至主要假设附加了一大堆特设条件。是否需要达到这一步，是个人的判断力和鉴赏力的问题。到此，大厦方始倾倒，而代之以另一座大厦，它更合理地综合了现今可以获得的一切事实。

有句有趣的俗话："除了它的创始人，谁也不相信假设；除了实验者，人人都相信实验。"对于以实验为根据的东西，多数人都乐于信赖，唯有实验者知道许多在实验中可能出错的小事。因此，一件新事实的发现者往往不像别人那样相信它。另一方面，人们通常总是非难挑剔一个假设，而其提出者却支持它，往往为之献身。我们在批评别人的建议时也应牢记这点，因为鄙弃他的意见就可能伤害他、打击他。假设是一件个人性质很强的事情，由此可以得出一个结论：科学家研究自己的设想，通常比研究别人的设想效果更好。当设想被证明是正确的时候，即使实验并非亲自做的，但提出者不仅获得了个人的满足，还荣膺了主要的功劳。研究他人假设的人常常在一两次失败以后就放弃了，因为他欠缺那种想要证实它的强烈愿望；而我们所需要的正是这种强烈愿望，以驱使他做彻底的试验，并想出各种可能的方法来变化实验的条件。由于了解了这一点，高明的研究工作指导者试图引导工作人员自己提出研究计划，这样，使他感到这是他自己的设想。

二、运用假设须知

1. 不要抱住已被证明无用的设想不放　假设这个工具如果使用不当，会引起麻烦。当我们证明假设与事实不符的时候，就须立即放弃或修改它。这一点说起来容易，做起来却难。当自己绝妙的脑力似乎能解释几件先前并不一致的事实，并大有作出进一步发展的希望时，人们在高兴之余，就容易忽视与已经建构成的图案不协调的种种现象，或者试图帮它作合理的解释（有时候甚至会歪曲了原意）。研究人员抱住已有破绽的假设不放，无视相反的论证，并不是很罕见的事，甚至故意隐匿矛盾的结果，也不是绝对没有的事。如果实验结果或观察到的现象与假设截然相反，如果必须用过分复杂或很不可能的补助假设来与之配合，人们最好还是放弃这种设想，不必为之遗憾。如能代之以新的假设，那么放弃旧有假设就容易得多了。失望的感觉到时也会烟消云散。

达尔文和贝尔纳都有这样的特点：当观察到的事实违背假设的时候，他们随时都能放弃或修改假设。在发现假设不能令人满意时，想象力丰富的科学家比想象力贫乏的科学家更容易放弃它。后一种人有更大的危险把时间白白浪费掉，因为当事实证明必须放弃某一观念时，他们抱住这一观念不放。津泽把死抱无结果设想不放的人，生动地比作孵在煮过的鸡蛋上的母鸡。

另一方面，对假设的信念及坚忍不拔的精神，有时是十分可贵的，正像引述有关鲁和埃利希的例子所说明的那样。同样，法拉第（Michael Faraday）尽管一再遭到失败，却仍然坚信自己的设想，直到最后，终于用磁铁产生了电流。正如贝尔纳所注意到的，否定结果往往无法说明问题。顽固坚持一种在矛盾的论证面前无立足之地的设想，与坚持一种虽然难以证实但却无直接论证否定它的假设，二者之间有天壤之别。研究人员判断情况必须铁面无私，然而即使在第二类情况下，也有这样的可能：如果毫无进展，那么最好放弃这个意图，起码是暂时放弃。这种假设可能是非常好的，但为了证实它所需要的有关技术或知识也许无法办到。有时，一个项目搁置多年，直到获得新的知识，或科学家想出新方法时，才得以重新进行。

2. 设想服从事实的思想训练 必须经常警惕这样的危险：一旦假设形成，偏爱可能影响我们的观察、解释以及判断，"主观愿望"可能在不知不觉中发生。贝尔纳说："过于相信自己的理论或设想的人，不仅很难获得新发现，而且会做很坏的观察。"

在进行观察和实验时，如不小心地保持客观态度，就有可能不自觉地歪曲了结果，甚至门德尔（Gregor Mendel）这样的伟大研究家也似乎陷入了这样的图圉，如费歇尔所指出，门德尔的研究结果就偏向他期望的结果。德国的动物学家盖特克（Gatke）坚信自己关于鸟类能高速飞行的观点是正确的，他报告说，在实际中观察到鸟类一分钟能飞行四英里。大家相信他说的是真话，但他被自己的信念所欺骗以致作出了错误的观察。

防止这样倾向的最好方法，是培养一种使自己的意见和愿望服从客观证据的思想习惯，并培养自己对事物本来面目的尊重；还要经常记住，假设只是一种假定。正如赫胥黎（ThomasHuxley）雄辩地说："我要做的是让我的愿望符合事实，而不是试图让事实与我的愿望调和。你们要像一个小学生那样坐在事实面前，准备放弃一切先入之见，恭恭敬敬地照着大自然指的路走，否则，就将一无所得。"

张伯伦（Chamberlain）提出了一个有趣的保障法，即研究工作中多种假设的原则。他的意见是，尽可能地提出假设，在研究时牢记在心。这种精神状态能促使观察者寻求与每一种假设有关的事实，并赋予那些微不足道的事实以重要意义。虽则如此，我怀疑这种方法是否经常可行。更常用的办法是提出一系列的假设，选择可能性最大的来试验，然后，如果证明显示它有所欠缺，再转向下一个。

当达尔文遇到不利于自己假设的数据时，他特别记录下来，因为他懂得这样的数据比受人欢迎的事实更容易被遗忘。

3. 对设想进行批判的审查 人们不应过分急于接受一个联想到的猜测，即使作为一个试验性的假设，也要经过仔细推敲才能接受，因为意见一旦形成，想要再设计出其他可供选择的方案就不容易了。最危险的是那种似乎"显而易见"的设想，往往未经质疑就被接受下来。在肝硬变的情况下，吃低蛋白的饮食使器官尽量得到休息似乎是十分合理的，但最近的研究表明，这正是最忌讳的，因为低蛋白的饮食能造成肝损伤；让受伤关节休息的做法也从未有人提出质疑，直到几年以前，一个大胆的人发现，做一套适当的运动可使关节更快恢复；多年来，农民有锄松表土的习惯，相信这样做能减少水分因挥发而流失，基恩（B.A. Kean）证明这种看法缺乏足够的实验基础，在大多数情况下松土并不起任何作用，这样他使社会节省了一大笔无用的开支。

4. 对错误的观念退避三舍 上面援引了一些例证，说明有些假设尽管错误，却可能得出成果。虽则如此，绝大部分无用的假设必须受到摒弃。更为严重的是：一些幸存的错误假设和概念，不但不能带来收获，而且实际上阻碍了科学的发展。一切矿物质中包含水银的旧观念及燃素说就是两例。根据后一种理论，任何可燃物质内都含有一种燃烧时失去的成分，称为燃素。这种观念长时间阻碍了化学的发展，妨碍了对燃烧、氧化、还原等过程的理解。这一谬论直到 1778 年才由拉瓦锡（Antoine Lavoisier）揭露。但是，在以后的一段时间内，英国大科学家普里斯特利（Joseph Priestley）、瓦特（Watt）和卡文迪许（Cavendish）仍然坚持这种看法。普里斯特利到 1804 年逝世时还未接受新观点。

在科学的发展上，对严重谬误论证的揭露，其价值不亚于创造性的发现。巴斯德反对并战胜了自然发生的观念；霍普金斯则反对并战胜了把细胞质看作一个巨大分子的半神秘概念。医学上的错误概念不但阻碍发展，而且会带来很大的危害，造成不必要的痛苦。例如，费城著名医生拉什（Benjamin Rush，1745 ~ 1813）曾以他所作的治疗为例："我为一个新近抵达的英国人六天内放血十二次，血量为一百四十四盎司；其中二十四小时内放血四次；同样在这六天内，我给了他近一五十粒的甘汞，其中药喇叭和藤黄（译注：二者都是泻药）的比例如常。"

一旦相信了某种设想之后，就很难仅仅由于发现了某些相反的事实就被放弃。只有在提出了更符合新事实的假设时，错误的设想才被丢弃。

三、提要

假设是研究工作中最重要的智力活动手段。其作用是指出新实验和新观测，因而有时会导致新发现，甚至在假设本身并不正确时亦如此。

我们必须十分注意，不使自己对自己的假设过于热衷，应力求客观地判断，并且一旦发现矛盾的事实，就要修改它或丢弃它。要提高警觉，不使观察和解释受到假设的影响而歪曲。假设在不被相信的情况下，亦可加以利用。

第五章　想象力

一、丰富的想象

在本章和下一章里，将简单讨论"设想"怎样在头脑中产生，以及哪些条件有利于创造性的思维活动。这里，我也照其他章节的办法，把一个完整的题目武断地分开，以便对有关过程进行批判的考察。因此，本章所包括的很多材料应视为与"直觉"一章有关，而下一章内容的大部分也同样适用于"想象力"。

杜威（John Dewey）把"自觉思维"分解为下列几个阶段。首先，对某种困难或问题有所意识，从而连成刺激；继而，一个想象的解决方法跃入自觉的头脑。理智现在才开始作用，对这一设想进行考察，决定取舍。如果设想被摒弃，我们的思维活动则回到前两个阶段，并重复方才的过程。我们必须懂得，重要的是：设想的形成不是有意识的、自觉的行为。它不是我们所做的事，而是在我们身上发生的事。

在平常的思维过程中，我们就是这样不断地考虑这些设想，连接了各个推理的步骤。而且，我们对此习以为常，竟浑然不觉。以往的经验和训练在头脑中形成联想，通常，我们就从回忆这类联想的过程中，直接产生了新的设想及新的配合。但是，偶尔在脑际也闪过某种特别独创的设想，但并不以过去的联想（至少不以一开始就很明显的联想）为基础。我们可能突然看到了好几件事物或好几个设想之间的联系；或者，可能跃进了一大步，而不是像通常那样，当一对或一组设想之间的联系业已确立或显而易见时，只迈着小步子。这种大突变不仅仅在我们考虑问题时发生，而且在我们并不思考什么问题也经常发生，甚至在我们做着别的事情的时候。在后两种情况下，突变往往十分惊人。虽然这些设想与那些几乎不断出现而且不那么令人兴奋的设想之间，也许并无根本上的区别，而且也不可能截然区分，但是，为了方便起见，我们要在下一章以"直觉"为题把两类设想分别加以考虑。本节将把注意力集中于创造性思维的一般特征上。

杜威提倡他称之为"思考性思维"的东西，即反复思考一个问题，给予有步骤的和连贯性的思考，以区别于在脑海中自由运行的各种念头。也许后一种情况最确切的名称叫"梦幻"。梦幻也有它的用处，下面就要谈到。但是，思维可以是思考性的，却又是效率不高的。思想家出于急躁或惰怠，可能对产生的设想审查得不够精确，也可能在得出结论时操之过急。杜威说很多人或是由于他们受不了那种精神上的不愉快，或是由于他们把疑惑状态看成是一种低劣的表现，而不能容忍这种状态。

"要真正做到多思，我们必须甘心忍受并延续那种疑惑的状态，这是彻底探究的动力，这样就不致于在未获充足理由之前，接受某一设想或肯定某一信念。"也许，一个训练有素的思想家的主要特点在于，他在佐证不足的情况下不轻易做出结论；而未受训练的思想家则很可能这样做。

有意识地创造设想或支配创造性设想是不可能的事。当某种困难刺激头脑时，想象的解决方法简直是自动地跃入意识。这些方法的多寡或优劣，取决于过去对该问题的经验和训练的程度。我们能有意识地去做的，便是这样来训练自己的头脑，自觉地把思想引导到某一问题上，考虑这个问题，并审查半自觉的头脑所想出的各种建议。杜威说：思维活动中智力是在建议提出后，它对建议所采取的行动。

在条件相同的情况下，我们知识的宝藏越丰富，产生重要设想的可能性就越大。此外，如果具有各种相关学科或者甚至不太相关学科的广博学识，那么，独创的见解就更可能产生。正如泰勒（E.L. Taylor）博士所说："具有丰富知识和经验的人，比只拥有一种知识和经验的人，更容易产生新的联想和独到的见解。"

有独创性重要贡献的科学家，常常是兴趣广泛的人，或是研究过他们专修学科之外的学科的人。独创性常常在于发现两个或两个以上研究对象或设想之间的联系或相似之点，而我们原来以为这些对象或设想彼此没有关系。

在寻求独创性的设想时，放弃杜威提倡的那种有方向、受理智支配的思维活动，而任自己的想象驰骋，即"梦幻"，有时是有益的。哈定（Harding）说：所有独创性的思想家都是幻想家。她对幻想解释如下："就一个题目进行幻想，……就是有意使思想消极地集中在这个题目上，使其顺着思绪发生的轨道行进，只有在一无成果时才停止；而一般来说，任其自然形成、自然分支，直至产生有用而又有趣的结果。"普朗克（Planck）说："人们试图在想象的图纸上逐步建立条理，而这想象的图纸则一而再、再而三地化成泡影，这样，我们必须再从头开始。这种反复的过程对最终胜利的想象和信念是不可或缺的。在此没有纯理性主义者站立的位置。"

在作如此思考的时候，很多人发现：把思想具体化，在脑海中构成形象，能激发想象力。据说，马克斯威尔（Clerk Maxwell）养成了把每个问题在头脑中构成形象的习惯；埃利希也大力提倡把设想转为图形。这点我们可从他给自己的侧链说画的图看出。图画的比喻在科学思维中能起重要作用。德国化学家凯库勒（Kekule）就是这样想到苯环的，这个设想使得有机化学彻底革新。他叙述了他是怎样坐在桌前写他的化学教科书的："但事情进行得不顺利，我的心想看别的事了。我把坐椅转向炉边，进入半睡眠状态。原子在我眼前飞动：长长的队伍，变化多姿，靠近了，连结起来了，一个个扭动着，回转着，像蛇一样。看，那是什么？一条蛇咬住了自己的尾巴，在我眼前轻蔑地旋转。我如从电掣中惊醒。那晚我为这个假设的结果工作了整夜。……先生们，让我们学会做梦吧！"

然而，物理学已经发展到这样的阶段：某些现象只能用数学的语言来表达，再也不可能用机械的比拟来表示了。

在研究传染病的时候，有时最好像贝尔纳那样，采取生物学的观点，把致病微生物看作是为自己生存而不断挣扎的物种；或者，干脆像毕生致力于斑疹伤寒研究的津泽对这种疾病采取的办法那样：在想象中，把疾病人格化。

特别是在物理学和数学中，寻求普遍性结论的一个重要诱因，是对论据之间的条理与逻辑联系的喜好。爱因斯坦说："没有什么合乎逻辑的方法能导致这些基本定律的发现。有的只是直觉的方法，辅之以对现象背后规律的一种爱好。"

乔治（W.H. George）说：当观察者看到他视野内的物体所构成的图案有一个空缺时，他产生了一种紧张的感觉。等到填补了空缺，图案的各部分各适其位时，观察者感到轻松、满意。普遍性的结论在完成任何一项任务时所体验到的满足心情，是另一种可以用此种概念解释的现象。这种心情也许与任何有关报酬的事物毫无联系，因为它也同样适用于那些不重要的事务，如填字游戏、爬山或读书。当有人不同意我们的观点，或是出现违反我们信念的事实时，我们感到一种本能的气恼，其原因也许就是由于他们破坏了我们已经形成的图案。

人的头脑在事物中有追求条理性的倾向，这一点并未逃过培根明察秋毫的慧眼。他警告我们要谨防这种倾向把我们引入歧途，使我们误信自己看到了一种高度的条理性与均衡性，而实际上却没有这么高的程度。

当人们正做出新设想以后，就要予以判断。以知识为根据的推理，对日常生活和科学上的简单问题，通常足以敷用。不过，在研究工作中，要做出有效的推理，可用的知识往往不足。这里，人们只能仰仗"感觉"或"鉴赏力"。哈定说："如果科学家一生注意细致的观察，训练自己注意寻求模拟，使自己具备有关的知识，那么，这个'感觉工具'……就将成为神通广大的仙杖……在创造性的科学上，感觉起了主导的作用。"

写到想象力在科学上的重要性时，廷德尔（Tyndall）说："牛顿从落下的苹果想到引力的问题，这是有准备的想象力的一种行动；根据化学的实验，道尔顿（John Dalton）富于建设性的想象力形成了原子理论；戴维（Humphrey Davy）特别富有想象力；而对于法拉第来说，他在全部实验之前和实验之中，想象力都不断作用和指导着他，作为一个发明家，他的力量和成就，大都应归功于想象力给他的激励。"

想象力之所以重要，不仅在于引导我们发现新的事实，而且激发我们作出新的研究，因为它使我们看到可能产生结果的事物。事实和设想本身是死的东西，是想象力赋予它们生命。但梦想和猜测若无推理使它们作有效的运用，也只是胡思乱想而已。在奔放的想象力中捕捉到的模糊概念，必须化为具体的命题和假设。

二、虚假的线索

在探索新知识的过程中，想象力虽是灵感的源泉，但如不受到训练，也可能酿成危险：丰富的想象力须用批评的精神与判断来加以平衡。当然，这决不等于说要把它加以压制或扼杀。想象仅能使我们步入未知的黑暗世界，在那里凭借我们携带的知识之微光，可能瞥见某种似乎有趣的事。但是，当我们把它带出来细加端详的时候，往往发现它只不过是块废料，一时闪烁引起人们注意罢了。看不清楚的东西常常具有古怪的形状。想象既是一切希望和灵感的源泉，同时也是沮丧失望的缘由。忘记这点就会招致悲观绝望。

不管其起源如何，多数假设被证明是错误的。法拉第写道："世人何尝知道：在那些通过科学研究工作者头脑的思想和构建理论当中，有多少被他自己严格的批判、非难的考察，而默默地、隐蔽地扼杀了。就是最有成就的科学家，他们得以实现的建议、希望、愿望以及初步结论，跟原先出现在脑中的思想比起来还不到十分之一。"任何有经验的研究人员都能证明这些话，达尔文甚至走得更远，他说："我一贯力求保持思想不受拘束，一旦某一假设被事实证明错误时，不论我自己对该假设如何偏爱（在每一课题上我都禁不住要形成一个假设），我都会放弃它。"我想不起有哪一个最初形成的假设，不是在一段时间过后就被放弃，或被大加修改的。

赫胥黎说："用丑恶的事实屠杀美丽的假设，是科学的最大悲剧。"伯内特告诉我说，他想出来的"巧主意"绝大多数都被证明是错误的。

犯错误是无可非议的，但要能及时觉察并纠正。谨慎小心的科学家既犯不了错误，也不会有所发现。怀德海（Whitehead）这点说得好："畏惧错误就是毁灭进步。"戴维说："我的那些最重要的发现是受到失败的启示而作出的。"在发现设想有错误并作出适当的反应方面，一个训练有素的思想家，比起没有受过训练的人，有极大的有利条件。前者不但从成功中得益，而且也会从错误中吸取教训。杜威说："使一个不惯于思考的人感到沮丧烦恼的事，……对于训练有素的探究者来说，是动力和指针……它或是能披露新问题，或是有助于解释和阐明新问题。"

一个有创造性的研究工作者，往往不怕担风险、犯错误，而且，在报告自己的发现前通常会进行严格的试验，寻找错误。不仅在生物科学中是这样，在数学上也是如此。哈达马（Jacques Salomon Hadamard）说，优秀的数学家经常犯错误，但能很快发现并纠正，还说他本人就比他的学生犯更多的错误。剑桥大学心理学教授巴特利特（Frederic Bartlett）爵士在评论这一说法时提出：测定智力技能的唯一最佳标准，可能是检测其摒弃谬误的速度。利斯特曾说："我能想象到的人之最高尚行为，除了传播真理外，就是公开放弃错误。"

乔治指出，即使是天资出众的人，他们的"假设"之出生率虽很高，但也仅能超过其死亡率而已。

很多人认为普朗克的量子论甚至比爱因斯坦的相对论对科学的贡献更大。普朗克获得诺贝尔奖时说："回顾……最后通向发现（量子论）的漫长曲折的道路时，我对歌德（Goethe）的话记忆犹新，他说：'人们若要有所追求，就不能不犯错误。'"

爱因斯坦在谈到他的广义相对论的起源时说："这些都是思想上的谬误，使我艰苦工作了整整两年，直到1915年我才终于认清它们确实是谬误。……最后的结果看来近乎简单，而且任何一个聪明的大学生不会碰到太大的困难就能理解它。但是，在最后突破、豁然开朗之前，那种在黑暗中对感觉到了却又不能表达出来的真理进行探索的日子，那强烈的愿望，以及时而充满信心、时而担忧疑虑的心情……所有这一切，只有亲身经历过的人才能体会。"

也许贺姆霍兹（Hermann von Helmholtz）所写的，是关于这些事最有趣、最能说明问题的故事："1891年，我解决了几个数学和物理学上的问题，其中有几个是奥伊勒（Euler）以来所有大数学家都为之绞尽脑汁的。……但是，我知道，所有这些难题的解决，几乎都是在无数次谬误以后，由于一系列侥幸的猜测，才构成顺利的例子，再逐步概括而被我发现。这就大大削减了我为自己的推断所可能感到的自豪。我欣然把自己比做山间的漫游者，不谙山路，缓慢吃力地攀登，不时要止步回身，因为前面已是绝境。突然，或是由于念头一闪，或是由于幸运，他发现一条通向前方的新蹊径。等到他最后登上顶峰时，他羞愧地发现，如果当初他具有找到正确进路的智慧，本有一条阳关大道可以直达顶巅。在我的著作中，我对读者自然只字未提的错误，而只是描述了读者可以不费气力攀上同样高峰的路径。"

三、好奇心激发思考

同其他动物一样，我们与生俱有好奇的本能。好奇心激发青少年去发现我们生活的世界：哪些坚硬、哪些柔软、哪些可动、哪些固定，发现东西向下坠落，水具有称之为液体的特性，以及其他一切我们适应环境所必需的知识。据说，尚未具备精神反射的婴儿，不像成年人那样表现出"攻击－逃避"的反应，他们的行为反倒截然相反。到入学年龄时，我们通常已经过了这个发展阶段，那时，大部分的新知识是通过向别人学习，亦即：或是观察别人，或是别人告诉我们，或是阅读，或是积累而得的。我们已经具备了有关我们生活环境的实用知识，我们的好奇心若不是成功地转移到智力方面的兴趣上，那么它会开始减弱。

科学家的好奇心，通常表现在探索他所注意到的事物，但尚无令人满意的解释出现或对其相互关系的认识。所谓"解释"，通常在于把新观察或新设想跟已被接受的事实或设想联系起来。一种解释可能只是一种概括，它把一大堆数据连结在一起，成为一个有规则的整体，可以和现存的知识与信念联系起来。科学家通常具有一种强烈的愿望，要去寻求其间并无明显联系的大量数据背后的原理。这种强烈愿望可被视为成人型的或升华了的好奇心。热衷于研究工作的学生往往是一个具有超乎常人好奇心的人。

我们已经看到，认识到困难或难题的存在，可能就是认识到知识上令人不满意的现状，它能够激励新设想的产生。不具好奇心的人很少受到这种激励，因为人们通常是通过质疑其过程为什么如此，如何作用，某物体为什么采取现在的形式，如何采取，从而发觉难题的存在。当有人提出问题时，我们要努力自我克制不去回答这个问题。这一事实证明，问题就是激励的源泉。

某些纯粹主义者主张科学家只应知其然而不应知其所以然。他们认为：欲知其所以然就意味着，在事物的背后有着理智的目的，各种活动受着超自然力量的支配而达到一定的目标。这是"目的论"（译注：一种唯心哲学理论，认为任何事物均为其自身的目的或某种外在的目的所支配和决定）的观点，已为现代科学所鄙弃。现代科学力求认识一切自然现象的发展过程。冯·布吕克（von Bruecke）曾说："目的论是任何一位生物学家缺之则不能生存的女郎，然而生物学家却羞于在公共场合与她为伴。"

在生物学上，完全有理由问其所以然，因为一切事件都有其缘由，因为生物体的结构和反应通常都履行其生存价值的功能，在这个意义上，他们是有目的的。提出"为什么"能有效地激发对其可能的缘由或目的之想象。"怎么样"也是有用的问题，可引起对其发展过程的思考。

科学家的好奇心是永远满足不了的，因为随着每一个进展，正如巴伐洛夫（Pavlov）所说："我们达到了更高的水准，看到了更广阔的天地，见到了原先在视野之外的东西。"这里我们可以举一个例子，看看好奇心怎样促使亨特进行实验从而导致了一项重要的发现。

一天，亨特在伦敦郊外的里士满公园看见一只鹿的鹿角仍在生长。亨特好奇的想知道如果切断头部一侧的血液供给将会发生什么情况。他做了一个实验，系紧鹿一侧的外颈动脉，顿时，相应的鹿角冷了下来，不再生长。但是过了一会儿，鹿角又暖了过来，继续生长。亨特查明，系带并未松，而是邻近的血管扩张了，输送了充足的血液。侧支循环的存在及其扩张的可能就是这样发现的。在这以前无人敢用结扎法治疗动脉瘤，怕引起坏瘕，而亨特则看到了治疗的可能性，他用结扎方法处理动脉瘤。就这样确立了今天外科上称为亨特氏法的手术。强烈的好奇心似乎是亨特背后的推动力，奠定了现代外科学的基础。他甚至出钱让一个外科医生到格陵兰渔场去替他观察鲸鱼。

四、讨论能激励思想

学术讨论常有助于创造性的思维活动。与同事或与外行们讨论问题，可能在下列某一方面有所帮助。

1. 别人可能提出有益的建议。别人很难直接指出摆脱困境的解决方法，因为他不可能比研究该问题的科学家拥有更多的专门知识。但由于有着不同的知识背景，他可能从不同的角度观察问题，提出新方法。甚至外行人有时也能提出有益的建议。例如，采用琼脂作细菌学中的固体培养基就是柯赫（Robert Koch）的同事赫西（Hesse）的妻子建议的。

2. 一个新设想可能由两三个人集中他们的知识或设想而产生。也许，其中任何一个科学家单独都不具备必要的知识，可以得出将他们大家的知识结合起来所能得到的结论。

3. 讨论是披露谬误的宝贵方法。以错误的知识或不正确推理为基础的设想，可以通过讨论而得到纠正；同样，盲目的狂热可以被遏制，并及时受到制止。一个无法与同事谈论自己的工作或与世隔绝的科学家，常因追踪错误线索而浪费时间。

4. 讨论和沟通观点往往使人振作，给人激励和鼓舞，特别在人们遇到困难，感到烦恼的时候。

5. 讨论的最宝贵的作用在于帮助人们摆脱那些已经形成，但事实证明是无成效的思想习惯。也就是说，摆脱受条件限制的思考。受条件限制的思考现象将在下一节中讨论。

讨论必须在互相帮助、互相信任的气氛中进行，人们必须作自觉的努力，以保持开放的、善于接受他人意见的头脑。参加讨论的人数通常以不超过六人为宜。在这样规模的小组中，没有人会怯于承认对某些事物的无知，并从而纠正自己的错误，因为在知识高度专门化的今天，每个人的知识都是有限的。自觉无知和学术上的诚实，对研究人员来说，是两个重要的品德。自由讨论需要一种绝不因为是权威或受尊重的意见而有所拘束的气氛。罗伯逊（Brailsford Robertson）讲过大生化学家洛布（Jacques Loeb）的故事。当课后一个学生问洛布问题时，他作了很特别的回答："我回答不出你的问题，因为我自己还没有看过教科书的那一章。不过你明天来的时候我应该已经看过了，也许能够回答你。"

学生常常错误地认为自己的老师无所不知，他们不知道教员要花很多时间准备功课，除了讲课讲到的那个题目外，他们的知识往往就不给人那么深刻的印象了。不仅一个教科书的作者不能把书中的全部知识装入脑中，而且一篇研究论文的作者也要不时参看自己的论文，来回忆他自己所做的研究细节。

在实验室三五成群共进午餐或共享午后茶点是个好习惯，可提供大量机会进行一些非正式的讨论。此外，举行略微正式的讨论会或午茶会，在会上，研究工作人员可提出在研究之前、研究之中以及研究结束后，他们各自发现的问题，也是有益的做法。同一机构或部门的研究工作人员交流各自的兴趣和问题，对于促成一种激励思想的工作气氛大有好处。热情是具有感染力的，并且又是防止意志消沉的最好保障。

五、受条件限制的思考

心理学家注意到，我们一旦犯了错误，比如把一大串数字加错了，往往有一再重复这个错误的倾向，这种现象被称为固执性错误。思考问题时的情况也一样，我们的思想每采取某种特定的思路，下一次采取同样思路的可能也就越大。在一连串的思想中，一个个观念之间形成了联系，这种联系每利用一次就变得越加牢固，直至最后，这种联系紧紧地建立起来，以致它们的连结很难被破坏。正像形成条件反射一样，思考受到条件的限制。我们很可能具备足够的数据来解决问题，然而，一旦采用了一种不利的思路，问题考虑得越多，采取有利思路的可能就越小。正如尼科尔所说："面临困难的时间越长，解决困难的希望越小。"

思考还因向别人学习而受到条件的限制，这种学习可以是通过别人的口授，也可以是阅读别人的著作。在第一章里我们讨论了不加批判的阅读对创造性的不利影响。确实，一切学习都使思想受到限制。然而，我们这里所关切的条件限制的影响，是不利于我们达成独创思想的那些因素。这就不仅仅牵涉到学习错误的观点，或受错误观点所限制，因为，正如我们在第一章中所看到的：阅读，即便是阅读真理，对于独创精神也可能有不利的作用。

使我们的思想摆脱条件限制的两个主要方法是：暂时摆在一旁，以及讨论它。如果把问题搁置数天或数周再回到问题上来，这时，旧有的联想或部分地被遗忘，或变得淡薄。而且，我们常常得以从新的角度来看这个问题，从而产生了新的设想。把写好的论文搁置一旁数周的做法，很能说明暂时摆在一旁的好处。等到回过头再来看的时候，先前被疏忽的缺陷暴露得十分明显，恰当的新见解也可能跃入脑际。

讨论对于突破固定的陈旧思路有很大的帮助，在向别人，特别是给一个不熟知本学科的人解释问题的时候，必须阐明并详述那些过去被接受的方法，这样就不能再采用熟悉的思路。常有这样的情况：在讲解的时候，对方未发一语自己就想到了一个新念头；讲课时也有这样的情况，因为当教师在作讲解的时候，他自己比以前"看"得更清楚了。对方的问题，哪怕是无知的问题，也可能使讲述者打破已形成的思想联系，即使只是为了厘清这一建议的不具效用，也可能使得讲述者看到解决问题的新方法，或是看到先前未曾注意到的某些现象或设想之间的联系。提问题对思想产生的影响可比喻为拨火助燃，它扰乱了原有固定的安排，带来了新的配合。由于扰乱了固定的思路，与不熟悉本学科的人进行讨论可能帮助更大，因为亲近的同事之间很多思想习惯都是共同的。撰写评论问题可能与讲课一样有帮助。

受条件限制的思考这一概念还有一个有益的应用，即在无法解决某一问题时，最好从头开始，若有可能，采用新的方法。例如我曾企图寻找引起羊腐蹄病的微生物，研究数年而无所得。我一再失败，但每一次我都用同样的方法重新开头，也就是说，试图使用显微镜来选择有机体病原，然后在培养物中分离出来。这个方法似乎是最合理的方法。但是，直到尝试了一切可能方法而不得不予以放弃时，我才想到了一个解决该问题的根本不同的方法，即用各种培养基试验混合培养物，以便找到一种能致病者。按照这个方法，我很快就解决了这个问题。

六、提要

创造性思考源自对困难的认识，解决问题的想法跃入脑海或被摒弃。思想中新的组合来自合理的联想、幻想，或有时来自偶然的遭遇，想象力丰富的头脑产生多种且多样的配合。在证据不足的时候，科学的思想家不急于做出判断，而是继续保持怀疑的态度。想象力很少使人得出正确的答案，大多数的设想必会被丢弃。研究工作者不应害怕犯错误，只要错误能及时得到纠正就行。

好奇心如不转到智力方面，则在童年之后就会衰退。作为研究工作者，他的好奇心通常用于寻求对那些尚未理解的现象的解释。

进行讨论常常有助于创造性思考，研究机构中每天进行三五成群的非正式讨论，很有好处。

一旦我们对一组数据进行了思考，则往往每次都会采用同样的思路，这样，就容易重复不利的思路。有两种办法可以帮助我们的思想摆脱这种条件的限制：一是把问题暂时搁置起来；一是同别人讨论问题，最好是同不熟悉我们工作领域的人进行讨论。

第六章　直觉

一、定义与实例

"直觉"一词有几种略微不同的用法，所以一开始就必须指出：直觉用在这里是指对某种情况突如其来的领悟或理解，也就是人们在不自觉地想着某一题目时，虽不一定但却常常跃入意识而使问题得到澄清的一种思想。灵感、启示和"预感"这些词也是用来形容这种现象的，但这几个词常常还有别的意思。当人们不自觉地想着某一问题时，戏剧性地出现的思想就是直觉最突出的例子。但是，在自觉地思考问题时，突如其来的思想也是直觉。在我们初得数据时，这种直觉往往并不明显。很可能一切思想，包括在一般推理中构成新进步骤的那些简单思想，都由直觉的作用产生。仅仅为了方便，我们在本章仅单独讨论那种更重要、更富有戏剧性的思想进程。

对于科学思维中直觉这一课题，作出了宝贵贡献的人物有：美国化学家普拉特（Platt）和贝克（Baker），法国数学家彭加勒（Henry Poincare）和哈达马姆，美国生理学家坎农（W.B.Cannon）和心理学家华勒斯（Graham Wallas）。在写本章时，我自行援引了普拉特和贝克出色文章中的材料，他们二位用填写调查表的方式就这个题目调查了很多化学家。下述实例节引自他们搜集的材料。

"我摆脱了有关这个问题的一切思绪，快步走到街上，突然，在街上的一个地方，我至今还能指出这个地方，一个想法彷佛从天而降，来到脑中，其清晰明确，犹如有一个声音在大声喊叫。"

"我决心放下工作，放下有关工作的一切思想。第二天，我在做一件性质完全不同的事情时，好像电光一闪，突然在头脑中出现了一个思想，这就是解决的办法……简单到使我奇怪，怎么先前竟然没有想到。"

"这个想法的出现使我大为震惊，我至今还清清楚楚地记得当时的位置。"

克鲁泡特金写道："然后是几个月专注的思考，想要找出零散的观察现象里令人不解的混乱究竟意味着什么。突然有一天如雷掣电闪，统统变得清晰明白……长时间耐心的研究之后突然诞生的概念，使我茅塞顿开、豁然开朗，这时的快乐是人生很少快事所能比拟的。"

德国大物理学家贺姆霍兹说：在对问题作了各方面的研究以后，……"巧妙的设想不费吹灰之力意外地到来，犹如灵感"。他发现这些思想不是出现在精神疲惫或是伏案工作的时候，而往往是在一夜酣睡之后的早上，或是当天气晴朗，缓步攀登树木葱茂的小山时。

达尔文已经想到进化论的基本概念以后，一天，他正在阅读马尔萨斯（Thomas Robert Malthus）的《人口论》作为休息，这时，他突然想到：在生存竞争的条件下，有利的突变可能被保存下来，而不利的则被淘汰，他把这个想法记了下来。但还有一个重要问题尚未得到解释，即由同一原种繁衍的机体在突变的过程中有趋异的倾向。这个问题他是在下述情况下解决的："我能记得路上的那个地方。当时我坐在马车里，突然想到了这个问题的答案，高兴极了。"

华莱士在一次病中阅读马尔萨斯《人口论》的时候，也独立地想到了可用适者生存的观念来解释进化论。马尔萨斯清晰地阐述了人类数量增长所受到的各种抑制，并提到那些被淘汰的是最不适于生存的弱者。这时华莱士想到在动物界中情况也是大体相同："模模糊糊地想着这种淘汰所意味着的巨大而不断的毁灭，我突然问道：'为什么有的死了，有的活下去？'答案很明白，一般来说，适者生存……然后，我突然闪过一念：这一自行发展的过程改进了人种……适者生存。然后，突然我似乎看到了它的全部影响。"

下面是梅契尼科夫自己叙述细胞吞噬作用这一设想的起源："一天，全家都去马戏团看大猩猩的特技表演。我独自留在家里，在显微镜下观察一只透明星鱼幼虫中游走细胞的寿命。忽然，一个新念头闪过脑际。我突然想到：这一类细胞具有保护有机体不受侵袭的作用。我感到这一点意义十分重大，非常兴奋，在房中踱来踱去，甚至走到海边去归整思想。"

彭加勒讲到，在进行了一段时间紧张的数学研究以后，他到乡间去旅行，不再去想工作了。"我的脚刚踏上刹车板，突然想到一种设想……，我用来定义富克斯（Fuchs）函数的变换方法，同非欧几何的变换方法是完全一样的。"

又一次，在想不出一个问题时，他走到海边，然后："想些完全不相干的事情。一天，在山岩上散步的时候，我突然想到，而且想得又是那样简洁、突然和直截了当：不定三元二次型的算术变换和非欧几何的变换方法完全一样。"

哈达马引用过数学家高斯（Karl F. Gauss）的一段经历。高斯写过关于他求证数年而未解的一个问题："终于在两天以前我成功了……像闪电一样，谜解开了。我自己也说不清楚是什么导线，把我原先的知识和使我成功的东西连接了起来。"

直觉有时出现在睡眠之中，坎农说过一个突出的例子。格拉茨大学药物学教授洛伊

（OttoLoewi）一天夜里醒来，想到一个极好的设想。他拿过纸笔简单记了下来。翌晨醒来，他知道昨天夜里产生了灵感，但使他惊愕万分的是，怎么也看不清自己做的笔记了。他在实验室里整整坐了一天，面对看熟悉的仪器，就是想不起那个设想，也认不出自己的笔记。到晚上睡觉的时候，还是一无所得。但是到了夜间，他又一次醒了过来，还是同样的顿悟，他高兴极了。这回，他仔细地记录下来，这才回去睡觉。

"次日他走进实验室，以生物学历史上少有的利落、简单、肯定的实验证明了神经搏动的化学媒介作用。他准备两只蛙心，用盐水使其保持跳动。他刺激一只蛙心的迷走神经，使其停止跳动，然后他把浸泡过这只蛙心的盐水取出来浸泡第二只蛙心。洛伊满意地看到：盐水对第二只蛙心的作用，同刺激迷走神经对第一只蛙心的作用相同：搏动的肌肉停止了跳动。这就是世界各国对化学媒介作用进行大量实验的起源，化学媒介作用不仅存在于神经与它们所影响的肌肉和腺体之间，而且也存在于神经元本身之间。"

坎农说他从青年时候起就常常得助于突然的、无法预见的顿悟。他常常脑子里想着问题去睡觉，次晨醒来，答案已是现成的了。下面一段说明了直觉略微不同的一种用法。"长期以来，我靠无意识的作用过程帮助我，已成习惯。例如，当我准备演讲的时候，我就先想好讲哪几点，写一个粗略提纲。在这以后的几夜中，我常常会骤然醒来，涌入脑海的是与提纲有关的极好例子、恰当的词句和新鲜的思想。我把纸墨放在手边，便于捕捉这些昙花一现的思想，以免遗忘。这种作用对我来说又可靠又经常，我还以为人人都是如此。但事实证明不然。"

同样，我在写作本书时，常有随时出现的各种想法，有时正在思考本书的时候出现，有时不思考本书时也会。我把这些想法都潦草地记录下来，过后再加整理。

上述例子应足以使读者理解我应用直觉一词的具体含义，并认识直觉在创造性思维中的重要性。

多数科学家熟悉直觉这种现象，但并非个个如此。在普拉特和贝克调查的人中，有百分之三十三的人说经常，百分之五十的人偶尔，百分之十七的人从未得力于直觉。从其他调查来看，我们知道有些人就他们本人所知，从未有过直觉，至少没有什么突出的直觉。他们不理解何为直觉，并相信自己的思想都是来自自觉的思考。上述观点有些可能是由于他们对自己头脑的作用过程考察不足所致。

上述例子可能给读者造成错觉，以为所有的直觉都是正确的，或至少是有用的。果真如此，那就违背前面所说有关假设和设想的一般情况。遗憾的是，直觉既然只是易犯错误的头脑之产物，因此，决不是永远正确的。根据普拉特和贝克的调查，百分之七的科学家报告说他们的直觉一贯正确，其余的人估计：有百分之十至百分之九十不等的直觉日后证明是正确的。即使如此，这也可能是比实际情况更乐观的估计，因为成功的例子往往比失败的例子更容易被记住。几位著名的科学家曾说，他们的大部分直觉后来都证明是错的，现在也都忘了。

二、直觉的心理学

产生直觉最典型的条件是：对问题进行了一段专注的研究，伴之而来的是渴求解决的方法，放下工作或转而考虑其他，然后，一个想法戏剧性地突然到来，常常有一种肯定的感觉，人们经常为先前竟然不曾想到这个念头而感到狂喜甚至惊奇。

这种现象的心理作用现仍未被充分理解。大致上，一般人认为：直觉产生于头脑的下意识活动，这时，大脑也许已经不再自觉的思考这个问题了，然而，却通过下意识活动思考它。

前一章指出：在我们不曾有意识地形成设想的时候，设想就直接跃入了自觉的思考。显然，这些设想起源于头脑的下意识活动。这些活动，当运用于某一问题时，立即把与这一特定问题有联系的各种看法连结起来，找到一种可能是重要的组合后，就提交自觉的思考加以评定。在我们自觉思考时出现的直觉，只不过是比往常更引人注目的设想而已。但是，想要说明对某一问题不再进行自觉思考时产生的直觉，则要多费一些笔墨。很可能下意识的头脑仍在继续考虑这个问题，并突然找到了一种重要的配合。产生于自觉思考时的新设想，往往带来某种情感反应：人们感到高兴，也许有点兴奋。也许，下意识的思考也能作出这种反应，结果就是把设想送进自觉的思考。这仅是猜测而已，但无疑，一个问题是可以继续盘踞下意识头脑的，因为我们大家共有的经历证明，有时一个问题"盘桓脑际"，因为它不断地、无意识地出现在思想中。其次，毫无疑义，情感是经常伴随直觉出现的。

一些设想进入意识并被捕捉，但是否可能有一些未能进入自觉的思考，或仅是出现在瞬间，转眼又消逝了，就像谈话时想说，但由于没有机会而过后再也想不起的话一样？根据刚才简述的假设，与某一联想相联系的情感越强烈，设想进入意识的可能就越大。根据这一推断，人们可以预期：对解决问题抱强烈的愿望，并在科学事物上培养一种"鉴赏力"，这种做法会大有帮助。那些说自己从未有过直觉的科学家，是否在获得新设想时不感到高兴，或是否缺乏感情的敏感性，知道这点倒是会很有意思的。

以上所述直觉的心理学概念，与人们所知道的那些造成直觉的条件是一致的。这就解释了以下两点的重要性：①摆脱困住注意力的其他难题和烦恼。②一段时间的休息有助于直觉的出现，因为当自觉的思考在不断活动或过分疲劳时，可能收不到下意识思考传送的信息。有那么几个人是卧病在床时作出了著名的论断。华莱士是在发疟疾时想到了进化论中天择的观点；爱因斯坦也说，他有关时间空间的深奥概念是在病床上想到的；坎农和彭加勒都说过，躺在床上睡不着时产生了出色的设想。这也许是失眠的唯一好处。据说大工程师布尔德利（James Brindley）每当遇到难题时，就一连几天睡大觉，直到解决为止；笛卡儿（Descartes）据说是早上睡在床上时得出他的发现的；卡恰尔也提到了早上睡醒以后平静的几小时；歌德等好些人都认为这段时间最有利于新发现；司各特（Walter Scott）写信对朋友说："我的一生证明，睡醒和起床之间的半小时，非常有助于发挥我创造性的工作。期待的想法，总是在我一睁眼的时候大量涌现。"

贝克认为：最理想的时间，是躺在澡盆里的时间。并提出：阿基米德之所以在沐浴时想到他著名的原理，是因为浴盆里条件最好，而不是因为他注意到了身体在水中的浮力。躺在床上或浴盆中之所以效果好，也许是由于完全不受其他干扰，还由于各种条件催人梦幻。还有人证明，悠闲或从事轻松的活动，如在乡间散步，或在花园里摸摸弄弄，作些琐碎的事，是很有好处的。杰克逊一向劝他的学生，在一天工作完毕以后，坐在一把舒适的椅子上，任思想围绕白天有趣的事自然遐想，并随手写下产生的念头。

虽然，为了产生出色的设想，科学家需要有思考的时间。暂时放下工作的好，也许就在于能摆脱不利的、受条件限制的思考。精神高度集中地考虑一个问题，时间过久可能会造成思想堵塞，就像在竭力回忆一件从记忆中消失的事情时，往往无法想出来。

华勒斯认为，直觉总是出现在意识的边缘而不是中心。他认为应该花力气去捕捉直觉，密切注视出现在思想中的激流和回浪，而不是主流中有价值的设想。

据说，有些人在直觉出现以前有某种预感。他们感到某种直觉性的东西即将出现，但并不确切知道究竟是什么，华勒斯把这叫做"暗示"。这种奇怪的现象似乎并不普遍。

我的同事伯内特发现：他与多数人不同，多半在写作的时候，而不在休息的时候，产生直觉。我自己的体会是：连续数日集中研究一个问题以后，当我的意识放下工作时，这个问题仍不断进入脑中。不论是听演讲、参加社交晚会、听音乐或是看电影，我的思想都不断转向这个问题。然后，在刻意思考数分钟后，一个新的设想有时会出现。偶尔，在设想跃入意识之前，很少或可能根本没有进行自觉的思考。直觉出现前那种短暂的刻意思考，可能类似于华勒斯的"暗示"，很容易被错过或忘记。许多人谈论过音乐的有益影响，但关于这点并无一致意见。我发现不论是在看演出抑或是写作时，某些形式的音乐有助于直觉，但并非各种形式都如此。在感情上，音乐带给人的快感，近似于创造性思维活动带给人们的快感，而适当的音乐能帮助造成适合于创造性思维的情绪。

许多人在获得新发现或得到一种出色的直觉时，感受到巨大的感情刺激，这一点其他地方也提到了。这种感情的反应可能与对问题所付出的感情与思维活动量有关。与此同时，由有关该问题的工作所引起的一切烦恼沮丧，也顿时烟消云散。在这方面读一读贝尔纳精辟的说明是很有趣的："那些没有受过未知物折磨的人，不知道什么是发现的快乐。"

情感上的敏感或许是科学家应该具有的一种可贵品质。无论如何，一个伟大的科学家应被看作是一个创造性的艺术家，把他看成是一个仅仅按照逻辑规则和实验规章办事的人是非常错误的。有些研究科学技巧的大师也表现了其他方面的艺术才能，爱因斯坦是一个热心的音乐家，普朗克亦然；巴斯德和贝尔纳早年都分别显露了绘画和戏剧写作的才能。尼科尔说过一个有趣而奇怪的事实：古代秘鲁语用同一个词（hamavec）来表示诗人和发明家这两个概念。

三、探索与捕获直觉的方法

把许多人认为有助于直觉产生的条件，作一扼要总结并系统列出，对读者可能是有益的。

对问题和数据进行长时间的思考，直到思想的饱和，这是最重要的前提。必须对问题抱有浓厚的兴趣，对问题的解决抱有强烈的愿望。要使头脑的下意识部分考虑这一问题，必须先连续数日自觉地（或是刻意的）思考这一问题。当然，头脑中思考的资料愈是针对问题，做出结论的可能性也越大。

摆脱分散注意力的其他问题，特别是有关私生活的烦恼，这是一项重要的条件。普拉特和见克在谈到这两项先决条件时说："即使你在上班时间把自觉的思考非常认真地用于工作，但如果对自己的工作沉迷不移，不能使思想一遇机会就下意识地去想它，或让一些更紧迫的问题把科学问题挤了出去，那么，得到直觉的希望也是不大的。"

另一有利条件是不受中断，甚至无被中断之虞，并摆脱一切使人分心的因素，如室内的有趣对话或突然发出的声音。

多数人发现：在紧张工作一段时间以后，悠游闲适和暂时放下工作的期间，更容易产生直觉。据有些人说：直觉最经常发生在从事不费脑力的轻松活动，诸如乡间漫步、沐浴、剃胡须、上下班的时候，或许因为这时思维不受干扰，不被中断。自觉的思考不很紧张，故不会压制下意识思想中产生的有趣想法。有些人觉得躺在床上的时候最有利，有些人有意在睡前回忆一遍问题，有些则在早上起身之前；有些人认为音乐具有有益的影响，但值得一提的是：认为自己受益于吸烟、喝咖啡或饮酒者寥寥无几。一种乐观的精神状态可能是有帮助的。

与别人接触对思维活动有积极的促进作用：①与同事或与一个外行人进行讨论；②写研究报告或做有关的演说；③阅读科学论文，包括与自己观点不同的论文。在阅读与本题无关的论文时，可吸收其技巧或原理之根据的概念，而这种概念可能会油然再现，成为与自己工作有关的直觉。

讨论了有意识寻求直觉的思维方法以后，还留下一个重要的实际问题。人们都有这样的体会：新想法常常瞬息即逝，必须努力集中注意，牢记在心，方能捕获。一个普遍被使用的好方法是养成随身携带纸笔的习惯，记下闪过脑际且有独到之见的念头。据说爱迪生（Thomas Edison）习惯于记下想到的每一个意念，不管这个思想当时似乎多么微不足道。许多诗人和音乐家也用这个方法，加达文西（Leonardo da Vinci）的笔记就是在艺术中笔记妙用的范例。睡眠中出现的想法特别难于记忆，有些心理学家和科学家手边总带着纸笔，这对于捕捉出现在睡前醒后的意念也是有用的。在阅读、写作或进行其他不宜中断的脑力活动时，概念常常出现在意识的边缘。这些概念应立即草草记下，这样做不仅保存了这些概念，而且达到将它们"置于脑后"的目的，以免干扰主要的问题。要集中注意力，就不能让思想被停滞在意识边缘的概念所干扰。

我已经提到了三种非常重要的不利因素：中断、烦恼，以及分散注意力的其他兴趣。作好思想准备，使头脑高效率地思考问题，同时在意识的边缘持有大量有关的数据，做到这点需要时间。中断会破坏这种微妙的心理状态，破坏情绪。还有，脑力和体力上的疲劳、工作过度（特别是在压力下工作）、小的刺激，以及确实起干扰作用的噪音，都能影响创造性的思考。这些看法，与第十一章所述，有时最优秀的研究是在逆境和精神紧张中做出的看法并不矛盾。在第十一章中，我主要指的是那些生活中根源极深的难题，这类难题往往驱使人们工作，以便逃避现实，而本章中我谈的则是日常生活中的直接问题。

四、科学鉴赏力

讨论"科学鉴赏力"的概念在此似乎最适宜。哈达马等人进行了有趣的观察，说恰如文学鉴赏力的存在一样，也存在着一种科学鉴赏力。戴尔谈到了"我们称之为本能判断的下意识推理"，奥斯瓦尔德提及"科学本能"，有些人在这方面用"直觉""感觉"等词表示同样的意思，但以我之见，不如称其为"专业鉴赏力"更正确。这也许与某些科学家所喜欢用的"个人判断"一词同义，但我认为"个人判断"还不如"鉴赏力"更能说明这个问题。也许更确切地说，鉴赏力是以个人判断为依据的东西。

或许，最好把鉴赏力描述为美感或审美敏感性，其是否可靠，取决于个人。具有鉴赏力的人仅仅是感觉到某一方面的工作有价值，值得深入研究，但也许并不知其所以然。感觉的可靠程度如何，完全取决于结果。科学鉴赏力的概念还可有另一种解释：善于发现具有发展前途的研究方向的人，比其他的人更具有远见，他能预见研究工作可能产生的结果，因为他具有运用想象力遐思远望的习惯，而不把自己的思想局限于已有的知识和眼前的问题。他也许不能明确说出缘由，或形成具体的假设，因为他看到的也许只是模糊的暗示：一两个关键的问题可能会由此而得到解决。

非科学性事务上的鉴赏力，表现在写作时的遣词造句。人们很少通过语法分析来检查语言是否正确，通常我们只是"感觉"到句子对不对。优美确切的英语，大半是自然产生，归功于我们经由遣词造句训练得来的鉴赏力的作用。在科学研究中，鉴赏力在以下几方面起着重要作用：选择有前途的研究题目、识别有希望的线索、产生直觉、在缺乏可供推理的事实时决定行动方案、舍弃必须大加修改的假设、并在未获决定性佐证时形成对新发现的看法。

虽然人们所具有的科学鉴赏力与其他方面的鉴赏力一样，程度可能各不相同。但是，也可以经由训练自己对科学的理解，如熟悉有关获得新发现的经过，来培养这种鉴赏力。与其他鉴赏力一样，科学鉴赏力只有在真正热爱科学的人们中才能发现。我们的鉴赏力来自别人的经验、自己的经验和思想这三者全部的总和。

也许有些科学家觉得难以理解鉴赏力这么抽象的概念，有些人则认为不能接受，因为科学家的全部训练宗旨在于使他能免除工作中的主观因素。没有人反对排除主观因素对实验、观察和技术步骤干扰的这一原则。但在科学家的思想上，这样的原则能贯彻到什么程度还有待讨论。多数人不知道：常常自认为以推理为根据的许多观点，实际上只不过是合理化了的成见或主观动机而已。有相当部分的科学思维，并没有足够的可靠知识作为有效推理的依据，而势必只能凭借鉴赏力的作用来作出判断。在研究工作中，我们常常被迫对直接证据不足的问题采取行动。因此，与其欺骗自己，不如正视主观判断这一事实，并接受科学鉴赏力这一似乎有益的概念，我认为这样做是明智的。但是，接受这一概念并不等于说，在有充分的佐证足以作出客观推理的判断时，也采用鉴赏力来指导科学研究。我们决不能让"科学鉴赏力"这样的词语迷住眼睛，从而看不见一切主观思维所具有的危险。

五、提要

直觉，此处意指突然跃入脑际的、能阐明问题的思想。直觉并非绝对正确。最有利于产生直觉的条件如下：①必须对问题进行持续自觉思考来作思想上的准备。②使注意力分散的其他兴趣或烦恼有碍于直觉的产生。③多数人的思维必须不受中断和干扰。④直觉经常出现在不研究问题的时候。⑤通过诸如讨论、批判的阅读或写作等与他人进行思想沟通，对直觉有积极的促进作用。⑥直觉来无影、去无踪，因此必须用笔记下。⑦除中断、烦恼和分散精力的其他兴趣外，不利的影响还有：脑力和体力的疲劳、对问题的工作过度、琐事的刺激，以及噪音的干扰。

在科学研究中，我们的思想和行动常常不得不受以科学鉴赏力为依据的个人判断的指导。

第七章　推理

一、推理的限度与危险

在论及科学研究中推理的作用之前，先讨论一下推理的局限性，可能会有益处。人们对这些问题的严重性往往估计不足，因为我们的科学概念得自教师和著作家，他们是按照逻辑上的安排，而很少是根据实际获得知识的方式来阐述科学的。日常经验和历史都告诉我们，在生物学和医学中，推理的过程超越事实而不误入歧途是极罕见的事。主宰中世纪的经院哲学和权威主义与科学格格不入、全然不同。文艺复兴时期，人们的观点有所变化：按照事物的本来面目去观察事物的强烈愿望，取代了那种事物应该且必须按照公认的观点（大多源于经典著作）而表现的信念，人类的知识再度有所发展。培根对科学的发展有很大的影响，我认为这主要是由于他证明了绝大多数的新发现是凭经验，而不是通过运用演绎逻辑作出的。1605年，他说："人类主要凭借机遇或其他，而不是逻辑，创造了艺术和科学。"1620年，他又说："现存的逻辑方法仅有助于证实并确立那些建立在庸俗观念基础上的谬误，而于探求真理无补，因而弊多利少。"

后来，法国哲学家笛卡儿使人们认识到推理能导致无穷的谬误。他的金科玉律是："除非其真实性显而易见、毋庸置疑，否则，决不可绝对赞同任何主张。"

所有的儿童，其实我们甚至可以说所有的幼年脊椎动物，都发现了万有引力。然而，现代科学的全部知识竟然无法圆满地"解释"这种现象。推理和逻辑作为一种方法，若没有相关的经验知识，不仅不足以发现万有引力，而且，即使是古代希腊、罗马时期使用的全部推理和逻辑，也未曾使当时的智者正确地推断出有关万有引力的基本事实。

现代哲学家席勒（C.S. Schiller）对于逻辑在科学中的运用有过精辟的评论，此处我将详细援引："对科学行动步骤进行逻辑分析，实在是科学发展的一大障碍。……逻辑分析没有去描述科学实际发展所凭借的方法，并且没有得出……可用以调整科学发展的规则，而是任意按照自己的偏见，重新安排了实际的行动步骤，用求证的过程代替发现的过程。"

写作科学论文所普遍采用的方法，助长了人们对逻辑学家观点的信赖。通常采用的那种逻辑上必然的提出结果的方法，既不是按照时间先后，又不是详尽地说明实际进行研究的经过，因为这样做就常常会沉闷费解，而且从常理来看也浪费笔墨。奥尔伯特在他有关科学论文写作的书中，特别主张不写研究经过而按推理叙述。

这里我们再次引用席勒的话，他采取激进的见解："科学家越推崇逻辑，他们推理的科学价值就越低，这样说是绝不过分的。……然而，使社会感到幸运的是：绝大多数科学伟人幸而对逻辑传统概念一无所知。"

他接着说，逻辑学是从希腊学校、集会，以及法庭中的辩论而发展起来的。在那种地方，必须判断谁胜谁负，逻辑学即服务于此目的。但是，人们不应因逻辑学全然不适用于科学而感到诧异，因为逻辑学的目的本不在此。许多逻辑学家慎重地指出：逻辑学所关系的是正确性与确实性，与创造性思维完全无关。

席勒进而批评说：传统逻辑学不仅对获得新发现没有什么价值，而且，历史已经证明，在新发现公布以后，对于认识其确实性并保证其为公众接受上也没有什么价值。确实，逻辑推理常常有碍于接受新的真理，伟大的发明家常受迫害的事实就证明了这一点。

"人类获得新发现之艰苦缓慢，以及对于在无准备或不希望它们发生的情况下而发生的那些最明显的事实视而不见，这种种当足以证明逻辑学家对新发现的解释有着严重的缺陷。"

席勒主要反对的是十九世纪下半纪某些逻辑学家阐述科学方法的观点。大多数研究科学方法的现代哲学家并不把寻找新发现的艺术包括在科学方法内，他们认为这不属于他们研究的范畴。他们关心的是科学的哲学含义。

关于推理在科学知识发展中所起的不良作用，特罗特也说了几句逆耳之言。他说：与经验法比较，不仅运用推理找到的新发现寥寥无几，而且科学的发展常因以推理为依据的错误教条而受阻。特别在医学方面，全凭推理为基础的习惯做法，往往流行了几十年或几百年，才有一个敢于独立思考的人提出疑问，而且在很多情况下他都证明这些做法害多益少。

逻辑学家将归纳推理（即从个别事例到一般原则，从事实到理论）和演绎推理（即从一般到个别，将理论运用于具体事例）区分开来。进行归纳的时候，人们从观察得到的数据出发，加以概括，从而解释所观察到的事物之间的关系。而在运用演绎推理时，人们从某一普遍法则出发，将其运用于具体事例。因而演绎推理得出的结论是受原始前提制约的，原始前提如正确，结论也就正确。

由于演绎法是将一般原理推广应用于其他事例，就不可能导出新的概括，因而也不可能在科学上作出较大的进展。另一方面，归纳过程虽然可靠程度不够，却较富于创造性。其富于创造性是由于归纳过程是得出新理论的一种方法，而其可靠程度不足则是由于从搜集到的事实出发，往往可以引出好几种可能的理论。由于其中有些可能互相矛盾，所以不可能全部正确，甚而可能全部都不正确。

在生物学中，由于每一种现象、每一个条件都非常复杂，人们对其认识又不够，所以前提不一定正确，因而使得推理不可靠。就推理而言，大自然往往太难以捉摸了。在数学、物理学和化学方面，基本前提建立的较为牢固，附随的条件可较严格地规定和控制，因而，推理对于这几门学科的发展起了主要的作用。虽则如此，数学家彭加勒说："逻辑学与发现、发明没有关系。"普朗克和爱因斯坦也说过类似的观点。这里的问题是：通常，我们是凭直觉而不是凭借机械地运用逻辑来作出归纳，而且，我们的思路经常受到个人判断的支配。另一方面，逻辑学家关心的不是思维作用的方式，而是逻辑上的系统阐述。

达尔文发现他的假设总不免要被舍弃或至少要大加修改，从这样的经验中他知道了：在生物科学方面，演绎推理是不能信赖的。他说："我必须从大量事实出发，而不是从原理出发，我总怀疑原理中有谬误。"

由于很难给术语下确切的定义，由于前提很难做到准确而绝对无误，这就给在科学研究中运用推理造成了一个基本的困难。尤其是在生物学中，前提往往只在一定的条件下才成立。为了推理的审慎和思维的清晰，人们必须首先规定所用的术语，然而在生物学上，经常很难或甚至根本无法规定精确的定义。以"流行性感冒是由病毒引起的"一语为例，流行性感冒原为一种临床概念，是根据临床症状规定的疾病。我们现在知道，由好几种不同的微生物引起的疾病都包括在医生所说的流行性感冒之列。而现在，病毒工作者更主张把流行性感冒称为由具备某些特征的病毒所引起的疾病。但这样做只不过是把规定流感定义的困难，变成了规定流感病毒定义的困难，而对流感病毒也是很难规定准确定义的。

如果我们接受下述原则：即所谓推理仅是就其成立的可能性而言，则这种困难可在一定程度上得到解决。确实，生物学上的很多推理如称为猜测更为贴切。

我已经指出了科学中运用逻辑作用的某些限度；造成谬误的另一个常见的原因是不正确的推理，例如犯有某种逻辑上的错误。以为推理容易，无需训练或只要多加小心就行，这是自欺欺人之谈。下一节中要略述几项一般性的注意事项，以供在科学研究中运用推理时参考。

二、运用推理注意事项

首先应检查推理出发的基础，这包括尽可能确认我们所用术语的含义并检查我们的前提。有些前提可能是已成立的事实或定律，但有一些可能纯粹是假设。常常有必要暂时承认某些尚未确立的假定，但是在这种情况下，切不可忘记这些仅是假设而已。法拉第警告说：思维有"依赖于假定"的倾向，一旦假定与其他知识符合，就容易忘记这个假定尚未得到证明。人们普遍认为：应把未证明的假定保持在最低限度，并以选用假定最少的假设为宜。这叫尽量节省主义，或称奥坎剃刀（Occam's Razer），是十四世纪威廉·奥卡姆（William of Occam）所创。

未经证实的假定常由"显然（obviously）""当然（of course）""无疑（surely）"等

词句引入，很容易潜入推理。我原以为：营养充足的动物比营养不良的动物平均寿命更长，是一个比较可靠的假定。但是，在最近的实验中证实，食物受到限制，以致生长率低于正常生长率的老鼠，比食物不受任何限制的老鼠寿命要长得多。

对推理出发的基础有了明确的认识以后，在推理中，每前进一步都必须停下来想一想：一切可以想象到的对象是否都考虑到了。一般来说，每前进一步，不确定的程度亦即假想的程度也就越大。

绝不能把事实与对事实的解释混为一谈，也就是说，必须区别数据与概括。事实就是所观察到的，关系到过去或现在的具体数据。举一个明显的例子：某种药物可使家兔致死，这也许是一个事实，但若要说这种药物对家兔有毒，就不是事实的说明，而是通过归纳作出的概括（generalisation）（或定律）。英语中，从用过去式改用现在式，往往意味着从事实跨入归纳。这是一个经常要采取的步骤，但这样做的时候必须十分清醒和自觉。对结果的解释方式也有可能造成混乱：严格地说，实验中出现的事实只能确切地通过说明其经过情况来加以描述。往往在描述实验时，我们将结果解释成别的东西，而这时或许还未意识到自己已经离开了对事实的说明。

在科学研究中我们始终面临着这样一个困难：我们不但要为过去和现在作证明，而且要为将来作证明。科学若要有价值，就必须能预测未来。我们必须根据过去的实验和观察所得的数据进行推理，并要为未来作出相应的安排。这就给生物学造成了特殊的困难，因为由于知识不足，我们很难肯定将来的环境变化不会对结果发生影响。以对一种疾病新疫苗的试验为例。这一疫苗可在几个实验中都证明有效，但我们仍不敢断言将来也会有效。在1943和1945两年美国大规模试验中具有很好预防作用的流感（感冒）疫苗，在1947年流感再次流行时无效。从逻辑学的角度来看，我们根据资料，运用归纳、推理，得出了概括（如疫苗有效）。然后，到了将来，我们想要预防该疾病时，就用演绎法把得到的概括定律，应用于保护某些人不受感染这一实际的问题上。推理中的难点自然是归纳，逻辑学在此帮不了大忙。在搜集到广泛的资料足以使归纳具有广阔的基础之前，我们只能避免去做概括，并把任何以归纳为依据做出的结论看成是试验性的，或者，用俗话说，就是不要轻易下结论。在由资料得出结论时，统计学帮助我们保证结论有一定的可靠程度。但即使是统计上的结论，也只有在应用于已经出现的现象时，才是严格有效的。

概括定律是永远无法证实的，我们只能思考由概推（deduction）得出的结论是否与实验和观察所得到的事实相吻合来加以检验。如果结果与其所预测的不同，则假设或概括可被推翻；但符合预测的结果并不能证明概括绝对正确。因为在概括不正确的情况下，由此得出的推论也可能正确；本身是正确的推论也可能是根据显然荒谬的概括定律做出来的。例如远避邪灵附身的患者就能不患鼠疫这一推断的正确，并不能证明鼠疫是邪灵所致这一假设的正确性。在严格的逻辑学中，概括定律是永远不能得到证实的，有待无限期的验证。但是，如果无法证明某一概括定律不正确，特别是如果它符合更为广义的理论概念的话，则该概括即在实践中被接受。

如果科学的逻辑证明：我们自己在进行概推时必须谨慎小心，那么出于同样的理由，对于任何概括定律我们都不能过于信任，即使普遍接受的理论或定律也是如此。牛顿并不把他所陈述的定律视为最终的真理，但也许他的大多数追随者却是这样看的，直至爱因斯坦才证明牛顿的审慎态度是很有道理的。在一些重要性稍逊于此的问题上，一些普遍被接受的观念最终被取代的事件更是屡见不鲜。

因此，科学家绝不能容许自己的思想固定不变，不仅自己的见解不能固定不变，而且对待时下流行观点的态度也不能不变。史密斯说："归根结底，科学研究是对现今思想和行动所依据的学说及原理不断检验的一种思维活动，从而它对现存的观念是抱批判态度的。"任何公认的观念或"确立的原则"，一旦不符合观察到的现象，都不能被视为正确的。贝尔纳写道："我们不能仅仅根据某一设想不符合一种盛行理论的逻辑演绎而予以抛弃。"许多伟大的发现都是由于全然不愿公认的信念来设计实验而获得的。很明显，是达尔文首先运用"蠢人实验"一词，来指那些花费极大精力去实验别人不屑一顾的实验的人。

从事别的行业的许多人，可以任凭自己抱有固定的观念和成见，以便考虑问题时可以少费脑筋，而且，对我们大家来说，在日常生活的很多问题上持有一定见解，也是实际所需。但是科学研究工作者在科学上，必须力图保持头脑的适应性，避免抱一成不变的观点。我们必须力图使头脑保持丰富的接受能力，力图公正客观地审察别人的建议，搜寻赞成的和反对的两种观点。我们当然必须抱批判的态度，但也要警惕，勿让不自觉的反应使自己只看到反对的观点，从而抛弃了某些设想。人们特别容易抗拒那些不符合自己看法的观点。

科学家应该养成一种好习惯，决不信赖以推理为唯一依据的设想。正如特罗特所说，这类设想出现在头脑中往往显得明显、肯定，容易使人的警觉心松懈。有些人认为除运用数学符号的推理外，根本不存在纯推理：实际上，一切推理都受感觉、偏见和过去经历的影响，尽管这种影响常常是下意识的。特罗特写道："公正的有才识之士、开放的思想家、没有偏见的观察者，在确切的意义上，仅仅存在于智力活动的传说之中。甚至接近这种境界的状态，若不付出一种我们大多数人不可能或不愿意付出的道义力量和感情力量，亦是无法达到。"

心理学家所熟知的一种思维技巧是"合理化"，即用推理的证据为某种观点论证，这种观点在现实中由先入之见在下意识中形成，而头脑的下意识部分则为私利、感情用事的考虑、本能、偏见和其他通常自己并不觉察或甚至自己也不承认的类似因素所支配。乔治也做了类似的警告，让人们切勿相信这样的观点：以为大自然中的事物应该符合一定的格式或标准，并把一切例外情况看成是不正常的。他说，在科学研究中没有这种"应该—必须"的位置，将其全盘抛弃才能为科学奠下基石。他认为，在认识到"应该—必须"式的思维方法之弊病前，去考虑实验的技巧是为时过早的。

有人说科学家应该训练自己对本身的工作抱淡漠态度。我不敢苟同，我认为研究人员应有足够的自制能力，来公允地评断与自己热切希望的结果不符的论证，而不是一味地采取淡漠态度。我们应该承认并正视愿望可能影响推理这类危险。同时，不让自己享受自己设想的乐趣也是不明智的，因为这样做就破坏了科学的一个主要推动因素。

区分"内插法"和"外推法"是十分重要的。内插法是在一系列已确立的事实间填补所留的空白。人们在图表上把点连成曲线时使用的是内插法。外推法是根据同一假设所蕴含的道理，延拓到一组未被观察过的事件上，只要有足够的数据做证据，在大多数情况下是允许使用内插法的；但使用外推法则危险要大得多。理论如果明显越出已经试验的范畴，就往往把我们引入歧路。外推法的作用颇近于蕴涵法，外推法在提出建议时是有用的。

将可以得到的全部数据写成一篇报告，对弄清问题很有帮助。在开始着手研究或者遇到困难，以及研究将近结束时，这样做都是有益的。同时，在研究工作开始的时候，明确地列出几个需要解答的问题，是很好的做法。确切地陈述问题，有时就是向解决问题的方向迈出了一大步。系统地排列数据常能暴露推理中的缺陷，或揭示未曾想到的思路。最初因似乎"明显"而接受下来的假定和结论，一旦被明确地列出，并受到批判的考查后，甚至可能变得不能成立。某些研究机构定立制度，要求全体研究人员每季度报告一次已完成的工作和计划中的工作。这不仅有利于领导人员了解工作进展情况，而且对研究人员本身也是有益的。有些领导人更愿意工作人员作口头报告，他们认为口头报告更有助于工作人员"明了自己的设想"。

细心、正确地使用语言对明了思想是有力的帮助，因为要精确表达自己的意思，就必须从思想上明了自己的意思。我们是用语言进行推理的，而写作则是思想的表现，写作的训练和培养也许是推理方面的最好训练。奥尔伯特说：草率的写作反映了草率的思想，而含混的写作则往往混淆思想。科学报告的主要要求是力求清晰、精确，使每个句子准确贴切，不容易造成误解。含义不确切的词句当避免使用，因为人们一旦给某物命名以后，就立刻产生问题已经澄清的感觉，而实际上往往适得其反。"掩盖无知的语言外衣，往往是阻碍进步的服饰。"

三、推理在研究中的作用

虽然新发现大多来自意想不到的实验结果或观测现象，或者来自直觉，而很少直接从逻辑思维产生，但是，推理在科学研究的其他许多方面还是起重要作用的，而且是我们大多数行动的指南。在形成假说时、在判断由想象或直觉而猜出的设想是否正确时、在部署实验并决定作何种观察时、在评定佐证的价值并解释新的事实时、在作出概括定律时，以及最后在找出新发现的拓广和应用时，推理都是主要的手段。

研究工作中，发现与求证在方法和功能之不同，恰如法庭上侦探和法官之不同。研究人员追踪线索时，是扮演侦探的角色，但是一旦抓到了实据，他就变成了法官，根据逻辑方法安排的佐证来审理案件。两种职能都是必要的，不过作用是不同的。

观察和机遇，亦即经验，在生物学的发现中，有非常重要的作用。但是，一般来说，由观察或实验获得的事实，仅仅在我们运用推理将其结合到知识的总体中去时，才具有重要意义。达尔文说："科学就是整理事实，以便从中得出普遍的规律或结论。"在研究中仅仅搜集事实是不够的，解释事实，并看到其重要性和必然结果，常常能使我们深入一大步。沃尔什（F.M.R Walshe）认为，与获得新发现同样重要的是：如何对待自己的新发现，以及人家的新发现。我们的头脑需要有一个合理的、逻辑贯通的知识总体，以便有助于保存和运用数据。杰克逊说："我们具备大量的事实，但是，随着事实的积聚，必须将它们组织整理，提升为更高深的知识。我们需要的是概括定律，它是为某一理论提出的假设。"认识到一个新的普遍原则才是科学研究的终结。

由所谓的机遇观察、由意想不到的实验结果或者由直觉得出的新发现，比由纯推理的实验取得的进展更富有戏剧性，更引人注目。在推理的实验中，每一步都是前一步推理的结果，因而，新发现是逐步展现的。因此，按照这种不那么引人注目的过程所取得的进展，可能比本节其他章节所述的那种进展要多得多。此外，正如津泽所说："将较次要的发现和精确观测到的各种细节逐渐积累起来，这种准备工作……对于推动科学发展有着重要意义。其重要性绝不亚于天才的远见，定期把支离破碎的观察现象联系起来使之成为原理和定律，对科学发展所起的推动作用。"通常，当人们追溯某一新发现的起源时，就会发现这是一个比人们想象更大的渐进过程。

在营养学研究方面，各种维生素的存在，在很多情况下是凭借经验发现的，但是在这以后，有关维生素知识的进展则是靠推理了。在化学疗法研究方面，通常，继最初的经验性发现，开辟了新天地以后，便由推理的实验作出一系列改进，例如：磺胺药是我们发现的具有抑制细菌功能的第一种化合物，继发现磺胺的疗效以后，又相继用推理的实验制成了其他衍生药物。

弗莱明从一次偶然观察到的现象出发，发现了青霉素能产生具有抑菌效能而无毒性的物质。但是他未能深入下去制成一种化学药物，研究就此中断。自19世纪70年代至本世纪初期，有几十篇文章报告发现，由细菌和真菌产生的抗菌物质，甚至青霉素本身也早在弗莱明或弗洛里之前就已发现。许多报告的著者不但建议这些物质可以用于治疗，而且已经这样做了，有些还似乎取得了很好的治疗效果。但所有这些经验性的发现都未产生重要影响。最后，弗洛里有意识、有计划、有步骤地研究这个问题，制成了比较纯净稳定的青霉素，至此，方证实其巨大的治疗价值。情况经常是如此：最初的发现，犹如取自矿山的原矿石，在未经提炼、充分发展之前，价值是很小的。提炼发展的过程不那么引人注目，而且很多的实验是由已证实的假设出发，推衍出可供实验的论证形式，从而再加以实验证明，这通常需要某一类型的科学家或是由许多科学家的合作来完成。推理在科学研究中的作用，与其说是开拓知识的新疆界，不如说是发展开拓者发现的成果。还有一种推理有待一提，即用模拟法推理，这在科学思维中有着重要的作用。模拟是指事物之间的关系相似，而不是指事物本身之间的相似。如果发现A与B之间的关系，在某一点上类似X与Y之间的关系，并且知道A在其他几个方面同B有联系，则可在X和Y之间寻找类似的联系。模拟法在提出线索或假设以及帮助理解无法看到的现象和情况方面，有着十分可贵的作用。模拟法在科学思维和语言中是经常运用的，但也必须牢记：模拟法也常使人误入迷途。另外，用模拟法当然是无法作出任何证明的。

也许此处应该提一下，现代自然科学哲学家避免使用因果的概念。目前流行的观点是：科学理论旨在描述事件之间的联系，而不把这种关系解释为因果关系。"原因"这个概念，含有内在必然性的意思，造成了哲学上的困难。而且，在理论物理学上，最好抛弃这一概念，因为已经不再需要阐明因果之间的关系了。因此，从这个观点出发，科学仅自限于描述"如何 how"，而不描述"为何 why"。

这种观点特别是在理论物理学方面得到了发展。在生物学方面，我们在实际中仍然应用因果的概念，但是，当说到某一事件的发生原因时，实际上是把复杂的情况过于简单化了。产生某一事件的原因很多，但是在实际中我们总是把那些始终存在或为人熟知的因素加以忽略或理所当然的，只挑选出一个不同寻常的因素，或特别引人注意的因素作为该现象的原因。一场鼠疫突然蔓延的原因，在细菌学家看来可能是患者血液中生存的微生物，在昆虫学家看来是携带微生物传播疾病的跳蚤，在流行病专家看来则是从船上流窜上岸，并把传染病带到港口的老鼠。

四、提要

推理不能导致新发现。推理在研究工作中的作用不是作出事实性或者理论性的发现，而是证实、解释并发展它们，并形成一个具有普遍性的理论体系。绝大多数的生物学"事实"和理论仅在一定条件下成立，而限于我们知识的不足，我们至多只能根据很可能发生和有可能发生的概率进行推理。

第八章　观察

一、实例

巴斯德很想知道有的地方为什么不断发生炭疽病，而且总是发生在同样的田野里，有时相隔数年之久。巴斯德从已埋在地下十二年之久、死于炭疽病的羊尸体周围土壤中分离出这种病菌。他奇怪这种有机体为什么能这样长时间地抗拒日照，以及其他不利于生存的因素。一天，巴斯德在地里散步时，发现有一块土壤与周围颜色不同，遂请教农民。农民告诉他，前一年这里埋了几只死于炭疽病的羊。"一向细心观察事物的巴斯德注意到土壤表层有大量蚯蚓带出的土粒。于是他想到蚯蚓来回不断从土壤深处爬到表层，就把羊尸体周围含有腐质的泥土及泥土中含有的炭疽病芽胞带到表层。巴斯德从不止步于设想，他立刻进行了实验。实验结果证实了他的预见，接种了蚯蚓所带泥土的豚鼠得了炭疽病。"这个例子很好地说明了直接亲身观察的价值。如果巴斯德坐在安乐椅中思索，那就不可能弄清流行病学中这个有趣的问题。

一天，有人给贝尔纳的实验室送来了几只刚从市场上买来的兔子。贝尔纳注意到实验桌上兔子排的尿清亮而带酸性，不像寻常食草动物那样混浊而带碱性。他推断，多半由于没有喂食，兔子从自己身体的组织中吸取养分，因而处于食肉动物的消化状况。他用喂食和禁食互相交替的方法证实了这个观点，这种作用过程果然使兔尿反应发生了预期的变化。这是一次精采的观察，多数研究人员也就心满意足了，但贝尔纳却不然。他要求"反证"，于是用肉喂食兔子。果然不出所料，兔尿呈酸性，贝尔纳为了完成这项实验，最后对兔子作了解剖。用他自己的话说："我偶然注意到白色乳状的淋巴液，初见于离幽门约三十厘米处十二指肠下部的小肠中。这引起了我的注意，因为在狗的身上，淋巴液初见于十二指肠的上部紧靠近幽门的地方。"再仔细观察，他看到胰导管的开口与淋巴液开始含有白色乳糜的位置一致的，脂肪质的乳状液使这种乳糜成为白色。这样就发现了胰液在脂肪消化中的作用。

达尔文说过一件事，叙述他和一个同事在探测一个山谷时，如何对某些意料之外的现象视而不见："我们俩谁也没有看见我们周围奇妙的冰河现象的痕迹；我们没有注意到具有明显痕迹的岩石，耸峙的冰河巨砾、侧堆石和终堆石。"这些现象并没有被人注意到，因为这些既不是意料之中的，又不是特地去寻找的现象。

巴斯德在观察引起酪酸发酵的细菌运动时，注意到当它们接近滴液边缘时会停止了运动，他猜测，这是由于接近空气处的液体里有氧气存在。从这一点出发，他做出了具有深远意义的推断：没有氧气，生命也能生存。这一点在当时被认为是不可能的。进而，他阐明了发酵是一种代谢过程，通过这一代谢过程，微生物从有机物质中得到氧气。这些日后被巴斯德所证实的重要设想，起源于他对细节的观察，而很多人对这种细枝末节是会忽视的。

二、观察的原则

乔治在谈到目击者观察日常生活现象之全然不可靠性时说："观察到什么现象取决于观察者是什么人。要使观察者之间意见一致，必须保证：他们注意力十分集中，他们不应觉得自己的生命受到威胁，他们主要的生活必需品得到满足，且不能出其不意，使他们惊慌失措。如果他们观察的是短暂的现象，必须使其重复多次，观察者最好不仅注视而且必须搜寻每一个细节。"

为了说明很难作出细致的观察，乔治讲了下面的故事：在戈廷根（Gottingen）一次心理学会议上，突然从门外冲进一人，后面追着一个手里拿着手枪的人。两人正在屋子中央混战时突然响了一枪，两人又一起冲了出去。从进来到出去总共二十秒钟。主席立即请所有的与会者写下他们目击的经过。这件事是事先安排，经过排演并全部照下相来的。尽管这种情况与会者当时并不知道，在交上的四十篇报告中，只有一篇错误少于百分之二十，有十四篇有百分之二十到四十的错，有二十五篇有百分之四十以上的错误。特别值得一提的是：在半数以上的报告中，百分之十或更多的细节纯属臆造。这次观察尽管效果很差，但条件是有利的，因为整个经过十分短暂，情节气势足以引起人们注意，细节又是事后立刻记下，记录者都惯于作科学观察的，并且他们与此事件都无个人牵连。心理学家常作这类实验，其结果大体雷同。

要懂得观察，也许首先必须知道：观察者不仅经常错过似乎显而易见的事物，而且更为严重的是，他们常常臆造出虚假的现象。虚假的观察可能由错觉造成，出现错觉时感官使头脑得出错误的印象，或是头脑本身滋生了谬误。

各种几何图形能造成视觉上的错觉，光在水、玻璃及热空气中折射造成的变化，也使人产生视觉上的错觉。视觉观察不可靠之最突出的例子就是魔术师的戏法。还有，将一手浸入热水，一手浸入冷水，几分钟后把两手都浸入温水之中，也说明感觉器官会提供假象。古代希腊历史学家希罗多德（Herodotus）曾记载过一个这类性质的荒谬现象："这条溪水清晨是温和的，当市场热闹起来时水凉了许多，到中午已经很冷了，因此人们此时浇花灌水。下午日头向西，溪水的温度又些微回升，到太阳落山时，溪水又变得温和起来。"实际上水温保持不变，变化的是随着气温而变的水与空气的温差。声音上的错觉也会造成类似错误的观察。

在记载和报告观察到的现象时，产生的第二种谬误是头脑本身滋生的。许多这类错误之所以出现，是由于头脑容易无意识地根据过去的经历、知识和自觉的意愿去习惯性地臆想。歌德曾说："我们见到的只是我们知道的。"

俗话说："我们容易看到眼睛后面，而不是眼睛前面的东西。"描写狮子追逐黑人的电影就是一例。镜头时而出现狮子追逐，时而出现黑人逃命的跑，几次重复以后，最后我们看到狮子往深草中的一个东西跃去，虽然银幕上并未同时出现狮子和人的形象，但是大部分观众相信自己确实看见狮子向人扑去，甚至有人严肃地抗议不该牺牲土著拍摄这样的电影。下面的故事也同样说明了主观上的谬误。曼彻斯特市有个医生，在教学生的时候，用手指沾糖尿病人尿的样品来尝味。然后，他要求全体学生重复这个动作。学生们勉强愁眉苦脸地照着做了，一致同意尿是甜的。这时医生笑着说："我这样做是为了教育你们观察细节的重要性。如果你们看得仔细，就会注意到我伸进尿里的是拇指，舔的却是示指。"

众所周知，不同的人在观察同一现象时，各人会根据自己的兴趣所在而注意到不同的事物。在乡间，植物学家会注意到不同的植物，动物学家注意动物，地质学家注意到不同的地质结构，农夫注意农稼、牲畜等等。一个没有这些爱好的城市居民，见到的则可能只是悦目的风景。许多男人同一个女人呆上一天，过后对她的穿戴只有极模糊的概念，但是大多数的女人在见到另一个女人以后几分钟，就能详细描述那个女人的服饰。

反复看见某一事物而未加注意是完全可能的。举例说，初到伦敦的人会对伦敦居民说起许多公共汽车前面所油漆的那些眼睛。伦敦人很吃惊，因为他从来没有注意过。但是，一旦被提醒了，在以后的几个星期中他每看到一辆汽车几乎总是意识到那些眼睛的存在。

人们往往会注意到一个熟悉的场景上出现的各种变化，尽管原来也许并未有意识地注意这个场景的细节。确实，有时人们可能注意到了一个熟悉的场景有所变化，但却说不出是什么变化。乔治说："记忆似乎就像照片底片那样保存了一个熟悉的场景。第二次检查时，人们无意识地将记忆的形象置于眼前出现的视觉形象之上。就像重叠两张相似的照相底片时，人们立刻注意到那些不完全一致的地方，即一张上有所变化的地方。值得注意的是：有时不能忆起记忆中的整体，因此无法对细节加以描述。"

这一比喻也许不够贴切，因为在故事或音乐等其他事物的记忆上，也同样发生这一现象。在给孩子讲一个他所熟悉的故事时，任何细小的更动都会引起孩子的注意，尽管孩子并不会背诵这个故事。乔治继续说："对变化的敏感似乎是一切感官的特性，因为声音、味觉、嗅觉和温度上的变化都能被立刻觉察……甚至可以说：一个连续不断的声音只有在停止或变化的时候才能被听见。"

如果我们认为新旧影像的对比，是在头脑的下意识部分进行的，那么有关直觉如何进入自觉思维的假设，与之亦有相似之处。我们希望人们即使意识不到全部细节，也要觉察出哪些是值得注意的事实，即变化。

必须懂得所谓观察不仅止于看见事物，还包括思维过程在内。一切观察都含有两个因素：①感官知觉因素（通常是视觉）；②思维因素，这一因素如上所述，可能是半自觉半不自觉的。当自觉因素处于比较次要的地位时，往往很难区分观察到的现象和普通的直觉。例如，有时把"我注意到当我走近马匹时我就患枯草热"这类的话当成观察到的现象。枯草热和马匹都是显而易见的，而二者之间的关系，在起初如果没有某一程度的敏感性，则不可能注意到，这就是一种不易与直觉区别的思维过程。有时，注意与直觉之间可能是泾渭分明的。例如：亚里士多德说：观察到月亮的光亮面总是朝着太阳，观察者就可能突然想到这是由于月亮借太阳的光发亮。有如在本章开始所引的三个小故事，观察也都发生在直觉之前。

三、科学的观察

由上所述，可以看到观察者对复杂情况所做的报告是如何的不可靠。确实，即使对简单的现象进行观察和作准确的描述也是十分困难的。科学实验在于挑选出某些事物，借助适当的方法和工具进行观察。这些方法和工具一般误差较小，作出的结果比较能够再现，且能符合科学知识的普遍观念。贝尔纳将观察分为两种类型：①自发观察或被动观察，即意想不到的观察；②诱发观察或主动观察，即有意识安排的，通常是根据假设而安排的观察。此处我们所关心的主要是前一种类型。

进行有效的自发观察，首先必须注意到某个事物或现象。观察者自觉或不自觉地，将观察到的事物与过去经验中有关知识联系起来，或在思考这一事物的过程中提出了某种假设，这时，观察到的事物才有意义。上一节中我们谈到思维对于变化或差异具有特殊的敏感性，这一点对于科学的观察十分有用，但是更重要而且更困难的是，观察（此处主要是思维过程）事物之间表面上似乎无关，实质上却互相关联的。本章开始引用的特罗特的话就是指这个而言。只有富兰克林（Benjamin Franklin）超群出众的才能，才看到了摩擦生电和闪电之间的关系。最近，兽医发现一种狗的疾病，症状为脑炎和爪垫硬化。过去或许也见过多起这类病例，但未有人注意到脑炎和爪垫硬化间的奇怪联系。

人们不可能对所有的事物都作密切的观察，因而，必须加以区别，选其要者。在从事某一学科方面的工作时，"有训练的"观察者总是有意识地根据自己的知识搜寻自己认为有价值的具体事物，但是，在进行科学研究时，他常常只能仰仗自己的辨别能力，只能靠自己的科学知识、判断，以及有时靠自己设想的假设来指导。正如洛克菲勒基金会医学科学会主任格雷格所说："研究人员必须运用其绝大部分的知识和相当部分的才华，方能正确选出值得观察的对象。这是一个举足轻重的选择，往往决定几个月工作的成败，并往往能把一个卓绝的发明家与一个只是老实肯干的人区别开来。"

据说法拉第被邀请观察实验时，总是问要看的是什么东西。但同时，他自己也还注意观察其他现象。他遵循上一节中乔治所列举的原则，即应该搜寻每一个细节的原则。然而，在做创造性的观察时，这一原则是帮助不大的。贝尔纳认为，人们在观察实验时思想应该不受约束，以免由于先入之见而只是搜寻预期的特征，而忽视了其他有价值的情况。他说，这是实验方法的一个最大障碍，因为看不到意料之外的东西，就可能导致给人错误印象的观察。他说："走进实验室时，摆脱掉你的想象力，就像脱掉你的大衣一样。"达尔文的儿子这样写到达尔文："他渴望从实验中得到尽量多的知识，所以不让自己的观察局限于实验所面对的问题，而且他察觉事物的能力是惊人的……他的头脑具有一种技能，对他获得新发现似乎是特殊的有利条件。这就是从不放过例外情况的能力。"

做实验的时候，我们如果仅仅注意那些预期的事物，就很可能错过预料之外的现象。而这些现象，尽管开始时可能令人不解，却最可能导致意想不到的重要发现。有人说，正是例外的现象可能用来解释常见的现象。每当发现不正常的现象时，就应搜寻与之可能有联系的情况。要做出创造性的观察，最好的态度不是只注意自己认为相关的现象，而应留神意外的现象，须知所谓"观察"不是消极地注视，而是一种积极的思维过程。

对事物进行科学的观察，就是要进行最专注的审慎细察，必要时要借助摄影；做详尽的笔记和绘图都是促进准确观察的宝贵方法，这就是要求学生在实习课中画图的主要原因。伯内特爵士在研究流行性感冒的过程中解剖了数以万计的老鼠，对每一只老鼠的肺部他都用显微镜进行了检查并精心绘制了损害情形。在记录科学的观察时，我们永远应该精益求精。

培养以积极探究的态度注视事物的习惯，有助于观察力的发展。在研究工作中养成良好的观察习惯比拥有丰富知识更为重要，这种说法并不过分。在现代文明中，我们的观察器官逐渐退化，而原始时代的狩猎者却非常发达。科学家需要有意识地发展这种能力，而实验室和临床的实际工作应在这方面提供有益的作用。举例说，观察动物时，应该有计划、有步骤地进行观察，并有意识地记录下诸如品种、年龄、性别、颜色、斑纹、形态特征、眼睛、天然孔口、饱腹或空腹、乳腺、皮毛状态、举止行为等特点，并记录其周围环境，包括其粪便排泄物或食物渣。当然，除此以外，对有病的动物还要进行临床检查。

进行任何形式的观察都要有意识地寻找每个可能存在的特点，寻找各种异乎寻常的特征，特别是寻找各事物之间，或是事物与已拥有的知识之间任何具有启发性的联系或关系。这最后一点我指的是在观察培养基时，注意细菌菌落是抑制还是助长其附近的菌落；在实地考察时，要注意疾病与牧场类型、气候或管理制度之间的联系。我们观察到的大部分关系都是出于机遇，并不具有重要意义，但偶尔也有一两点导致富有成效的设想。观察时最好将统计学置之脑后，并对观察到的资料中那些最微小的联系所可能具有的意义加以考虑，尽管从数学角度看去可能是不屑一顾的。对十分有限的素材进行认真观察得到的发现，要超过将统计学应用于大量素材而得到的发现。后者的价值主要在于检验由前者产生的假设。在观察时，人们应该培养善疑多思的思想方法，注意搜寻值得追寻的线索。

观察的训练所遵循的原则与其他任何学科的训练原则相同。首先必须刻苦勤奋，随着实践的增多，行动逐渐变得不知不觉或无意识，遂养成习惯。进行有效的科学观察还必须有良好的基础，因为只有熟悉正常情况，才能注意到不寻常或尚未加以解释的现象。

四、提要

要对复杂情况作出精确的观察是极端困难的，观察者往往不自觉地产生谬误。有效的观察意指注意到某个事物，并将它和某个注意到的或已知的事物联系起来，赋予其意义；因此，观察既包含知觉因素，又包含思维因素在内。观察到一切是不可能的，因此观察者必须把大部分注意力集中在选定的范围内，但应同时留意其他现象，尤其是特殊的现象。

第九章　困难

一、对新设想的抗拒心理

科学上的伟大发现刚创设的时候，人们对它们的看法与现在迥然不同。当时，很少人能体认到自己对该问题原来一无所知，因为，无论是对问题视而不见，对它的存在置若罔闻，还是在该问题上已经有了普遍被接受的旧观念，都必先驱除后才能建立新概念。巴特菲尔德（H. Butterfield）教授指出：从不同的角度着眼看待它，并且摆脱当时流行的理论，这就是伽利略所曾面临的巨大精神障碍，而一般性的障碍则是每一个具独创性的重要发现都会遇到的。今天，诸如行星系这类知识，连儿童也很容易掌握的事物，在人们的思想还受到亚里士多德观念限制的时候，确实需要超群出众的天才进行智力活动的伟绩壮举才能想象出来。

哈维发现血液循环本可以比较顺利，但当时流行的看法是：①存在两种血液；②血液在血管中像潮汐一样来回流动；③血液可以从心脏的一侧流到另一侧。哈维发现头部和颈部静脉瓣膜所朝的方向不符合当时的假设，这个无法解释的小事最早使他对流行的理论产生了怀疑。他解剖了不下八十种动物，包括爬行类、甲壳动物和昆虫，从事了多年的研究。建立循环概念的最大困难在于动脉末端和静脉之间无任何可看得到的联系。哈维无法证实循环作用，只能作为一种推断提出。他宣布他计算出了心脏输出的血量，这是一个勇敢的举动。哈维自己写道："但是，关于血液流量和流动原因尚待解释的内容，是如此新奇独特、闻所未闻，我不仅害怕曾招致某些人妒恨，而且想到我将因此与全社会为敌，不免不寒而栗。匮乏和习俗已成人类的第二天性，加之以过去已经根深蒂固确立的理论，还有人们尊古师古的癖性，这些很严重地影响着全社会。然而，木已成舟，义无反顾，我信赖自己对真理的热爱，以及文明人类所固有的坦率。"哈维的疑惧不是没有根据的，他受到了嘲笑和辱骂，求诊的患者也少了。争论了二十余年以后，血液循环说才被普遍接受。

前已提到的詹纳和米尔斯的遭遇，以及本章稍后还要援引的塞麦尔维斯（Semmelweis）的故事，也说明了人们对新设想的抗拒。

维萨里（Vesalius）早年研究解剖学时说过：当他发现了不同于盖伦（Galen）已描述的结构时，他简直不能相信自己的眼睛，甚至认为如果不是解剖的对象有问题，便是自己的技术出了差错。认识一个预想不到的新事实，即使这个新事实已经十分明显，也往往是异常困难的。只有那些从未面对过崭新事实的人，才会嘲笑中世纪的观察者竟然不相信自己的眼睛。教师们很清楚，当学生们的实验结果与预期不符时，他们往往会无视实验结果，不相信自己的观察。

对于所有的问题，人们几乎都有根据自己的经验、知识和偏见，而不是根据先前的佐证去作判断的强烈倾向。因此，人们是根据当时流行的观念来判断新设想的。如果新设想过于具有革命性，也就是说，距离当时主要的理论太远，无法纳入当时知识的整体，那就不会被接受。若获得新发现的时机不恰当，则十之八九会被置之不理，或招致强烈得无法抵抗的反对。所以，一般来说还不如不发现。斯蒂芬森（Marjory Stephenson）博士把超时代的现象比做战争中能借以夺取阵地的突出地带。然而，如果主力部队相距太远不能适时增援，那么这块前卫阵地会丢失，只能留待以后再夺取。

1886 年，麦克芒恩（McMunn）发现了细胞色素，但当时意义不大，无人注意，直到 38 年以后，基林（Keilin）重新又发现，才予以阐明。门德尔发现遗传学基本原理是一个很好的例子，说明即使在科学界有时也看不到某一新发现的重要意义。门德尔的著作奠定了一门新学科的基础，但在向一个科学协会宣读并发表以后 35 年间，竟然无人问津。费歇尔曾说：在门德尔论文中，每一时代的人似乎只见到了自己预期的东西，而忽略了与预期不符的内容。门德尔的同时代人只是看到门德尔重复了已发表过的杂交实验，而下一代人则认识到了门德尔有关遗传观点的重要性，但认为这些观点很难与进化论协调。而现在，费歇尔告诉我们，经过严峻冷酷的近代统计方法检验，有确凿的证据证明：门德尔的某些结果并不是完全客观的，而是偏向于作者预想的结果。

某些心理学家有关超感官知觉和预知的研究，也许就是今天超时代发现的例子。大多数科学家都无法接受这些人的结论，尽管后者有显然无可辩驳的佐证，原因是这些结论无法与当今对物质世界的认识协调一致。

除非发现者不是众所公认的科学界人士，否则，时机成熟时的新发现一般是人们乐于接受的，因为这种新发现符合流行的观念，并可由之印证，或者说，就是从当时知识本体中发展而来的。这类新发现作为科学发展主流中的一脉，迟早会出现，并可能差不多同时出现在世界上不同的地方。廷德尔说："任何伟大的科学原理，在由个人明确阐述之前，一般的科学家已大抵有所了解。知识的高原本已高峻，而我们的发明家则像高原上的山峰，又略微耸峙在当时一般的思想水准之上。"然而，这样的发现在被普遍接受之前，常常会遇到一些抵制。

对于来自外部的新设想，我们大家都有一种抗拒的心理倾向，正如对标新立异的举止衣着存在着抗拒心理一样。也许其根源是过去称之为集体本能的一种先天性冲动。这种所谓的本能驱使人们在某种范围内因循守旧，反对集体中的成员逾规越矩，背离主宰当时的行为和思想。另一方面，这种本能给予人们众多的假象信念，不管这种信念是否有确凿的事实为依据。人们通常把本能的行为合理化，"理由"只是补证的，是头脑中设想出来为自己的看法辩护的。

特罗特说："头脑不喜欢新奇的设想，犹如身体不喜欢新奇的蛋白质，它们都同样会竭力抗拒。新设想是科学上作用最快的抗原，这种说法并不过分。如我们老实地观察自己，往往会发现：甚至在新设想被充分提出之前，我们就已经开始反驳了。"

当成年人开始觉察到某种新东西出现的时候，往往不是起而攻之，便是设法逃避。这就是所谓的"攻击－逃避"反应。所谓攻击包括嘲笑之类的缓和形式，而仅仅置之不理也算在逃避之列。对伦敦第一个携带雨伞者的攻击，便说明了通常对科学上惊人的新发现所采取的反应。在攻击的同时往往尽量使攻击合理化，即攻击者提出攻击或抗拒某一设想的"理由"。怀疑态度通常是保护自己不接受新设想的一种不自觉的反应。我们常常会发现自己不自觉地抗拒别人提出的新设想。正如沃尔什所说，"在我们每个人的身上，都有把雏形的设想加以窒息的热切、渴望。"戴尔描述了伦琴最初宣布发现 X 射线所遇到的嘲笑。有趣的是，大物理学家汤姆森（J.J. Thomson）与众不同，并不抱怀疑态度，相反，他坚信事实会证明伦琴的报告。同样，当贝克勒耳（Becquerel）宣布铀盐放出射线时，只有瑞利（Rayleigh）勋爵表示愿意相信。汤姆森和瑞利的思想是摆脱了流行传统观念约束的。

有时，一个发现须三番两次的作出，方被接受。席勒在写到对新设想的抗拒时说："这种惰性可被列为大自然的一项基本法则。"它的一个奇特结果是：当一个新发现经过漫长的岁月最终获得承认时，人们通常发现这个新设想早在预期之中，并具有充分的论证和详尽的细节。例如达尔文学说就可追溯到古希腊的海拉克里特（Heraclitus）和阿那克西曼德（Anaximander）。

反对派往往抱着"求全"的态度来衡量、判断新发明。他们会说，不能全面解决实际问题的答案是无用的答案。这种不讲理的态度有时阻碍或延误了新发展的采用，而这种新发展在尚无更好代替者的情况下是非常有用的。尽管一个新发现具有确凿的佐证，但有些科学家因和自己的先人之见相矛盾，便顽固地拒绝承认。像这样的科学家并不乏其人。也许这种顽固的怀疑者在社会集体中不无有益的作用，但我承认我是不敢恭维这种人的。据说时至今日还有人坚持世界是平的。

虽然对新发现的抗拒往往令人恼怒，甚至十分有害，但是，它却发挥了缓冲的作用，防止社会为时过早地接受尚未充分证明和充分试验的设想。若无这种与生俱来的保守主义，狂思乱想和江湖骗局就更要猖獗泛滥。科学上危害最大的莫过于舍弃批判的态度，轻信佐证不足的假设。一个没有经验的科学家常犯的错误是：轻信那些貌似有理的设想。从表面看，人们对新学说所取的态度似乎反映了保守与激进之争的普遍问题。这些思想方法有可能下意识地影响人们在争辩中偏袒一方，但是我们应力求公正。我们所追求的是正直、客观地判断佐证，尽可能使思想摆脱没有事实根据的成见，或佐证不足时不轻易下结论。批判的思想方法（或称批判力）与怀疑态度之间，是泾渭分明的。

二、与新发现的对立

至此，我们讨论的是对新设想心理上的抗拒。在这一节里我们要从其他方面讨论与新发现对立的问题。

新发现之所以常常遭到反对，因为从广义上说它冒犯权威，侵占既得利益的人或群体。津泽援引了培根所说的：由于过去的业绩而享有声望的显贵，大抵不愿见到发展的洪流迅猛奔腾，超越其成就。津泽评论说："在飞速发展的科学上。随着年龄的增长，我们的使命是：看到纠正旧有观念的新发现时，我们应感到愉快，并在教学的过程中以自己的学生为师。这是预防中年时期老顽固病症的唯一有效措施。"

新发现所引起的纷争有时因发现者的人品而变本加厉。获得新发现的人往往不会也不善于处理人与人之间的关系，如果他们略微圆通一些，麻烦也就少得多。哈维的发现最终获得承认，而塞麦尔维斯（Ignaz Semmelweis）则不成，缘由盖出于此。塞麦尔维斯无心机可言，而哈维则把他的著作奉献给查理国王，将国王和王国比做灵魂和躯壳。哈维的作传人威利斯（Willis）说，哈维具有一种游说争取相识者的惊人本领。哈维说："人生到世界上，赤条条手无寸铁，好似天命注定人要成为社会的动物，奉公守法，相安无事；好似天意要人受理智的规导。"在谈到批评他的人时，他说："然而，我认为：反唇相讥，恶语相加，是有失一个哲学家（即科学家）和探求真理者的身份的。"在写到同一问题时，法拉第说："真相迟早要大白于天下，而耐心回答比强制更能说服反对派，如果他们反对的是错误的。"

发现者，尤其是一个初出茅庐的年轻发现者，需要勇气才能无视他人的冷漠和怀疑，才能坚信自己发现的意义，并把研究继续下去。读到哈维、詹纳、塞麦尔维斯和巴斯德这些人面临反对时所表现的大无畏精神，我们感到高兴，但又有多少发现者因缺乏必要的热情和勇气，放弃了有益的研究，而湮没无闻！特罗特说过沃特森（J.J. Waterson）的故事。沃特森1845年写了一篇关于气体分子理论的论文，提出了很多后来焦耳、克劳修斯（Clausius）和麦克斯韦提出的内容。鉴定这篇论文的皇家学会仲裁人说："满篇胡说八道。"就这样把这篇论文打入冷宫，直到45年以后才再挖掘出来。沃特森落魄无闻地活了好多年，后来神秘地失踪了，无迹可寻。特罗特说，这个故事对于很多急于取得知识进展的人，可能有如当头被浇了一瓢冷水。很多新发现就这样胎死腹中或窒息于呱呱堕地之时。我们所知道的只是幸存者。

虽然，今天在绝大多数国家里，在现在是正统的科学领域中，从事研究活动已不担任何风险了。但是，因此得出结论，认为蒙昧主义和反动压制只是从前的事，那就大错特错了。仅仅30年前，爱因斯坦在德国就受到一场有组织的、恶毒的迫害与嘲弄运动的围攻。1925年在美国，在臭名昭著的"田纳西州猴子审判"会上，一位自然科学教师因教授进化论而被起诉，在极权主义的国家，政治干预科学事务，如纳粹统治时期的情况，以及今天遗传学上的争论，会使专制主义进入科学，从而压制了那些在科学理论上不愿就范于党派宣言的研究者。那些专门反对疫苗接种和活体解剖的团体也是一种形式的反动。就是我们科学家自己也不能矜然自得，因为即使在今天的科学界中，当新发现在理论上是革命的，而发现者又不是社会公认的科学界人士时，也还很可能遭到冷漠的待遇或反对。这时，发现者也许还需要具有笃信自己理论的勇气。

据说，一项对知识的创造性贡献，其接受过程可分为三步：在第一阶段，人们嘲笑它是假的，不可能的，或没有用的；到第二阶段，人们说其中可能有些道理，但永远派不上什么实际的用场；到第三步也是最后的阶段，新发现已获得了普遍的承认，这时，许多人说这个发现并不新鲜，早就有人想到了。史密斯说得对："研究的愉快必定在于研究本身，因为其他方面的利益收获都是靠不住的。"

伟大科学家对人类的贡献，所得到的报酬竟然是遭到迫害，这在过去是司空见惯的事。塞麦尔维斯的遭遇就是这一奇怪事实的极好例证。当时，欧洲的医院盛行产褥热，塞麦尔维斯指出了如何防止这种疾病，以减少患者的痛苦，降低死亡率。

1847 年，塞麦尔维斯想到：产褥热可能由直接从验尸房出来的医学教员和学生的手带给产妇。为了消灭手上的"尸体物质"，他建立了一条严格的制度：在检查产妇之前，必须先在漂白粉水中洗手。采用这一步骤后，维也纳总医院第一产室产褥热的病死率立即由 12% 降为 3%，后又降到 1%。他的理论在很多地方受到欢迎，并为一些医院所采用。但是这种革命的思想把死亡的责任归咎于产科医生，招致了权威的反对，于是他们拒绝续聘他为助手。他离开了维也纳到布达佩斯，在那里他介绍的方法再度获得成功。但是他在理论上却进展不大，甚至遭到维周（Rudolf Virchow）这样大人物的反对。他写了一本书，就是著名的《病原学》，今天被认为是医学文献方面的经典著作，但当时卖不出去。挫折使塞麦尔维斯怨恨暴躁，他孤注一掷，写文章把不肯采用他方法的人骂成杀人犯。但这样做只是受到更多的嘲笑。他结局悲惨，1865 年被送进疯人院。承蒙上帝慈悲而且具有讽刺意味的是：进疯人院后几天，他就因最后一次产科手术时手指受伤，伤口感染而死，成为他毕生奋斗所要预防的细菌感染的牺牲品。他坚信自己主张的真理总有一天要昭彰于世，从不动摇。他在为自己的《病原学》所作的颇带哀愁的引言中写道："回顾以往，我只能期待有一天终于消灭这种细菌感染，用这种欢快来驱散我身上的哀伤。但是，如果天不从愿，我不能亲睹这一幸福的时刻，那么，让坚信这一天迟早会到来的信念做我临终的安慰吧。"

其他人的工作，特别是法国的塔尼尔（Tarnier）和巴斯德，英国的利斯特，使得社会勉勉强强在十年或更长的时间以后，认识到塞麦尔维斯的理论是正确的。

塞麦尔维斯之所以未能使大多数人接受他的看法，一则可能由于在证明细菌引起疾病之前，不能圆满地解释消毒双手的价值；一则也可能因为他太不懂人情世故了。现在尚不清楚，塞麦尔维斯所发现的原理最终为人们所接受，是否有很大的或任何的影响，看来其他人也独立地解决了这个问题。

三、解释的谬误

因为没有别的更合适的地方，我准备在这里谈一下，在解释观察到的现象或实验的结果方面，一些尚未提及但却很常见的错误。

产生谬见的最常见原因或许就是所谓的 Post ergo propter hoc（拉丁文，意即在这以后、所以、就、由于、这样），即认为两件相继发生的事件之间具有因果关系，特别是在没有对照标准的情况下由此得出结论，认为结果是由于某种相干的事件影响所致。我们的全部行动和理性，都是以这样的合理假定为依据的，即认为一切事件都以前一事件为起因。但是，当我们把实际上对观察到的结果并无影响的前一特定事件看成前因的时候，谬误就因此而产生。不懂医学的大众之所以笃信医药，大部分就是这种谬见所致。直到不久以前，绝大部分的医药疗效甚微，对服药所要治愈的疾病几乎或完全没有作用。然而，不少人相信他们的病是因为吃了药才好的。许多人，包括一些医生在内，相信接种某种疫苗能防止普通感冒，因为出于某种幸运的巧合，一些患者在接种后的第二年未得感冒。但是，许多以相似的菌株作接种的对照试验，全部证明这种疫苗没有一点用处。进行对照实验是避免这类谬误的唯一方法。

在证实两件事情互有联系时，如错误地假定二者必然是因果关系，那就犯了同样的逻辑错误。有时收集的资料证明：城市里某一多烟或低洼地区某种疾病的发病率比其他地区为高。研究人员可能因此得出结论，认为多烟和低洼是疾病的诱因。这种结论往往论据不足，他们更应该到这些不卫生地区所存在的贫困和过于拥挤中去寻找原因。维周在反驳塞麦尔维斯关于产褥热病因理论时，断言气候是一个重要因素，因为冬季发病率最高。塞麦尔维斯回答说，疾病与冬季有一定的联系，因为在冬季，学习助产的学生花费更多时间进行死尸解剖。

有时把原因归因于某一新因素的加入，而实际的原因可能只是因为旧因素被排除了。这样做的时候也可能造成错误的结论。有人曾在习惯于晚上喝咖啡的人中做过试验，证明如用另一种饮料代替咖啡，则夜间睡眠更好。人们可能因此认为这种饮料有促进睡眠的作用，但睡得好很可能完全是因为不喝咖啡的缘故。同样在做饮食方面的实验时，当用一种新成分取代一种旧成分时，常常会得出错误的结论。所谓新成分的效用，后来证明仅是由于除去了旧成分所致。有人发现，用人工照明的方法能影响某些植物开花。起初人们认为这是因为延长了"白昼"，后来又发现这是由于缩短了"黑夜"，因为，如在夜半时分进行短暂的照明，甚至比黄昏后或拂晓前长时间的照明效果还要好。

把甲物种身上的实验结论应用于乙物种时，总不免要有危险。因为老鼠或其他实验动物需要某种维生素，研究人员就因此得出结论，说人类或家畜也需要这种维生素，很多错误就是这样造成的。但是今天这类谬误一般是能鉴别出来的。在化学药物方面近来也有这类问题，对人体极为有效的磺胺类药，对于某些家畜身上的同样细菌，疗效未必最佳。

产生谬见的一种更凶险的原因是看不到某一作用过程可能有多种可供选择的原因。坎农曾评论过一度做出的错误推断，这种推断认为：肾上腺素并不能从肝吸取糖分从而控制血糖量标准，理由是去除肾上腺素以后，仍能保持一定的血糖量标准。事实上是，从肝中吸取糖分的方法很多，但以肾上腺素最为有效。颤抖本身能防止体温降低，但并不因此证明别的因素就不起作用了。温斯洛（Winslow）描述了这种"单一原因谬见"的另一形式。当两个因素同时成为某一事物的原因时，如果甲因素是普遍存在的，则人们往往轻率地下结论说乙因素是唯一的原因。十九世纪时人们相信，不卫生的条件就是引起肠热病即伤寒的原因。当时，致病的微生物普遍存在，因而是否讲究卫生就决定了发病率的高低。疾病的致因是复杂的，包括了致病微生物、微生物在宿主间传播的条件、以及影响宿主受感染的各种因素。任何一次疾病的发生都是各种致病因素复合的结果，但我们往往挑选出其中之一，认为这是唯一的原因，因为这一原因的存在不如其他条件那样普遍。

在考察某种病症在某些居民中的发病率时，有时由于观察的对象是不具代表性的一部分居民，从而得出错误的结论。例如，某些数字被普遍接受并列入教科书中，说明不同年龄的儿童对喜克氏（Schick）白喉免疫试验呈阴性反应的比例。过了很多年后才发现，这些数字仅适用于就诊于城市公立医院的贫苦阶级儿童。在其他部分的人口中，数字则很不相同。我1938年去美国时，几乎没有见到说罗斯福总统一句好话的人，但盖洛普（Gallup）博士民意测验的典型调查却证明，百分之五十以上的人支持罗斯福。人们很容易根据自己的观察和经历来作普遍性的概推，而这种概推定律往往不是以真正的随意抽样为依据，样品也不足以具有代表性。培根曾警告人们勿因信赖印象而导致谬误。

"骤然看到或想到的事物，最能激发人的理解能力，并使想象力翩然神驰。这时人们开始悄然不觉地设想构思，以为万物都酷似头脑中留有印象的那几样东西。"

造成错误的一个常见原因是：在佐证不足的情况下作出无根据的假设。下面举一个典型的例子。柯赫在论列他著名假设的演讲中，描述了他是怎样做出貌似合理的假定从而导致谬误的。柯赫在做有关结核杆菌的研究工作时，从多种动物身上得到了菌株，加以试验，最后得出结论说，所有的结核杆菌大体雷同。他只是没在家禽身上做致病原因与培养试验，因为当时搞不到新鲜的原材料。然而，既然结构形态一样，他就假定家禽身上的细菌与其他动物身上的也相同。不久以后，他收到了一些结核杆菌的非典型菌株，尽管做了长时间的考察研究，仍是不解之谜。他说："我做了一切努力，意图找到这种差异，但都失败了。最后，一件小小的意外，澄清了这个问题。"他碰巧得到了几只患有结核病的家禽，当他把家禽身上的细菌进行培养后："我惊奇地看到，它们具有那些可疑的培养物的外观和全部其他特征。"这样，他发现鸟类和哺乳类结核菌是不相同的。附带提一提，这一数据似乎已经"丢失"，是我在搜寻别的资料时偶然发现的，因为当前的一些教科书说：没有任何证据说明柯赫曾提出过这次演讲中所论列的著名假设。

通过在实验动物身上接种并培育病原体的方法来分离传染因子时，人们很容易出差错。很多老鼠鼻腔里有潜伏病毒，在通过鼻腔往肺部注射任何物质时，这种病毒就进入肺部，繁殖衍生。如果用同样的方法把这些老鼠的肺脏物质注射给其他老鼠，则有时能造成肺炎，这样，就可能因此得出错误的结论；同样，在通过把物质接种到实验动物皮肤上的方法来分离病毒时，很可能产生一种能传染的条件，其来源不是原来的接种物，而是周围环境。

早期犬瘟热的研究把一种从病狗身上分离出来的细菌看成是致病原因，因为接种这种病菌能引起一种酷似犬瘟热的疾病。然而，后来发现的一种病毒才是犬瘟热的真正致病因素。这才知道早期的研究所以失误，或是由于人们分离出的是一种次要的致病侵入物，或是由于人们未能采取严格的措施来检疫隔离他们的试验狗。

在研究人员尽了最大的努力检查出自己工作中的谬误以后，他的同事们往往都乐于用评批的方法助他一臂之力。不先将研究成果置于同事善意批评的显微镜下透视一番，就将论文交付发表，这种人是胆大妄为的。

四、提要

新设想要取代现有的观念，这就是对新设想抱抗拒心理的部分原因。不与现有知识整体衔接的新事实通常是不为人所承认的，新事实如仅仅得到孤立的证据证实，也往往是不够的。因此，时机不成熟的新发现，往往被忽视而丢失。一种不合情理的、对新事物的本能抗拒心理，是过分怀疑与保守态度的真正原因。

伟大的发明家之所以遭到迫害，部分是由于这种对新设想的抗拒心理，部分是由于冒犯了权威，侵犯了他们精神上和物质上的既得利益。有时，发现者不谙人情世故也使得事态恶化，对新发现的抵制势必将许多发现扼杀在襁褓之中。蒙昧主义和专制主义尚未死亡。

可能造成谬误的原因有：①运用"必然性"的逻辑推理，将不同时间实验的两组进行比较；②假定互有联系的两个因素之间必然是因果的关系；③根据代表性不足的样品做出的观察，加以概推所得出的结论。

第十章　战略和战术

一、研究工作的计划和组织

关于研究工作的计划有不少争论。主要分歧是：纯理论研究和应用研究各有什么价值。主张计划研究的激进派认为：有意识地为社会某种需要服务的研究才是唯一有价值的研究，而纯理论研究只不过是浪费时间，怡情适性的消遣而已。而另一方面，反对计划的人（英国有一个"争取科学自由协会"）则认为，被组织起来的研究工作者变成了例行公事的调查员，因为失去了精神上的自由以后，独创精神就不能发扬兴盛。

往往由于未能阐明所谓计划的含义，因而搅混了关于研究工作计划的讨论。我们应区分三种不同的计划：第一种是研究人员本身对研究工作的处理，相当于战争中的战术，时间很短，一般只包括一两个实验。第二种是规模较大、时间较长的计划，相当于战争中的战略。参加此类计划的不限于研究人员本身，还往往包括研究工作的指导人员和技术委员会。第三种是研究方针的计划，这类计划主要是由一个委员会主管，决定研究哪些问题，资助哪些项目和人员。

我们已经指出，许多新发现不是预见之中的，并且，在生物学研究的下列两方面，个人的努力扮演主要角色：①识别预期之外的发现，并进行深入研究；②进行长时间集中的脑力活动直至产生新设想。根据计划的安排，系统地积累数据，按这样的方法得出的重大发现也许是很少的。有些人以为，对问题不具备基本的知识，就不可能找到解决问题的答案。但事实并非如此。要获得一个经验性的发现，通常是先提出解决方法，以后再对原理进行理论阐述。从本书叙述的那些新发现中，我们应吸取的一个主要教训是：研究人员在决定了研究的方向以后，决不应给自己戴上思想的遮眼罩，从而像一匹拉车的马，只见脚下的那块路，而看不到道旁的景色。

从科学发现的历史所给予我们的种种教益来看，由一个委员会来制订科学研究的战术，不如由从事研究的工作者本人，随着研究工作的进展而制订自己的方法，这样效果更好。对于大多数研究人员来说，科学研究是一种个人的活动，规划战术的责任最好留待研究者个人承担。这样，若给予研究人员所必需的动力和奖酬以进行有效的研究，他们会把全部的精力用在这一项研究上。过多的监督会影响创造性，因为只有让人感到这是自己的东西，才会全心全意，全力以赴。洛克菲勒医学研究所的创始人弗莱克斯纳（Flexner）一贯认为：只要人选恰当，你就可以完全放心，这些人自己的主意总比别人想出的好。决不应要求科学家一板一眼、分毫不差地按照自己制订的研究计划行事，而应容许他们根据发展的需要适时对计划修改变动。

已故的托普莱教授说："委员会是一种危险的东西，需予以密切的注视。我相信研究委员会能做一件有益的事，但仅只一件。委员会可以找到最适合研究某一问题的人员，把他们组织起来，给他们方便的条件，然后让他们自己去进行工作。委员会可以定期审议工作的进展，进行调整。但此外要多加干预，就有害处。"技术委员会和研究工作的指导人员在战略计划方面常可发挥某种作用，但他们必须要与从事这项研究的人员有所配合，切不可在战术方面发号施令。在研究方针的计划上，委员会有很大的价值，它可以唤起社会对某些重要问题的关注，并筹措必要的资金，调动必要的人员。委员会有时还可发挥这样的作用来推动科学的发展：为各实验室的人员沟通彼此的进展情况，以减少通常因发表报告所造成的延误。有些战术委员会用这样的方法来协调各个分散的研究工作，发挥了很好的作用。

制订战略的和方针性的计划是一项责任重大的事，必须委任给真正理解研究工作并具有相当科学知识的人，才有成功的希望。这个道理十分明显，也许不值一提。人们普遍承认：制订研究工作战略规划的委员会，其主要成员应是在这一科学领域内积极从事研究活动的人。遗憾的是，很多委员会为了万无一失，只资助那些已经订出详尽计划，从事一般性研究的项目，而不肯冒风险，这就常常做不出有价值的发展。

各种计划和方案，是用于解决已经认识到的问题，亦即应用研究的。但是科学也需要那种不考虑实际结果，不受其他因素影响而从事纯理论研究的人员。

在研究组中，某个或某些人员通常会扮演领导作用，对问题考虑得多一些。当然，也有一些科学工作者不适合从事独立的研究活动，但作为研究组的成员，在别人的密切指导下，也能发挥很有益的作用。在其他条件相同的情况下，想象力丰富的人比只具有单纯逻辑头脑的人，更适于担负领导工作。因为前者更富有启发性而且足智多谋。但是研究组的领导人本人也必须积极参加研究。换言之，战术的计划最好由研究人员而不是由办公室行政人员来制订。如果研究组推不出一位领导人，那么可将问题分割开来，使每个具有独立工作能力的研究人员分别对某一方面的工作负责。研究组必须尽量避免把计划订得过细、过死。然而，在互相配合的过程中，工作必须充分协调，使每个成员不仅了解自己负责的是哪一方面，而且能够掌握全局。埃利希很好地阐述了研究组工作的原则："集中进行研究，而每个成员又有相对的独立性。"一切计划都应看成是暂时的，可随工作的进展而变动的。这里切不可混淆研究工作的计划和个人实验的部署。在部署实验时，必须精心构思，严格按计划进行。这一点是毋庸置疑的。

相互配合对于跨越多种学科的研究工作是非常必要的。例如让医生、细菌学家和生物化学家同时研究一种疾病。在进行生物化学方面的研究时，常使用大型的研究组，因为它需要相互配合的、熟练的技术工作。在开拓个人的研究时，往往也需要研究组的配合。

研究组还有一个重要的用途：它能使有才华的人之能力超越自己双手和技术条件所容许的限度。特别是这一类的研究组，还能为初学者提供学习从事研究工作的机会。青年科学工作者能与一位有经验的研究人员共事合作，比仅仅得到后者的监督要获益更大。而且，这样他也更有希望品尝成功的滋味，这对他有极大的好处。再者，青年人的敏感和独创精神，一经与成熟科学家丰富的知识和经验相结合，就能相得益彰。在需要密切配合的时候，各个研究人员的个性当然也是值得认真考虑的。大多数富有才华的人，能启发别人思考，但有些人想象力过于丰富，试验新设想的愿望过于迫切，以至于对想要试验自己设想的青年同事起了阻碍作用。此外，一个人可以是个卓越的科学家，但却在了解和处理人与人的关系上完全不成熟。

反对研究组配合的主要观点是：如果研究人员不能随意离开本题进行研究工作，那么，就可能错过机会，不能在一些预想之外的枝节问题上获得新发现。弗莱明会指出，他当初若是参加了一个研究组，就不可能放下手里的研究，去深入追踪别的线索，也就发现不了青霉素。

为了使自己的工作有所遵循，研究人员在工作刚开始的时候应制订某种暂时的总计划，并为具体实验订出详尽方案。在这一方面，指导人员的经验对青年科学家会有很大的帮助。后者介绍他所收集数据的概况，以及自己对拟议中工作的设想，以资讨论。没有经验的科学家往往不知道科学研究中哪些可行，哪些不可行，对于需时一年的工作，有时会提出一项要十年才能完成的计划。有经验的人懂得，在实际中应当限于一项比较简单的项目进行工作，因为他知道，即便是简单的项目，也意味着它含有不少的工作量。因为只听到科学研究中成功的例子，于是一个新手往往会得出一种假象，认为研究工作易如反掌。其实每一点滴的进展都是缓慢而艰巨的，一个人一次只能着手解决一项有限的目标。新手在遇到计划以外的重要线索时，应与指导自己的人进行讨论。因为，他虽然可能发现追踪的有益线索，但如果对于出现的每个未解之题都跟踪下去，那是既不可能也不合适的。在这些问题上提出建议并帮助解决出现的困难，就是研究工作指导人员的主要任务。被指导者的成败便系于指导者对科学研究的性质理解程度如何而定了。随着青年科学家的成长，应逐步鼓励他减少对指导者的依赖。青年科学家独立工作的程度应根据他表现的才能，以及他获得的成就来决定。

不论是参加小组的研究人员，或是独立工作的研究者，都应记下预计要试验的设想和实验。列出一项工作方案，并不断进行修订。

有些人认为，研究工作在小规模机构中进行较适宜，在那里，指导人员对所有的工作都能躬亲过问，规模一大，效率就要降低。无疑，很多例子证明：在小机构中，平均每人的成果要多于大机构中。这些地方的指导人员往往不仅是一个能干的科学家，而且善于激发他的工作人员之干劲。有些大的机构效率也很高，在那里可能有几个活跃的中心，每一个中心又都有一个精明的领导者做核心。

二、不同类型的研究

科学研究一般分为"应用研究"和"纯理论研究"两种。这种分类颇为主观且不严谨。通常，所谓应用研究是指对具有实际意义的问题进行有目的之研究，而纯理论研究则完全是为了取得知识而研究的。可以这样说，一个搞纯理论研究的科学家具有一种信念，认为任何科学知识本身都是值得追求的，追问原因的时候他会说，十之八九总有一天会有用的。绝大多数最伟大的发现，诸如电、X射线、钴和原子能，都是起源于纯理论研究。在进行这种研究时，研究人员追踪有趣的意外发现，并不考虑它是否具有任何实际价值。在应用研究上，所支持的是研究计划，而在纯理论研究方面，人们支持的是科学家。然而，二者之间的区别有时失之肤浅，因为衡量的标准可能仅仅在于研究的项目有无实际价值。例如，研究池水中原生动物的生命周期是纯理论研究，但如果该原生动物是人体或家畜身上的寄生虫，则这项研究就可称为应用研究。还有一个基本方法，可用来大体区分应用研究和纯理论研究，即：在前者是先有目标，而后寻求达到目标的方法；在后者是先作出发现，然后寻求用途。

有些地方的知识界有一种鄙视应用研究的傲慢倾向，主要由两种错误的观念造成。一种认为新知识主要由纯理论研究发现，而应用研究只是应用已得的知识；一种认为纯理论研究是一种高级的脑力活动，需要更高的科学研究能力，而且其难度也更大。这两种观点都是十分错误的。很多重要的新知识都是通过应用研究发现的，例如，细菌科学主要起源于巴斯德对啤酒业、葡萄酒酿造业和蚕丝业中实际问题的研究。通常，应用研究比纯理论研究更难获至成果，因为研究人员必须坚持解决既定的任务，而不能任意追踪可能出现的、有希望的线索。还有，在应用研究方面，大多数领域已经被人探索过，很多简单的、显而易见的问题已经解决了。我们切不要将应用研究与某些学科中应用现有知识的例行步骤相混。我们既需要纯理论研究，也需要应用研究，二者是相辅相成的。

要解决实际问题，仅仅应用现有的知识是不够的。我们经常会发现知识中需要填补的空白点。此外，如果在应用研究中仅限于解决眼前的问题，而不去努力理解其内在的原理，那么，这种解决的方法也许只适用于局部的具体问题，而无广泛普遍的意义。这可能意味着，类似的和相关的问题必须从头开始研究。而如果最初研究得法，则可收举一反三之效。即便如具体发展某项发现的简单任务，也可能带来意想不到的困难。在使用新的杀虫剂"六六六"作为羊的浸洗液之前，曾作过认真的检验和实地试验，证明其无毒无害。但是，尽管做过大量的试验，在牧场广泛使用时，很多羊在浸洗后却得了跛足病。经研究证明：这种跛足病的出现不是由于"六六六"的缘故，而是由于某种细菌的感染，某些羊携带的细菌污染了浸洗液。从前使用的浸洗液有杀害这种细菌的作用，而"六六六"却没有。在生物学上对照物所发生的问题常常因地而异。疟疾寄生虫有时以某一不同种的蚊子作为中间宿主，肝吸虫也可能利用一种不同的钉螺作为中间宿主。在试图把新发现的知识用于具体问题时，纯理论科学便涉及应用研究。然而，应用研究科学家并不满足于等待理论研究科学家的发现，尽管这些发现很有价值。理论研究科学家在他不感兴趣的方面留下了重大空白，应用研究工作者就可能不得不在这些方面进行基本研究，以填补这些空白。

科学研究还可分成开辟新领域的探索性研究和发展前者（新领域的探索性研究）的发展性研究。探索性研究比较自由，富于冒险性，偶尔能作出重大的、也许是意外的发现，有时则可能一无所得。发展性研究通常由按部就班、一丝不苟的科学家进行。他们安于去巩固已获得的进展，在已开辟的领域内探索较小的发现并付诸应用，以充分利用已取得的成果。后一种有时称为"混饭吃"的研究，或"安全第一"的研究。

"边缘，borderline"研究是一种在两门学科交界领域内进行的研究。科学家如有广泛的科学基础，能运用并联系两种学科中的知识，则很容易获得成果。甲学科中一项普通的事实、原理或技术应用于乙学科时，可能是非常新奇而有效的。

科学研究还可分成不同的阶段，随着一种学科或一项课题的进展而先后达到。首先是观察型的研究，由实地考察的博物学家或由实验室中具有类似智力的科学家来进行。原始的粗略现象和素材经过逐步提炼变成更精确但更受条件限制的实验步骤，而最终变成精细的物理和化学过程。任何一个人，他所具有的专业知识，在某个研究阶段上要想超出一定的范围，实际上是不可能的。博物学家的作用并不低于他的同事，他的成就主要归功于他的观察能力和天生的颖慧，但常常缺乏深刻的基础科学知识，因此不能充分发展自己的发现。另一方面，一个基础科学方面的专家，可能在思想上和实践上都脱离自然现象太远，不能像博物学家那样去开辟新的研究方向。

三、科学研究中的移植法

一切科学上的进展都是以先前的知识为基础的。发现者是为大厦的拱门提供冠石的人，他们把主要由别人建造的完整结构揭示于世界。然而在这一节里，我不想多谈作为发展基础的知识背景，而想谈谈如何使一种新的知识适用于不同的条件和环境。

有的时候，决定一项研究的基本思想是来自应用或移植其他领域里发现的新原理或新技术。这种取得进展的方法称为研究中的"移植法"。这也许是科学研究中最有效、最简便的方法，也是在应用研究中运用最多的方法，但决不可因此而轻视它。科学上的进展来之不易，所以必须运用一切有用的方法。这类贡献与其称做"发现"，不如称为"发展"，因为它并未披露新的原理，揭示新知识也有限。然而，在把新发现的原理或技术应用于不同的问题时，通常会取得一些新的知识。

移植是科学发展的一种主要方法。大多数的发现都可应用于本身领域以外的领域。

而应用于新领域时，往往有助于促成进一步的发现。重大的科学成果有时来自移植。利斯特移植了巴斯德证明腐烂是由细菌造成的这一成果，发展了外科手术的消毒法。

人们也许以为，新发现一经公布，它在其他领域内所可能引发的应用就会立刻自动地接踵而来，但实际情况很少如此。科学家有时看不到其他领域中的新发现对自己工作可能具有的意义，或是虽看到了但不知道该做何种必要的修改。从发现细菌学和免疫学的主要原理，到把所有这些原理应用于各种疾病，中间经过了漫长的岁月。在赫斯特用流行性感冒病毒发现病毒可使血液凝集的原理以后，过了一段时间才发现，这一原理也同样适用于其他多种病毒。当然，正如人们可以设想到的，须略加修改。后来，才发现这一原理也适用于某些细菌。

利用其他学科采用的新技术，是移植方法的一种重要形式。有些研究人员有意识地采用一种新技术，然后寻找一些可把这种新技术运用在其中的课题，借助新技术的特殊优点另辟蹊径。举例说，色层分离法和血液凝集法就曾这样运用于与其最初发现的领域相距甚远的方面。

使用移植法有可能促成科学的进展，也许这就是为什么研究人员对自己狭窄的研究范围之外，具有重大意义的问题要有所了解的主要原因。

在本节里我们不妨再提一下某些早经运用，但却无科学根据的习俗与实践经验方面的科学发展，许多治疗方面的药物就是这样被采用的。奎宁、可卡因、马钱子和麻黄素等药物，在进行研究认识其药理作用之前，早就被采用了。据说，可提炼麻黄素的麻黄草的医药性能早在五千年以前的中国，就由神农帝发现了。南美的土著发现奎宁、可卡因和马钱子的经过已湮没无考，但显然，一定是纯经验的。顺便提一下，人们提取奎宁的金鸡纳树就是以金鸡纳伯爵夫人的名字命名的。这位夫人 1635 年用金鸡纳霜治愈疟疾，后来又把它从秘鲁引进欧洲。这类研究还有一例，即那些古老的加工行业，如鞣皮、制酪和各种发酵法。很多这类加工程序，今天已发展成精确的科学步骤，得到改进，或至少是可靠性更大。种牛痘也许可算在这一类。

四、战术

为了考察并更好地理解一个复杂的过程，有时把这个过程分解成若干部分，然后分别加以考虑，这种方法常常很有帮助。我在这篇有关科学研究的专著中也是这么做的。我先后描述了假设、推理、实验、观察、机遇和直觉在科学研究中的作用，并指出每一因素的特殊用途和不足之处。然而，在实际生活中，这些因素当然不是单独作用的。通常需要几个或所有的因素同时在研究中联合发挥作用，虽然解决问题的关键往往只需一个因素，这一点我们可从上述的一些小故事中看到。

第一、二章中概述了解决实验医学和生物学上简单问题的方法，在以后的几章中又相继讨论了每个因素在研究中的特殊作用。章节顺序的排列并无特殊意义，其篇幅的长短也与重要性无关。现在留待讨论的只是一些有关战术的考虑。为此，我们不妨把别处已经谈过的各点再扼要重述并汇通。

进行科学研究并无一定的例法可循。研究人员应发挥自己的聪明才智、创造精神和判断能力，并利用一切有用的方法。席勒写道："成功的方法必有价值……成功证明：在这一项研究上，研究人员做对了。他所选择的重要事实，他所排斥的其他不相关部分，他应用"定律"将这些事实连缀起来，他作的推理，他感到的类似处，他对各种可能性的权衡，他作的猜测，他担的风险，都对了。但仅是在这一项研究上。到了下一次研究时，虽然他认为这个项目与上次"基本相同"，而且看来是少有的相像，但是他会发现区别（两个不同项目永远有区别）是关系重大的，必须对自己的方法和假设有所修改，方能成功地解决它。"

有人把科学研究比做向未知世界开战，这种说法使我们想到在战术上可资借鉴的地方。首先考虑的是要有充分的准备工作，包括整理获得的一切数据，以及调配必要的物资和器材。进攻者如能设法拥有一种新式技术武器，就更具有利条件。最有希望取得进展的方法是：把兵力集中在敌军最薄弱的地区。可用初步侦察和佯攻的方法发现敌人的薄弱环节；如遇敌军顽抗，则最好用计谋迂回前进，避免正面强攻。在偶尔取得重要突破的时候，虽然颇有风险，但最好的方法还是迅速占据大块土地，而把巩固阵地的工作留给后来人，当然前提是：工作很重要而足以吸引他们。然而，一般说来，进展是一步一步取得的。夺取新阵地后，必须巩固已经夺取的阵地，才能把它作为下一步进攻的基地。这是进展的正常形式，不但在科学研究中是这样，而且在一切形式的学术研究中都是如此。收集了材料以后，自然就要稍事停顿，予以综合，加以解释，然后，下一步是根据得到的新结论再去收集原始资料。

即使在应用研究方面，例如在对人体或家畜疾病的研究上，通常也是先尽力找出某个方面的问题，而不是有意以某一种特定的实际用途为目标。经验给我们作了肯定的证明：充分理解问题，就几乎一定能发现有用的事实。有时，发现致病寄生虫生活周期中的某个薄弱环节，就能找到简便的控制方法。想到这种可能性，在研究病毒或肠虫之类传染因子时，思考它的生命特性，仔细研究它如何生存，特别是在从一种宿主到另一种宿主的过渡期间如何生存，是很有好处的。

生物学上的新发现往往是恒常的现象，所以第一个目的通常是把新发现提炼为定量的且能再现的过程，最后终于能归结为化学或物理的根据。值得一提的是，在主要的科学期刊上，大部分的研究都自称其目标是揭示某种生物过程的作用机制。我们的一个基本信念是：一切生物作用最终都能用物理学和化学加以解释。以神秘的所谓"活力"为假设的活力论，以及以一种超自然的支配力量为假设的目的论，都早已为实验生物学家所摒弃。但是，将目的论的含义加以修正，还是可以让人们承认的，即理解为某个器官或某种功能所达到的目的，是帮助整个有机体或整个物种得以生存。

在科学上，最受尊崇、最受欢迎的进展，莫过于对新定律和新原理的认识，以及某些对人类最有实际用处的新事实的发现。通常，人们不太重视新的实验技术和仪器的发明，尽管引进一项重要的新技术往往同新定律、新事实的发现一样，能大力推动科学的进展。细菌的固体培养基、细菌滤器、病毒的血液凝集作用，以及色层分离法，都是突出的例子。研究人员和科学研究的组织人员，如能对新技术的发展多加重视，必会有所裨益。

法拉第、达尔文、贝尔纳，以及几乎所有的伟大科学家，都有这样的特点：他们根据自己的发现，深入进行研究，不到穷尽，决不罢休。前面所述贝尔纳针对家兔消化作用所做的实验，就很好地说明了这种态度。当霍普金斯发现，某种蛋白质试验法是由于试剂中含有二羟醋酸杂质的时候，他深入研究，找出二羟醋酸与蛋白质中何种基团相互作用，最后导致他作出著名的色胺酸离析。任何一个新事实都是一种潜在的、重要的新武器，有可能用来进一步揭示知识；一项小小的发现可能导致重大的发现。正如廷德尔所说："知识一经获得，便给自己的周围投射上微弱的光亮。意义十分有限而不能披露自身以外事物的发现是没有的。"新发现一旦作出，成功的科学家立刻从各个可能的角度予以观察，并将它与其他知识相联系，找出科学研究的新途径。科学发现中真正持久的愉快并不是来自发现本身，而是由于想到有可能把它用作新进展的阶梯。

当发现有成功希望的线索时，应尽可能暂时放下其他活动或自己感兴趣的问题，而全力追踪这个线索。这一点，一个稍具有研究精神的人是无需别人教给他的。但是，在研究过程中，进展往往非常困难，常常是"山穷水尽疑无路"。这个时候，我们需要想方设法，千方百计，用尽一切聪明才智。也许，首先应该尝试的是把问题放下几天，然后从新的角度重新加以考虑。将一个难题暂时搁置起来有三个好处：能有时间进行"孕育"，即让头脑的下意识部分消化数据；有时间让头脑忘却那些受条件限制的思考；最后，不再固执地想一个问题，也就是避免钻牛角尖。这种暂时放下的原则，在日常生活中当然是被普遍采用的。例如，对一个困难问题不马上表明态度，而要"睡过一觉"再做决定。本书其他章节已强调过讨论的用处，主要不在于寻求技术上的建议，而在于启发新思想。讨论还能帮助人们透彻地理解问题，这一点是非常重要的。

当人们处于绝境时，另一个应该尝试的方法是：从头开始，从不同的角度看问题，找出新的途径。有时会从实地或临床搜集到更多的资料，这些观察到的新现象也许会有助于产生新设想。在把问题设计成实验方案来进行探讨时，研究人员可能由于选择不当，以致做了无效的、错误的归纳，而在重新观察原始问题时，他可以选择另一个方面来研究。有时，可把难题分成若干个比较简单的部分，分别加以解决。如果困难还解决不了，或许还可选择别的技术方法来克服；在眼前的问题与其他已解决的问题之间，寻找相似的地方，可能会有所帮助。

为解决难题而一再努力之后，如果仍未有进展，那么，通常最好是先把它放下几天或几个月，而进行别的工作，但仍不时考虑和讨论它。有时一个新想法的产生，或是其他领域里出现的一个新进展，可使我们重新开始研究这个问题。如果没有新的进展出现，则只能放弃这个问题，认为根据目前有关领域的知识水准是无法解决的。然而一遇困难，或为别的研究方向所吸引而立刻冲动的放下手里的难题，这可是科学工作者自身的严重缺点。一般说来，研究一经开始，研究人员就应竭尽全力去完成。一个不断改变自己的任务，去追逐新想到的高明设想的人，往往会一事无成。

研究工作将近完成时，应予以书面报告供出版用。这在工作结束以前就应该着手进行，因为常常会发现一些空白点或薄弱环节，要趁手边还有材料的时候加以弥补。即使研究工作未近完成，也最好每年写出一篇研究报告，因为，如果不这样做，待工作将近完成时再根据以前的笔记写作，对实验的记忆就会淡薄，工作就会增加困难，不易做好。此外，对研究的问题最好能定期回顾，理由在前面已有陈述。但是，未获重要成果的研究工作则不宜发表，它使科学期刊质量降低，并有碍作者在有识之士心目中的声誉。

工作完成以后，应该请一位有经验的同事对文章提出意见，这不仅是由于这位同事可能比作者更有经验，而且也因为人们更易看出别人著作或语言中的毛病。

这里要提请大家注意，不要轻易发表未得明确结论的研究工作，特别是不要轻易作出未经实验结果或观察到的现象充分证明的解释。白纸上的黑字将永存于文献之中，发表的论文如果日后证明错误，将有损作者的科学声誉。一般说来，一个安全的方法是：忠实记录所得的结果，谨慎地提出对结果的解释，严格区分事实与解释。过早地发表不能证实的工作，曾经损害了一些很有前途的科学家的名誉。大多数科学家，对于最高级的形容词和夸张手法都是深恶痛绝的，伟大的人物一般都是谦虚谨慎的。1831年，法拉第给一位朋友写信说："我现在又忙着在搞电磁效应，我觉得自己搞出点东西来了，但还没把握。可能是根草，而不是一条鱼，但是，经过这一番努力以后，总算可以拉出来了。"他拉出来的是一只发电机。1940年，弗洛里爵士给洛克菲勒基金会写信，请求资助他有关青霉素的研究，当时他已很有根据，相信青霉素将成为一种比磺胺更有效的药剂。人们以为在这样一封信中，他会把自己的研究说得尽量好听一些，但弗洛里肯于说出的就是下面这些："这是一项很有希望的研究，我觉得这样说并不是过于乐观的。"日后证明，这是一句多么典型的过谦之词啊！

我承认，我一直到将近写完这本书时才读了培根的著作。读后我才体会到培根多么清晰地看到大部分的发现都是经验性的。我在研究了近代获致成果的各种方法以后，也产生了同样的观点。培根赞同地引用了塞尔萨斯（Celsus）的话："首先找到药物，然后再论述理由和原因，而不是先找出原因，再根据原因发现药物。"再没有比塞尔萨斯一千八百年前所说的关于医学科学的话，更能恰当地评述本世纪在化学治疗方面所取得的进展了。当人们想到机遇和经验是生物进化发展的方法时，也许就不再奇怪为什么这些因素在生物学研究上起如此重要的作用了。

在科学研究中，我们常常必须最大限度甚至超出限度地使用我们的技术，像肖汀（Shaudinn）发现梅毒的苍白螺旋体那样，别人用当时所用的方法是很难发现的。在推理上也是如此，因为新发现通常不是推理所能做出的。

物理学与生物学一样，使用归纳逻辑是不够的。爱因斯坦在这点上说得十分清楚："决不能用归纳法来发现物理学上的基本概念。十九世纪许多科学研究工作者不认识这一点，他们最基本的哲学错误就在于此。……我们现在特别清楚地认识到：那些相信归纳经验就能产生理论家的想法是多么的错误啊！"

在正规的教育中，如果不是明白地，也要含蓄地让学生相信，推理是科学进步主要的甚至是唯一的手段。这一观点得到所谓"科学方法"概念的支持，主要是19世纪某些对科学研究知之甚少的逻辑学家阐述的。在这本书里我试图指出这种观点的错误，并强调"推理"作为一种工具在作出新发现过程中的限度。我并不怀疑，在已知的领域内，推理是最好的指导，尽管在这个范围内使用推理的风险也往往超出人们的估计。但是在科学研究中，我们不断在已知领域之外摸索，这里的问题不是放弃或不放弃推理，而是我们发现：由于没有足移的知识作为正确推理的依据，我们根本无法运用推理。与其欺骗自己说：面对着知识不足、概念模糊的复杂自然现象，我们能够有效地运用推理；依我看来还不如公开承认说：我们常常要诉诸于鉴赏力，要承认机遇和直觉在发现中的重要作用。

在科学研究中，显然和在日常生活中一样，我们经常必须根据个人的判断来决定自己的行动，而个人判断的依据则是鉴赏力。唯有科学研究的技术细节，在纯客观、纯理性这个意义上才是"科学"的。尽管初看起来这点十分荒谬，但是，事实正如乔治所说：科学研究是一种艺术，不是一种科学。

五、提要

战术最好由从事研究的工作人员制订。研究人员还应有权参与战略规划的制订。但是，在这方面，研究工作的指导人员，或是包括熟悉该工作的科学家的技术委员会，都能经常对研究工作者有所帮助。委员会的主要职能是计划方针性的事务。人们只能计划科学研究，而不能计划新发现。

移植到另一科学领域的新发现，往往有助于揭示新知识。关于如何最好地开展科学研究中的各种活动，作者已作了一些提示，但却无法制订明确的规则，因为科学研究是一种艺术。

科学研究的一般战略是：研究时要具有明确的目标，但同时亦要保持警觉，注意发现并捕捉意外的时机。

第十一章　科学家

一、研究工作要求的性格

研究人员在很多方面酷似拓荒者。研究人员探测知识的疆界需要具有很多与拓荒者同样的品格：事业心和进取心、随时准备以自己的才智迎战并克服困难的精神状态、冒险精神、对现有知识和流行观念的不满足，以及急于试验自己判断力的迫切心情。

也许，对于研究人员来说，最基本的两条品格是对科学的热爱和难以满足的好奇心。一般来说，爱好科学研究者比常人保有更多好奇的本能。一个人的想象力，如果不能因想到有可能发现前人从未发现过的事物而受到激励，那么，他从事科学研究只是浪费自己和他人的时间而已，因为只有那些对发现抱有真正兴趣和热情的人才会成功。最有成就的科学家具有狂热者的热情，但又受到客观判断自己成果以及必须接受他人批评这两点的辖制。一个热爱科学的人往往也具有科学鉴赏力，而且，在面对挫折失败的时候，只有热爱科学才能不屈不挠，百折不回。

聪明的资质、内在的干劲、勤奋的工作态度和坚韧不拔的精神，这些都是科学研究成功所需的部分条件。其他各行各业也大抵如此。科学家还必须具备想象力，这样才能想象出肉眼观察不到的事物如何发生、如何作用，并构思出假设。科学家往往不好相处，因为他对自己的看法并无很大的信心，而对别人的观点又抱怀疑态度，这种脾性在日常生活中是容易使人为难的。卡恰尔在谈到思想的独立性对科学家之重要时说：谦恭态度也许适合于圣贤，但对科学家却未必。

几乎所有有成就的科学家都具有一种百折不挠的精神，因为大凡有价值的成就，在面临反复挫折的时候，都需要毅力和勇气。达尔文的这种性格非常突出，据他儿子说，他的这种性格超出了一般的坚韧性，可形容为顽强。巴斯德说："告诉你使我达到目标的奥秘吧，我唯一的力量就是我的坚持精神。"

人可以大体分成两类。一类人惯于对外界的观念（包括别人的思想）起强烈的反应。一类人则消极被动地接受一切事物。前一类人甚至在孩提时期就对别人所教的一切提出疑问，并往往叛逆传统和习俗。他们富有好奇心，要自己去探索事物。第二类人更容易适应生活，而且在其他条件相同的情况下，更能积累正规教育所传授的知识。后一类人的头脑充满了公认的观点和固定的看法，而反应型的人则具有较少的固定观念，他们的思想更自由、更具变化性。当然，并不是每一个人都可按照这两个极端来划分，从而隶属于某一种，但显然，接近被动型的人是不适于从事研究工作的。

怎样选择有前途的人来从事科学研究工作，或是判断自己是否适宜，这是个难题。列出一连串所需的品格条件，对解决这个难题并无多大帮助，因为目前还没有一种客观的手段来衡量所列出的特点。然而，心理学家有一天也许会解决这个问题。例如，可以设计一种试验，来测验人们日常生活方面的知识。这可以衡量人们好奇心和观察力的强弱程度，即他"发现"周围环境中事物的成功率，因为生活就是一个不断寻找发现的过程。还可以设计一些试验，来检验人们概推的能力，以及能否提出与已知数据相适应的假设之能力。也许对科学的热爱程度可这样来考察：看他们在获知科学上的新发现时，是高兴还是无动于衷，据此进行判断。

普通的考试并不足以说明学生研究能力的强弱，因为考试往往有利于积累知识的人，而不利于思想家。出色的考生并不一定善长于研究工作；另一方面，一些著名的科学家则往往在考试上表现得不好。埃利希完全是靠着主考官的好心而通过医学毕业考试的，因为主考官很有见识，承认他有特殊的才能。而爱因斯坦则在工艺学校入学考试中不及格。比起那种不加怀疑地接受全部教学内容的学生，善于思考、勇于批判的学生在积累知识方面很可能处在不利的地位。尼科尔甚至说：具有发明天才的人不能积累知识，拙劣的教学、固定的观念以及饱学多读会扼杀创造精神。

我注意到，在英国，许多生物学或非生物科学方面的研究人员都是博物学家，或者在青年时期曾是博物学爱好者。年轻人爱好博物学的某一学科，进行深入研究；这也许是一种可贵的迹象，说明他有研究的才能。这表明他从研究自然现象中得到兴趣，并很想亲自通过观察来认识事物。

目前，挑选有前途的、有研究才能的人，也就是劳斯（Rous）所说的"找到发现者"唯一的方法是：给候选人以机会，至少有一两年的时间来作科学研究的尝试。除非年轻科学家确实表现了研究方面的能力，否则最好不要给他永久性的研究职位。这种谨慎的态度不仅关系到科学家未来的物质生活和幸福，而且对研究机构也有好处。大学生在校期间最后一年应有机会涉足研究，因为这有助于初步证明某人是否适于做研究工作。一个年轻的毕业生如果采取措施谋求一个研究工作的职位，那就表明他有从事科学研究的真诚愿望；换言之，最优秀的研究人员往往自己会决定自己。

不管科学研究究竟需要何种智力条件，总之大家公认：并不是人人都能从事研究工作而有所成就的，正如并非人人都有作曲的才能一样。然而，缺乏这些条件的人，并不等于在其他方面的智力和能力有缺陷。

二、鼓励和报酬

具有研究头脑的人受到未知世界的挑战所吸引，并乐于施展才智以寻求答案。这只是许多人从解答难题中得到乐趣的一种表现，即使没有奖励也如此，填字字谜和侦探小说之所以受人欢迎就证明了这点。附带说一句，埃利希喜欢阅读侦探神秘小说。对某一科学项目发生兴趣，有时是出于研究物质的内在美，有时是由于研究采用的技术。博物学家和动物学家有时受某种动物的吸引而从事研究，是由于他们发现那种动物外表讨人喜欢；细菌学家喜欢使用某种技术，可能是由于这种技术符合他的艺术感。很可能正是由于埃利希酷爱鲜艳的色彩（据说鲜艳的色彩能使他产生极大的快感），使他对染料产生了兴趣，并从而决定了他研究工作发展的方向。

爱因斯坦认为研究人员分为三种：一种人从事科学工作是因为科学工作给他们提供了施展他们特殊才能的机会，他们之喜好科学正如运动员喜好表现自己的技艺一样；一种人把科学看成是谋生的工具，如没有机遇也可能成为成功的生意人；最后一种人是真正的献身者，这种人为数不多，但对科学知识所做的贡献却极大。

有些心理学家认为：人们最出色的工作，往往是在处于逆境的情况下做出来的。思想上的压力，甚至肉体上的痛苦都可能成为精神上的兴奋剂。很多杰出的伟人都曾遭受心理上的打击及各形各色的困难，若非如此，也许他们是不会付出超群出众所必需的那种劳动的。

科学家很少因自己的劳动而获得大笔金钱酬报，所以对于工作成果带给他的一切正当声誉，他是当之无愧的。但是，最大的酬报是新发现带来的激动。正如许多科学家所证明的，这是人生最大的乐趣之一。它产生一种感情上巨大的鼓舞和极大的幸福与满足。不仅是新事实的发现，甚至对一个普遍规律的突然领悟，都能造成同样狂喜的情感。正如克鲁泡特金所写："一个人只要一生中体验过一次科学创造的欢乐，就会终生难忘。"

贝克引用了一个故事，说的是伟大的英国生物学家华莱士作出了一个小小的发现。华莱士写道："只有一个博物学者才能理解我最终捕获它（新的一种蝴蝶）时体验到的强烈兴奋感情。我的心狂跳不止，热血冲到头部，有一种要晕厥的感觉，甚至在担心马上要死的时候产生的那种感觉。那天我头痛了一天，一件大多数人看来不足为怪的事竟使我兴奋到极点。"

在证明了可以用牛痘接种法使人们不受天花感染时，詹纳兴高采烈，得意洋洋。谈到这点时他写道："我想到我命里注定要使世界从一种最大灾难中解脱出来时……我感到一种巨大的快乐，以至有时沉醉于某种梦幻之中。"

巴斯德和贝尔纳对这种现象作了下述评论："当你终于确实明白了某件事物时，你所感到的快乐是人类所能感到的一种最大的快乐。"

"获得新发现时感到的快乐，可说是人类心灵所能感受的最鲜明而真实的感情。"

发现者有一种要同事与自己分享快乐的强烈愿望。他往往闯进朋友的实验室，报告情况，拉人家来看结果。大多数人在获致新进展后，如能与同一研究课题或因工作性质接近而真正感兴趣的同事分享欢乐和高兴，那这种乐趣的享受是会倍增的。

新发现给人激励，使过去所遇挫折和失败造成的沮丧失望，即刻荡涤一尽，从而使科学家工作干劲倍增。而且，他的同事也受到激励。所以，一项新发现为下一步的发展创造了有利条件。但遗憾的是，事情并不总是这样。我们往往发现自己高兴得太早，是一场空欢喜。随之而来可能是深深的抑郁和沮丧，这时如有同事加以鼓励，是会有帮助的。"忍受痛苦"而不气馁，是青年科学家必修的一课。不幸的是，在科学研究中失败多于成功；科学家往往不能获得进展，而碰到了似乎是不可逾越的障碍。只有曾经探索过的人们才懂得：真理的小小钻石是多么罕见难得，但一经开采琢磨，便能经久、坚硬而晶亮。卡尔文（William Thomason Calvin）勋爵写道："我坚持奋战五十五年，致力于科学的发展，用两个字可以道出我最艰辛的工作特点，这两个字就是失败。"

法拉第说，就是最成功的科学家，他在十个希望和初步结论中，能够真正实现的也不到一个。当人们感到沮丧时，也许可以从这两位大科学家的经历中聊以自慰。年轻的科学家应该尽早懂得，科学研究的成果来之不易，他如想获得成功，必须具有耐力和勇气。

三、科学研究的道德观

有一些道德观点是科学家普遍承认的。其中最重要的一条是：在报道研究成果时，作者对他所参考的前人成果，以及任何曾经实质上为他的研究提供过帮助的人，有责任给予应有的肯定和感谢。这条不成文的基本法规并不一定受到应有的尊重。违犯者应该懂得，虽然在不知内情的读者眼里他们提高了声誉，但是，却完全抵不过了解情况的几个内行人带给他们的耻辱。这些人的意见才是真正举足轻重的。我们有时听到某人在谈话中，引用别人的意见就好像是自己的一样，这是对上述不成文法规常见的轻微触犯。

科学上严重的不道德行为是：盗窃别人谈话时透露的设想或初步的成果，加以研究，然后不经许可就予以报道。这不比普通的窃盗好多少。我曾听到人们把一个屡犯不改的人称为"科学强盗"。违犯了这种道德的人是不易再受信任的。另一种不妥的行为是：一个研究工作的指导者仅仅指导了某项研究，但在联名发表时他的名字排在第一，这样就把研究工作的主要功劳攫为己有。遗憾的是，这种现象并不如人们想象的那么罕见。名字排在前面的作者是资格较高的作者，但所谓资格高指的是他在这项研究中负责的工作多，而不是指他担任的职位高。大部分指导人员更关心的是鼓励青年工作人员，而不是自己抢功。我这里并不是说，如果老资格的研究人员在研究工作中确实发挥了作用也根本不应提自己的名字。过于认真且慷慨大方的人有时就是如此。但是，最好的办法常常是把自己的名字放在年轻科学家名字的后面，这样，年轻人就不会仅仅被当作是"参与合作者"之一而遭忽视。在年轻作者自己尚未成名时，附上一个在研究工作中出过力的知名科学家的名字，有助于作为工作质量的保证。每个科学家都有责任慷慨地给予建议和意见，并且，通常不应该因给予这种帮助，而要求别人来表示正式的感谢。

我的一些同事和我本人都曾发觉，有时我们认为是新设想的东西，在查看了自己先前针对此课题所作的笔记后，发现并不是独创的。这种不完全的记忆有时造成不自觉地剽窃了别人的设想。有时别人谈话中提到的设想，后来在回忆时想不起是谁说的，从而以为是自己的。

完全的诚实当然是科学研究所必要的态度。正如克拉默（Cramer）所说："从长远来看，一个诚实的科学家是不吃亏的，他不仅没有谎报成果，而且充分报道了不符合自己观点的事实。道德上的疏忽在科学领域里受到的惩罚，要比在商业界严厉得多。"把自己的佐证作最有利的报道是徒劳的，因为严峻的事实日后总会被别的研究人员所披露。实验人员自己最清楚自己成果中最可能的谬误，他应该老老实实地报道自己的工作，必要时指出可能出现的错误。如果作者发现自己后来不能证实原先报道的一些成果时，他应该发表更正，以免使别人误入歧途，或是费了九牛二虎之力去重复这项工作，而结果只是知道它是错误的理论。

当一个科学家开辟了一个新的研究领域时，有些人认为有礼貌的做法是，不要立即冲进这个领域，而应在一段时间内将它留给发现者，让他有机会去收获第一批成果。我个人看不出有什么必要这样做，只要第一篇论文已经发表就行了。

不利用别人得到的知识而作出新发现几乎是不可能的。如果科学家们不汇集他们的贡献，就不可能积聚今天我们所能得到的丰富的科学知识宝藏。将实验结果和观察到的现象发表出版，以便别人可以利用并给予批评，这是作为现代科学基础的一条基本原则。保密违反了科学上的最大利益和科学精神，它使科学家个人无法为科学的进一步发展作贡献。这通常意味看：科学家或他的雇主，想要利用别人慷慨提供的知识为基础，继而发展来为自己的私利服务。很多工业上和政府国防部门的研究工作是秘密进行的，在今天这样的世界上，这似乎不可避免，但是，在原则上却是错误的。理想地说，只要研究成果有一定的价值，那么，出版自由应是一切研究人员的基本权利。据说，甚至在农业研究方面，偶或有研究成果因有碍政府当局的脸面而受到压制的现象，这似乎是一种危险而又短视的政策。

实验室不受限制，而研究人员将实验活动保守秘密的情况还是常见的。这些研究人员害怕别人剽窃他们的初步结果，抢在他们自己之前作出成果并予以发表。这种暂时保密的形式不能看成是破坏科学道德。然而，这种情况尽管可以理解，却不应予以提倡，因为自由交流情报和思想有助于加速科学的发展。但是，别人请你帮他保守秘密，是应该受到尊重的，不应再把这些数据传给他人。一个旅行中的科学家参观各类实验室，他自己也许守信用，决不利用人家告诉他的未发表的数据，但是却可能无意中把这样的数据告诉了一个原则性不如他强的人。为了避免这种危险，这位科学家最好请别人不要把秘密告诉给他，因为要记住哪些情况传播上有限制、哪些没有限制是很困难的。

遗憾的是，即使在科学的领域内，偶尔也会遇到国家之间的妒忌。对别国所做的研究成果不赞赏、不承认。这一点，不仅作为对科学道德观和科学国际精神的破坏是可悲的，而且，违犯者会自食恶果，常常损害了自己和自己的国家。不承认别国所做科学发展的人，可能被遗留在一潭死水之中，而且他的行为也说明他是个二流科学家。在广大科学家之间存在着一种天然同情、互相理解的国际精神，这是人们对人类未来抱有信念的一个主要原因。看到这一点被个人狭隘的私心所玷污，是令人沮丧的。

四、各种类型的科学头脑

头脑的作用过程各不相同。常常有人把科学家大体分为两类，但这种分类法太主观武断了，绝大部分的科学家很可能是在两个极端之间，兼有二者的特征。

美国化学家班克罗夫特把一类称为"猜测型"（此处猜测的意思指在事实尚未被理解时先提出敏锐的判断或假设）：这一类型的科学家主要运用演绎法或称亚里士多德法。他们首先提出假设，或无论如何也要在研究活动的早期提出假设，然后用实验加以证明。另一类型班克罗夫特称之为"积累型"，因为这一类型的人积累数据，直到结论或假设瓜熟蒂落，水到渠成。这些人运用归纳法或称培根法。然而，演绎法、归纳法也好，亚里士多德法、培根法也罢，这些术语都会造成混乱，有时会被用错。彭加勒和哈达马根据数学家的主要研究方法是凭借直觉还是按照循序渐进、有条不紊的步骤，把他们分成"直觉型"和"逻辑型"两种。这种分类法的依据似乎与班克罗夫特的相同。我则愿把这两类称为"推测型"和"条理型"，因为这似乎是说明两种类型主要区别的最简单方法。

尼科尔区别两种人，一种是具有发明才能的人物，他们不能贮存知识，也无需是绝顶聪明的人；另一种人是有着聪明资质的科学家，他们进行归类、推理和演绎，但根据尼科尔的说法，他们没有独创精神或不能作出创见性的发现。第一类人运用直觉，他们诉诸于逻辑和推理仅是为了证明自己的发现。第二类人循序渐进地发展知识，恰如泥水匠垒砖砌墙，直至最后大厦竣工。尼科尔说，巴斯德和梅契尼科夫有很强的直觉，有时他们几乎在作出实验结果之前就发表了著作。他们做实验主要是为了回答批评者。

班克罗夫特对各种不同科学家的思想方法作了下述的说明：卡尔文和汉弥顿（W. Hamilton）爵士属于"条理型"，他们说过："对于具有非科学型想象力的人来说，准确精细的测量似乎不及对新事物的探索那么崇高尊贵，然而，几乎所有最伟大的发现都是这样作出的。"

"在物理学上，任何人只要有耐心、四体灵活、感觉敏锐，即使智力中下也能发现新事实。"把这最后一段话与下面戴维的话作一比较："感谢上帝没有把我造成一个灵巧的工匠，我的最重要发现是由失败给我的启发。"

多数数学家是推测型的。下面的三段话据说分别是牛顿、惠威尔（William Whewell）和高斯所说："没有大胆的猜测就作不出伟大的发现。"

"若无某种大胆放肆的猜测，知识是无法得到进展的。"

"我有了结果，但还不知道该怎样去得到它。"

大多数生物学方面的优秀发现家也是推测型的。赫胥黎写道："人们普遍有种错觉，以为科学研究者做结论和概推不应当超出观察到的事实……但是大凡实际接触过科学研究的人都知道，不肯超越事实的人很少会有成就。"

下面两段在不同场合说的话，表露了巴斯德有关这一问题的观点："如果有人对我说，在做这些结论时我超越了事实，我就回答说：是的，我确是常常置身于不能严格证明的设想之中，但这就是我观察事物的方法。"

"只有理论才能激发和发扬发明创造精神。"

奥斯瓦尔德用以区分科学家的方法略有不同，他把他们分成"古典型"和"浪漫型"两种。前者的主要特点是使每项发现臻于完善，工作方法有条不紊；后者有一大堆设想，但在研究时失于肤浅，很少彻底解决问题。奥斯瓦尔德说，古典型的人是蹩脚的教师，在大庭广众之中往往手足无措；而浪漫型的人任意畅谈他的设想，对学生有极大的影响。他会培养一些出类拔萃的学生，但有时也破坏他们的独创性，而另一方面，正如哈达马所指出的，高度直觉的头脑往往十分朦胧。米斯（Kenneth Mees）认为：实用的科学发现和技术有三种不同的研究方法：①理论的综合；②观察和实验；③发明。他说，在一个人身上具有一种以上的上述研究方法是罕见的，因为每种方法要求不同类型的头脑。

条理型的科学家也许更适宜于发展性的研究，而推测型则更宜于探索性研究；前者适于参加研究小组，而后者则或是单独、或是当小组的领导人。泰勒（E.L. Taylor）博士描述了一个大型商业性研究机构的工作安排：他们雇用推测型的人来随意进行设想；一旦这些人发现某个可能有价值的设想时，这个设想就不再让他们过问，而交给一个条理型的研究人员去加以检验并充分发展。

然而，所谓推测型和条理型是两个极端，也许多数科学家兼有二者的某些特点。学生可能发现自己趋于这一类型或那一类型的倾向。班克罗夫特认为，一种类型是很难转化为另一种类型的。也许，最好每个人听从自己的自然倾向，而且人们认为有许多科学家受了自己所遇到的教师过多的影响。最重要的是，我们切不可要求别人都照自己的思想方法去思想。如果一个天生是推测型的年轻科学家，受到一位条理型教师的影响，误认为自己的想象力应受压制以至被扼杀，那就是一桩极大的憾事了。一个能够产生自己的设想并愿意予以试验的人，往往比缺乏想象力和好奇心的人更容易爱好科学研究，作出更大的贡献并从中学到更多的东西。后者在研究方面能做有用的工作，但也许并不感到很大的乐趣。两种类型的人都为科学发展所必需，因为他们会相得益彰、相辅相成。

正如本书其他章节中所提到的，哲学家以及论述科学方法的作者们常见的一个错误是，他们误认为：系统地积累数据，最后根据简单的逻辑作出结论和概推，这样就可以获得新发现。而事实上，只有很少数的发现是这样作出的。

五、科学家的生活

对打算从事科学生涯的青年男女，说几句科学研究中个人生活方面的话也许是有帮助的。

年轻的科学家在阅读本书以后，看到对他提出的种种要求也许会大吃一惊。他若不是一个愿为"科学事业"献身的难得人才，很可能就会放弃科学研究了，所以我必须再说几句。我愿立即向他说明，书中所谈的只是一种求全的理想建议，而且无需牺牲生活中的其他兴趣，人们仍然能够成为很好的研究工作者。如果有人愿意把科学研究当作天职，成为爱因斯坦所说的真诚的献身者，那是再好不过；但是也有很多伟大的、有成就的科学家，他们不仅过着正常的家庭生活，而且还有时间从事各种业余爱好。直到不久以前，由于物质报酬是如此的菲薄，科学研究还完全是由献身者去从事的。但今天，研究工作已经成为一项正规的职业了。然而，严格遵照早上九点到下午五点的工作时间是不能做好研究工作的，实际上，有些晚上必须用于学习。从事研究的人必须对科学真有兴趣，科学必须成为他生活的一部分，被他视为乐趣和爱好。

科学研究的进展是不规则的。科学家偶然一次热切地去追寻一项新发现，这时，他必须把全付精力倾注于工作之中，日夜思考。他如果有真正的科学精神，是会愿意这样做的；若条件不允许这样做，则会损害他的活动力。研究人员的家人一般都懂得，如果此人要成为创造性的科学家，有时就必须尽力不使他在其他方面有所负担和担心。同样，他实验室的同事们通常也帮助他减轻日常工作或行政事务上可能的负担。这种帮助并不会给他的同事或家人造成负担，因为对大多数人来说，这种精力突然奋发的情况是太少见了。也许平均一年有 2 ～ 6 次，一次有一两个星期，但各人的情况是大不相同的。然而，不要把这些话误当作鼓励培养"艺术家的脾气"而在日常事务中可以不负责任。

弗莱克斯纳在规划洛克菲勒研究所时，有人问他："你准备让你的人在研究所里出洋相吗？"这句话的意思是：只有愿冒这种风险的人，才可能做出重要的发现。研究人员万万不可因怕出洋相或怕人说他"想入非非"而放弃自己的设想。有的时候，提出并深入研究一项新设想是需要勇气的。人们还记得：詹纳把有关种牛痘的计划告诉一位朋友时，由于害怕受人嘲笑而请他严守秘密的。

当我问起弗莱明爵士对研究工作的观点时，他回答说：他不是在做研究，而是在做游戏的时候发现了青霉素。这种态度代表了不少细菌学家，他们把自己的研究说成是"戏弄"这个或那个有机体。弗莱明爵士相信，正是做游戏的人做出了最初的发现，而按部就班的科学家发展了这些发现。"游戏"一词意义颇深，因为它明白地意味着科学家的工作是为了怡情，为了满足自己的好奇心。但是，如果是一个无能的人，"游戏"则无异于随便地摸摸这弄弄那，一无所得，没有结果。1948 年，戴尔爵士在剑桥为巴克罗夫特爵士举行的一次聚会上说，伟大的生理学家总是把科学研究看成是有趣的冒险。拉夫顿（F.J.W.Roughton）教授说，对巴克罗夫特和斯塔林（E.H. Starling）来说，生理学就是世上最开心的娱乐。

科学上的伟大先驱，虽然都曾热烈地捍卫自己的设想，并时常为之战斗，但是，他们大多数在心灵深处却是谦恭的人，因为他们太清楚了：比起广阔的未知世界，他们的成就只是沧海之一粟。巴斯德在他的生命快要终结时说："我虚度了一生。"因为他想到的是很多他本可以做得更好的事。据说，牛顿在死前不久曾说："我不知道世人怎样看我，但在我自己看来，我只是像一个在沙滩上玩耍的男孩，一会儿找到一颗特别光滑的卵石，一会儿发现一只异常美丽的贝壳，就这样使自己娱乐消遣，而与此同时，真理的汪洋大海在我眼前未被认识、未被发现。"

娱乐和度假是一个个人需要的问题，但是，科学家如果连续工作时间太长，会丧失头脑的清新和独创性。在这方面乔伊特（Jowett）杜撰了一句很好的格言："不紧不慢，不劳不息。"我们大多数人都需要娱乐和变换兴趣，以防止变得迟钝、呆滞和智力上的闭塞。弗莱克斯纳对假期的看法与摩根（Pierpont Morgan）是一样的。摩根有一次说，他不能用十二个月，却能用九个月做一年的工作。但是，大多数科学家并不需要一年休假三个月。

我已经提到过科学研究中常有的失望，以及需要同事、朋友的理解和鼓励。大家知道，这种不断的挫伤有时会造成一种神经病，哈里斯（H.A.Harris）教授称之为"实验室神经病"，有时这种挫伤则会扼杀一个人对科学研究的兴趣。必须保持极大的兴趣和高涨的热情，当研究人员必须吃力地、缓慢地从事某项研究而又无成果时，要保持这二者是很困难的。在别的行业里，常常可以养成积习，因袭旧例；但是比起其他行业，科学研究中的这个问题就要严重得多。因为实际上，所有研究人员的活动都必须是他自己头脑的产物。唯有在工作有所进展的时候，他才得到激励，而不像生意人、律师和医生，他们既可以从自己的主顾、委托人和求诊者那里，又可以因为自己能有所作为，而经常得到激励。

经常同关心自己工作的同事讨论研究工作，有助于防止"实验室神经病"。神经病学上"精神发泄"的巨大价值已为众所周知。同样，告诉别人自己的困难，倾吐自己的失望，会使受到顿挫的研究者减少过度的烦恼和忧伤。

"实验室神经病"最常见于把全部时间用于研究单一项目的科学家。有些人在同时研究两个问题时，感到有足够的缓冲和松懈。有些人则愿将一部分时间用于教学、一般的诊疗工作、行政事务或其他类似职业上，使他们感到即使研究工作一事无成，他们也还是在做一些实际有用的事情，也还是在为集体做贡献。各人情况需要分别加以考虑，但是研究工作要有成效，科学家必须把他的主要时间用于研究。

在谈到这后一点时，坎农意味深长地指出："这个时间因素必不可少。一个研究人员可以居陋巷、吃粗饭、穿破衣，可以得不到社会的承认。但是只要他有时间，他就可以坚持致力于科学研究。一旦剥夺了他的自由时间，他就完全毁了，再不能为知识作贡献。"

在做了一整天别的工作以外，挤出一两个小时的业余时间来做科学研究是没有多大用处的，特别如果这一天的工作是需要动脑筋的工作，因为，除了实验室活动以外，科学研究还需要安宁的心境以便思考问题。此外，为了研究工作取得成果，有时必须面对挫折失败锲而不舍，而有一个现成的"逃避"场所，可能会造成不利条件。伯内特认为业余研究通常会"稍逊一筹"的。

普拉特和贝克提出，一个科学研究人员或是有随和、平易近人的好名声但平庸无奇；或是喜怒无常但成绩卓著；也许只能是二者居其一。对于仅到实验室来做科学参观的来访者应严格限制，然而，大多数研究人员愿意牺牲时间同真正严肃关心自己工作的参观者交谈。

巴甫洛夫在临死前写道："我对我国有志于科学的青年有什么愿望呢？首先，循序渐进。我一说起有成效的科学工作这条最重要的条件时，就不能不感情激动。循序渐进，循序渐进……在未掌握前一项时决不要开始后一项。但是，切勿成为事实资料的保管员。要透彻地了解事物的奥秘，持之以恒地搜寻支配它们的法则。第二，谦虚……切勿狂妄自大，目空一切。由于狂妄，在必须同意他人时你会固执己见，你会拒绝有益的、善意的帮助，你会丧失客观的头脑。第三，热情。记住：科学是要求人们为它毕生贡献的。就是有两次生命也不够用。在你的工作和探索中一定要有巨大的热情。"

热情是一种巨大的推动力量，但是，同一切与感情有关的东西一样，有时变化无常。有些人一时感情冲动，但片刻即逝；而另一些人却能长时间保持对事物的兴趣，而强烈的程度却平平。在这方面，同其他方面一样，应该尽可能地了解自己。就我个人而言，当我心血来潮的时候，鉴于过去的教训，我试图客观地估计形势，决定我的热情是否有坚实的基础，或是否会在热情燃尽以后，从此一蹶不振，很难再对这个问题引起兴趣。对问题保持兴趣的一个方法是和同事分享这种兴趣。这样做还有助于使自己头脑清醒，制止盲目的冲动。年轻人特别容易对自己的设想一时冲动，急于加以试验，而欠缺批判的思考。热情是一种非常可贵的动力，但是同一切动力一样，必须充分认识其各方面的影响，才能用得恰当。

如果年轻科学家在毕业后的一两年内，能够找到可供他专心研究的工作方向，那么他不妨排除其他课题进行专一的研究。但一般说来，在把全付精力用于某一方面的研究之前，他最好能获得比较广泛的经验。工作单位的问题也是如此：假如他很幸运，发现他的同事和工作的条件都很好，他对自己的进展很满意，那就谢天谢地。但是，换一换工作往往是很有帮助的，因为接触新的环境和不同的科学领域，都能给人很大的激励，尤其当科学家感到自己是在墨守成规的时候。我自己就有这种感受，别人告诉我，他们也有这样的体会。一个不到四十岁的科学家，或许每三五年就应从这个角度来考虑一下自己的工作。有时更换课题也有好处，因为研究同一问题时间过长，会使人脑力枯竭，得不出结果。

高级科学家更换工作往往很困难，同时对他们也是不合适的。对他们来说，休年假就是一个换换脑筋的机会；另一个方法是，安排各机构间科学家的短期互换。

一个人如果被隔绝于世，接触不到与他有同样兴趣的人，那么，他自己是很难有足够的精力和兴趣来长期从事一项研究的。多数科学家在孤独一人时停滞而无生气，而在群集一起时就相互发生一种类似共生的作用，这正如培养细菌时需要有好几个有机个体、生火时必须有好几根柴一样。这就是在研究机构工作的最有利条件。至于能得到同事的建议和合作，以及借到仪器之类的事，则是次要的。世界边远地区的科学家，如能到大研究中心工作一段时间或短期访问各研究中心机构，是大有裨益的。同样，科学会议的主要价值也在于提供了机会，使科学家能非正式地会面，并讨论共同关心的问题。遇到与自己有共同爱好的人，会产生很大的动力。看到别人对这个问题如何感兴趣，问题会变得益发有趣。我们之中实在很少有人能有坚强的意志、独立的头脑，热衷于一个别人毫不关心的课题。

然而，确实有少数难能可贵的人，他们有足够的内在精力和热情，独处时不失去活力，甚至可能由于不得不独立思考，不得不因此与世隔绝，而竟然从中获益。大多数伟大的先驱者都必须独立构思自己的设想，有一些是在科学上与世隔绝的情况下工作的，如门德尔在寺院，达尔文在"小猎犬号"航行途中。还有一个现今的例子，就是贝内茨。他在澳大利亚西部，是在几乎与世隔绝的情况下工作的。他发现了羊身上肠血中毒病症的原因，牛羊因缺铜而致病，此外，对人类的知识还作了其他重要的开创性贡献。

人在一生中哪个时期最有创造性？关于这个问题，莱曼（H.C. Lebman）搜集了一些有趣的数据：他在《医学史入门丛书》《医学史导引》之类著作中查阅资料发现：1750～1850年出生的人，获得成果最多的年龄是在30～39岁这十年中间。把这一段的成果当作100%，则20～29岁这十年间获得成果的比例是30~40%；40～49期间为75%；50～59期间为20%。人们的发明能力和独创精神也许在早年，甚至早在二十多岁就开始衰退，但是，经验、知识和智能的增长弥补了这一缺陷。

坎农说，朗（Long）和莫顿（Morton）两人都是在27岁的时候开始用乙醚作麻醉剂的；班廷（F.G. Bantlng）是在31岁时发现胰岛素的；塞麦尔维斯29岁发现产褥热的传染性；贝尔纳30岁时开始研究肝脏的产糖功能；范格拉夫（van Grafe）29岁时设计了修补腭裂的手术，奠定了现在整形外科的基础。贺姆霍兹在年仅22岁，还是一个医科大学在校学生时，就发表了一篇重要论文，提出发酵和腐烂都是生命现象，从而为巴斯德开辟了道路。鲁宾逊（Robinson）认为28岁是一个关键的年龄，因为许多大科学家都是在这个年龄发表他们最重要的著作的。另一方面，有些人在70岁以后仍继续作出第一流的研究成果。巴甫洛夫、霍普金斯爵士和巴克罗夫特爵士都是很好的例子。

一个人在40岁以前未作出重大贡献，并不一定意味着他一辈子也作不出，这样的先例是有的，只是不多。随着年龄的增长，大多数人对别人提出的新设想，以及自己工作或思想中出现的新观念的接受能力逐渐减弱。哈维说，当他第一次提出血液循环理论时，没有一个40岁以上的人接受它。许多人之所以在中年前后丧失创造力，就是由于担任了行政职务而没有时间从事研究。有时是由于中年以后生活安逸而造成惰怠，从而丧失了进取心。和年轻人接触有助于保持观点的敏锐新鲜。不管人过中年创造力衰退的原因是什么，这种现象说明了知识和经验的积累并不是获致研究成果的主要因素。

奥斯瓦尔德认为，随着年龄增长而经常出现的创造力衰退的现象，是由于对同一问题长期接触所造成的。知识的积聚妨碍着独创精神，这一点在本书第一章里已经讨论过了。对于中年以后丧失独创性的科学家，奥斯瓦尔德主张他们的工作领域来个大变换。他自己在50岁以后用这样的方法保持头脑的敏锐，显然是非常成功的。

研究人员是幸运的人，因为他能从自己的工作中找到生活的意义并感到满足。对于把个人的存在埋入事物中从而寻求心境安宁的人，科学具有一种特殊的吸引力；那些更重视实际的人却因想到自己研究成果的不朽而感到心满意足。很少有什么职业可以比科学研究对人类幸福有更大的影响了，特别是在医学和生物科学方面。罗伯逊说："研究工作者是新文明的开路人和先驱者。"人类存在和积累知识只有近一百万年，而文明社会约一万年前才刚刚开始，有什么理由说人类不能在世界上再居住几万万年？当我们想到未来将取得的成就时，不禁头晕目眩、惊愕万分。我们才刚刚开始驾驭自然力。

但是，比起寻求怎样控制世界气候，怎样利用地壳下面蕴藏的热量，比起穿过宇宙飞往其他的星球，比这些更为急迫的是：必须使人类的社会发展赶上自然科学方面的成就。当人类运用集体的意志和勇气承担巨大的责任，且有意识地引导人类物种的进一步进化时，当科学研究最伟大的工具——人的头脑——本身成了科学发展的对象时，谁又能想象那个时候事物会发生什么样的变化呢？

六、提要

对科学的好奇和热爱是进行研究工作最重要的思想条件。也许最大的鼓励是希望赢得同事们的尊重，而最大的报酬是获得新发现时所感到的激动，人们普遍认为这是人生最大的乐趣之一。

根据科学家的思想方法，大致可把他们分为两类：一种是推测型的研究人员，他们的方法是运用想象和直觉来得到解决方法，然后凭借实验和观察对自己的假设加以检验；另一种是条理型的研究者，他们一步步谨慎地推理，进展缓慢，收集了大部分的数据后才得出解决方法。

研究工作的进展一般是突进式的。在"高潮"时期，科学家几乎必须把全部精力和时间用于研究。不断受挫可能引起一种轻度的神经病。防患的办法是同时研究几个问题或从事某项业余工作。换换脑筋往往会产生巨大的精神动力，有时变换课题也有同样的效果。

从事科学研究确实能使人心满意足，因为科学的理想赋予生命意义。

附录　机遇在新发现中发挥作用的实例

1. 伽伐尼发现电流　电流的发现者不是物理学家，而是一位生理学家伽伐尼。他解剖了一只青蛙，放在静电机旁的桌上，在伽伐尼外出片刻的时候，有人用解剖刀触及蛙腿神经，并注意到蛙腿神经因此而收缩。另一人发现神经收缩时，静电机发出火花。当伽伐尼注意到这个奇怪的现象时，他兴奋地作了研究，深入研究后发现了电流。

2. 奥斯特发现电磁原理　1822 年，丹麦物理学家奥斯特（Oersted）在一次报告会快结束时，把当时正巧带着的一根导线的两端与一个伏特电池连接，放在磁针的上方，与磁针平行。起初，他故意使导线与磁针垂直，但没有什么情况发生。然而，当他偶然将导线平放并与磁针平行时，他惊奇地发现磁针改变了位置。出于敏锐的洞察力，他反转了电流后发现磁针向相反的方向偏转。这样，完全凭借机遇，奥斯特发现了电和磁之间的关系，并为法拉第发明电磁发电机开辟了道路。正是在讲述这段故事时，巴斯德说了他著名的话："在观察的领域里，机遇只偏爱那种有备而来的头脑。"电磁原理的发现，比任何其他发现对现代文明的贡献也许都更大。

3. 伦琴发现 X 射线　伦琴发现 X 射线时，正在做高真空放电实验，他当时使用氰亚铂酸钡来检测不可见的射线。但是没有想到这种射线会透过不透明的材料。完全是由于机遇，他注意到桌上真空管旁的氰亚铂酸钡，虽用黑纸与真空管隔开，却发出了荧光。他后来说："我是偶然发现射线穿过黑纸的。"

4. 柏琴抽提奎宁　柏琴（W.H. Perkin）年仅 18 岁时，试图用重铬酸钾氧化烯丙基 –O– 甲苯胺的方法来提取奎宁。他失败了，但他很想知道，如用同样的氧化物与一较简单的碱相作用会出现什么情况。他选用了硫酸苯胺，这样，第一次提取出苯胺染色剂。然而机遇发生的作用还不仅于上述的事实，如果不是由于他的苯胺中包含了 P– 甲苯胺杂质，这种反应也就不会出现了。

5. 贝尔纳发现肝糖合成机制　十九世纪上半叶，人们坚信动物是不能制造糖类、脂肪或蛋白质的，这些都需从植物加工而成的食物中获取。当时人们认为一切有机化合物都是在植物中合成，而动物只能起分解作用。贝尔纳着手研究糖的代谢作用，特别要找出糖在哪一部位分解。他用含糖高的食物喂养实验狗，然后检查狗肝流出的血液，看看糖的分解是否在肝脏中进行。他发现血液中糖分很高。然后他明智地用无糖食物喂养另一只狗，来做一个近似的实验。使他惊奇的是：他发现对照狗肝脏的血液也有很高的糖分。他意识到，与当时的观点相反，肝脏也许确实从非糖物质中制造出了糖分。由此他做了一系列彻底的实验，充分证明了肝的糖原生成作用。这个发现之所以做出，首先归功于贝尔纳掌握实验的每一步骤时都是按部就班，一丝不苟的；其次，由于他能够意识到与该问题盛行的观念不符的结果是重要的，并因此深入追这一线索。

6. 梅杜克发现波尔多混合剂　梅杜克（Medoc）为了吓唬小偷，在葡萄藤架上喷洒石灰和硫酸铜的混合液。后来，米勒德特（Millardet）注意到偶然洒上混合剂的葡萄藤叶不长霉。根据这一线索，发现了波尔多（Bordeaux）混合剂，可用于保护果树和葡萄藤免受霉菌引起的疾病的侵袭。

7. 拉蒙发现福尔马林　福尔马林（甲醛水溶液）具有破坏毒质中的毒性而不影响其抗原性的特性。这是拉蒙（Ramon）在将防腐剂加入滤液之中以便保存滤液时偶然发现的。

8. 弗莱明发现青霉素　大家都知道青霉素是怎样发现的。当时弗莱明正在进行葡萄球菌平皿培养，实验过程中需要多次启开，从而培养物受到了污染，这种情况是常见的。弗莱明注意到，某个菌落周围的葡萄球菌落都死了。许多细菌学家不会觉得这有什么特别了不起，因为当时早就知道有些细菌会阻得其他细菌的生长。然而弗莱明看到了这种现象可能具有的重大意义，予以深入研究，发现了青霉素。虽然将其发展成为一种药物是以后弗洛里进一步研究的结果。当时出现的那种霉菌并不是常见的霉菌。还有，此后为了找出其他抗生素，在全世界范围内进行了非常广泛的研究，但时至今日仍未发现任何与青霉素有同样价值的东西。当我们领悟到这些，更可看出机遇的因素在这一发现中所起的突出作用了。还有一点值得一提，当时弗莱明若不是在一座拥有大量灰尘从而容易发生污染的旧房子里这种"不利"条件下工作，那么这个发现可能也就做不出来了。

9. 昂加尔发现 PABA 抗斑疹伤寒药效　昂加尔（J. Ungar）发现，如在青霉素中加入对胺基苯甲酸（PABA）溶液，则青霉素对某些细菌的疗效会稍微提高。他对当时为什么做这样的试验未加解释，但可能因为已经知道是细菌生长的一种基本要素的缘故。后来，格雷夫（Greiff）、平克顿（Pinkerton）和莫拉格斯（Moragues）又对 PABA 作了试验，看它能否提高青霉素对斑疹伤寒立克次体的抑制效能。他们发现 PABA 本身就对斑疹伤寒微生物有显著的疗效。他们说："这一结果是完全出乎意料的。"这一研究的结果确立了 PABA 可用作治疗斑疹伤寒的珍贵药物，而在这以前，对这种疾病是没有有效药物的。

在假设一章中，我已经叙述了如何根据一个不正确的假设发现六〇六和磺胺药的。还有两种同样著名的药物，也完全由于它们正好是被试验物质中的杂质而被发现。密切参与这项工作的科学家告诉过我这两项发现的经过，但请我不要发表，因为小组里其他成员可能不愿意透露他们发现这两种药物的情况。惠特比（Lionel Whitby）爵士给我说了一个性质略微不同的故事。一次，他正在试验当时的新药磺胺吡啶，接种了肺炎双球菌的实验鼠白天服药有疗效，但夜间没有疗效。一天晚上，有人请惠特比吃饭，归途中他先去实验室看看实验鼠的情况，在那里他漫不经心地又给实验鼠服了一次药。服药的实验鼠抗肺炎菌的情况比以往任何实验鼠都好。十周以后，惠特比才意识到就是半夜多服的那一次药造成了这样好的效果。从此，不论是实验鼠还是人，在用磺胺治疗时，都必须日夜服药，效果比过去的方法好得多。

10. 马血清中的生长因子　我在研究羊腐蹄病时，曾几次试图制成一种使传染因子能够在其中生长的培养基。根据推理，我在培养基中使用了羊血清，但每次结果都呈阴性。最后我得到了一次阳性反应，在检查笔记时发现，由于羊血清已经用完，在那组培养基中我用了马血清代替。根据这一线索，我很容易就分离出并证实了致病物质：一种只在马血清而不在羊血清中生长的有机体，凭机遇作出了与推理不符的新发现。

11. 雪貂也会感染流行感冒　人体流行性感冒病毒能够感染雪貂，这一发现是人体呼吸道疾病研究的里程碑。在安排对流行性感冒的研究时，准备试验病毒感染的动物中也包括雪貂。但是，尚未到对雪貂进行试验的预定时间，就有人报告说：有一群雪貂患了病，病状很像雪貂管理人员所得的流行性感冒。根据这一间接证据，就立即对雪貂进行了试验，发现雪貂也能感染流行性感冒。后来，人们发现当时促使对雪貂进行试验的想法是完全搞错了，因为那群雪貂患的不是流行性感冒，而是犬瘟热！

12. 丙烯乙二醇的灭菌功能　英国细菌学家发现了一种用己基间苯二酚溶于丙烯乙二醇溶液喷雾消毒空气的有效方法。当时他们作了广泛的研究，试验了多种混合物，证明了这一种效果最好。选用乙二醇只是为了用它作为杀菌剂己基间苯二酚的溶剂。由于这次研究提出了运用这种方法防止空气传播疾病的可能，引起了人们很大的兴趣。当其他人继续这项研究时，发现混合物之所以有效，是由于乙二醇而不是由于己基间苯二酚。后来证明，乙二醇是最好的空气灭菌剂，当初采用乙二醇只是把它当作其他被认为是更有效杀菌剂的溶剂而已，当时并未认识到乙二醇本身具有任何有价值的杀菌作用。

13. 硼酸可增进蔬果生长　罗桑斯特（Rothamsted）实验站于试验使用各种化合物保护植物不受虫害时，有人注意到用硼酸处理过的植物，其生长情况大大优于其他植物。戴维森（Davidson）和沃林顿（Warrington）证明，植物生长良好是由于需要硼。人们原来并不知道硼对植物营养之重要意义，即使在获得了这个发现以后，在一段时间内仍然认为缺硼现象只是在学术上有价值。但是到后来，发现好几种有经济价值的植物病，如甜菜的"烂心"都是缺硼的表现。

14. 选择性除草剂的发现　选择性除草剂是在研究苜蓿的根瘤菌和植物生长刺激剂时偶然发现的。人们发现，这些有益的根瘤菌通过分泌一种物质能使根毛变形。但是，当纳特曼（Nutman）、桑顿（Thornton）和夸斯特尔（Quastel）试验这种物质对各种植物的作用时，他们惊奇地发现该物质对发芽和生长起阻碍作用。此外，他们又发现，这种毒性是有选择性的，对双子叶植物其中包括大多数的杂草毒性特大，而对单子叶植物，其中包括谷物和草则毒性较小，于是他们又试验了有关的化合物，发现了一些作为选择性的除草剂，今天在农业上有很大的价值。

15. 低浓度二氧化碳保鲜肉品　研究食物保存技术的科学家试图用二氧化碳代替空气，来延长冻肉的"寿命"。据研究，二氧化碳对引起食物腐败的微生物具有抑制生长的作用。当时发现，使用高浓度的二氧化碳会引起冻肉变色，十分难看，整个设想因此被放弃。一段时间后，同一实验室的研究人员试验一种冷冻法，需将二氧化碳释放到贮存食物的房间里，同时进行观察，看气体有无不利影响。使他们惊奇的是，冻肉不仅没有变色，在低浓度的二氧化碳中，冻肉保持新鲜的时间甚至比在高浓度的二氧化碳还要长。从观察到的这一现象发展出了现代重要的肉类"气存"法，即使用 10%~12% 的二氧化碳。在这样的浓度下，气体有效地延长了冻肉的"寿命"而不造成变色。

禁食的副疗效　我当时正在研究羊的一种生殖器官疾病，称为龟头 – 包皮炎。这是一种发病时间很长的疾病，人们认为除用外科手术根治外是无法治愈的。患羊从乡间送到实验室来供研究用，但使我惊奇的是，羊只在抵达后的几天内全部痊愈。最初我们认为送来的不是典型的患羊，但是进一步研究后发现：羊只痊愈是由于变换环境而拒绝进食的缘故。这样就发现了，这种用别的方法难以治疗的疾病，在大部分情况下用简单的禁食数天的方法就能治愈。

埃利希的结核杆菌染色法　埃利希用抗酸法染色结核杆菌的发现是这样做出的：他把一些配制剂放在炉上就出去了。过了一会儿别人不在意地点燃炉子，炉子的温度正好能够使蜡衣的细菌着色。柯赫说："完全是靠了这样的偶然机会，现在从唾液中寻找杆菌已成一种普遍的做法了。"

17. 甘油细胞保存法　帕克斯（A.S. Parkes）博士及其同事发现，甘油能使活细胞在非常低的温度下长时间保存。他讲了下述故事说明他们是怎样作出这一重要发现的："1948 年秋季，我的同事史密斯（Audrey Smith）博士和波尔格（C. Polge）先生想要重复谢夫纳（Shaffner）、韩德森（Henderson）和卡德（Card）在 1941 年所得的结果，他们三人用果糖溶液来保护家禽的精子，使其不受冷冻和融化的影响。试验成就不大，正在等待进一步的灵感时，他们把一部分溶液放入了冷藏库中。几个月后重新用同样材料继续研究时，所有的溶液仍然呈阴性反应，只有一瓶中的家禽精子在摄氏 –97℃的冷藏状态中，几乎完全保存了活性。这一奇怪的结果给人以启示：果糖中的化学变化产生了一种物质，具有保护活细胞不受冷冻和融化影响的惊人特性。而果糖中的化学变化可能是由贮存时产生大量的霉菌所引起或促成的。然而，试验证明：这种神秘的溶液不仅没有包含不同于一般的糖，而且实际上根本不含糖。与此同时，进一步的生物试验证明，在冷冻和融化以后，保存的不仅是活性，而且还有使卵子受精的能力。这时，大家有点惊慌地把剩下的少量（10~15 mL）奇怪溶液送到我们的同事埃利奥特（D. Elliott）博士那里去做化学分析。他的报告是：溶液包含了甘油、水和相当数量的蛋白质！这时大家才意识到：在试验果糖溶液的同时，在对精子进行形态研究的过里中，使用了迈耶（Mayer）的蛋白，就是这位组织学家的甘油和蛋白，并把它随同果糖溶液一起送入冷藏。显然有几个瓶子被搞混了，但究竟是怎么回事我们后来也没弄清楚。我们很快用这种新材料做了试验，证明：蛋白不起保护作用。于是我们的低温研究，就集中到甘油对保护活细胞不受低温影响的作用上了。"

18. 实验的环境会影响结果　纳尔班多夫（A.V. Nalbandov）博士亲自写信给我讲了下述引人入胜的故事，说他自己怎样发现了使实验鸡在切除脑垂体后继续生存的简单方法。"1940 年我开始对脑垂体切除术对鸡的影响感兴趣。我掌握了这种手术的技巧后，鸡只仍然死去，手术后几个星期内，无一幸存。移植治疗和其他措施都无效，我正要准备同意帕克斯和希尔（R.T.Hill）的意见，他们在英国也做过类似的实验，结论是：切除脑垂体的鸡无法生存。这时我不得已只好做了几个短期的实验，放弃了上述计划。正在这时，有一组切除脑垂体的鸡 98% 存活了 3 周，其中还有许多只活的时间长达 6 个月。我所能想出的唯一解释是：我的手术技巧随看实验的次数而提高了。大约这时，就在我准备进行长期实验时，鸡只又开始死亡。在一星期内，新近切除垂体的鸡只和已经存活数月的鸡只统统死了。这当然不是手术技巧的问题。我继续实验，因为这时我已

12

知道在一定的情况下鸡只是可以存活的，但这个条件是什么则完全不清楚。大约就在这个时候我又有一段成功的实验，鸡只死亡率很低。但是，尽管对记录作了详细的分析（考虑并排除了疾病及许多其他因素的可能），我仍然找不出答案。你们可以想象，对于动物承受手术的能力有显著深刻影响的东西竟然无法利用，这是多么令人沮丧。一天深夜，我从一个晚会驾车回家途经实验室。虽然当时是凌晨两点，动物室里灯还开着。我以为是哪个粗心的学生忘了关，就停下车去关灯。几天以后的一个晚上，我又注意到这些灯通宵开着。询问以后才知道，是一位看门人在晚上橱窗锁门以后故意开着动物室的灯，以便找到出去的门（灯的开关不在靠近门处）。进一步查询以后证明：两段存活率较高的实验正是发生在这位看门人值班的时候。我很快就用对照实验证明，切除垂体的鸡只，养在黑暗中的都死了，但若每夜开灯两次，每次一小时，则鸡只可一直活下去。原因是：养在黑暗中的鸡只不吃食，从而得了不治的低血糖病，而开灯屋中的鸡只吃食足够，可以防止低血糖病。从那时起，我们要那些切除垂体的鸡活多久它们就能活多久，再没有任何困难了。